Dr. AMY MYERS
Die Autoimmun-Lösung:
DAS KOCHBUCH

Dr. Amy Myers

Die Autoimmun-Lösung:
DAS KOCHBUCH

ÜBER 150 KÖSTLICHE REZEPTE,
UM ENTZÜNDUNGSSYMPTOME UND -KRANKHEITEN
ZU VERHINDERN UND EINZUDÄMMEN.

Aus dem amerikanischen von Claudia Callies

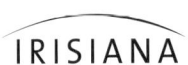

Die amerikanische Originalausgabe erschien 2018 unter dem Titel
»The Autoimmune Solution Cookbook«.
All rights reserved including the right of reproduction in whole or in part in any form.
This edition published by arrangement with HarperOne,
an imprint of HarperCollins Publishers, LLC.

Die Informationen in diesem Buch sind von Autorin und Verlag sorgfältig erwogen und geprüft, dennoch kann eine Garantie nicht übernommen werden. Eine Haftung der Autorin bzw. des Verlags und seiner Beauftragten für Personen-, Sach- und Vermögensschäden ist ausgeschlossen.

Alle Rechte vorbehalten. Vollständige oder auszugsweise Reproduktion, gleich welcher Form (Fotokopie, Mikrofilm, elektronische Datenverarbeitung oder andere Verfahren), Vervielfältigung und Weitergabe von Vervielfältigungen nur mit schriftlicher Genehmigung des Verlags.

Sollte diese Publikation Links auf Webseiten Dritter enthalten, so übernehmen wir für deren Inhalte keine Haftung, da wir uns diese nicht zu eigen machen, sondern lediglich auf deren Stand zum Zeitpunkt der Erstveröffentlichung verweisen.

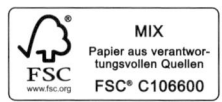

Verlagsgruppe Random House FSC® N001967

© 2018 by Amy Myers, MD
1. Auflage
© 2019 der deutschsprachigen Ausgabe by Irisiana Verlag,
einem Unternehmen der Verlagsgruppe Random House GmbH,
Neumarkter Straße 28, 81673 München
Bildnachweis: Jennifer Davick (Foodfotografie), Ziem Malkani (Familienfotos)
Satz: Mediengestaltung Vornehm GmbH, München
Projektleitung: Jascha Brunnhuber
Umschlaggestaltung: Geviert, Grafik & Typografie
Umschlagmotiv: © Jennifer Davick
Druck und Bindung: DZS Grafik d.o.o.
Printed in Slovenia

ISBN: 978-3-424-15361-3

Für MAMA UND PAPA
*Dafür, dass Ihr mir das Backen und Kochen und die Bedeutung
einer nahrhaften Ernährung und echter Vollwertkost beigebracht habt.*
UND MEINE TOCHTER, ELLE
*Du bist mein Ein und Alles.
Ich kann es kaum erwarten, mit dir zu backen und zu kochen.*

Inhalt

Einführung 9

Teil I: Die Lösung verwirklichen 19
  1. Mein Weg 21
  2. Die vier Säulen der Myers-Methode 31

Teil II Hauptspeisen: Zutaten und Küchenutensilien 45
  3. Was Sie in der Küche benötigen 47

Teil III: Ernährung für Sie und Ihre Familie 97
  4. Frühstück 99
  5. Smoothies, Säfte und andere Getränke 117
  6. Suppen und Salate 149
  7. Hauptspeisen 167
  8. Beilagen 197
  9. Salatdressings, Saucen und Würzmittel 211
  10. Snacks 229
  11. Desserts 243
  12. Reinigungs- und Körperpflegemittel 270

Teil IV: Die Myers-Methode als Lebensstil 279
  13. Die ganze Familie an Bord holen 281

14. Reisetipps	286
15. Auswärts essen	288
16. Schlaf	291
17. Wiedereinführung von Nahrungsmitteln	295
18. Nahrungsergänzungsmittel	300
Danksagung	309
Adressen und Bezugsquellen	311
Register	319
Über die Autorin	335

Einführung

Als Debra zum ersten Mal zu mir in die Praxis kam, litt sie so stark an Autoimmunkrankheitssymptomen, dass sie sich nur noch mit einem Rollstuhl vorwärts bewegen konnte. Jeden Morgen quälte sie sich aus dem Bett, das Aufwachen fiel ihr schwer. Schon am Nachmittag war sie dann wieder erschöpft. Sie hatte bereits so ziemlich alles ausprobiert, was die Schulmedizin ihr zu bieten hatte, und war verzweifelt nach einer Lösung für ihre Symptome. Keiner der von ihr konsultierten Ärzte, darunter auch zahlreiche Spezialisten, hatte ihr bis dahin empfohlen, zusätzlich zu ihrer medizinischen Behandlung auf ihre Ernährung zu achten.

Ich sprach mit Debra über einen natürlichen Ansatz zur Verbesserung ihrer Krankheitssituation und erklärte ihr, dass falsche Ernährung viel Schaden anrichten könne, richtige Ernährung dagegen über regelrechte Heilkräfte verfüge. Danach erstellte ich einen Behandlungsplan für sie, der sich auf die Optimierung ihrer Ernährung mit echten, vollwertigen Lebensmitteln konzentrierte, die reich an den Nährstoffen waren, wie sie ihr Körper zur Heilung brauchte. Schadstoffbelastete und entzündungsfördernde Nahrung, die sie krank machte, wurde aus ihrem Speiseplan gestrichen. Daneben betrachteten wir auch noch andere Faktoren, die zu Debras Symptomen beitrugen, einschließlich Darmgesundheit, Toxine, Infektionen und Stress, und entwickelten einen Plan, um jeden dieser Faktoren anzugehen. Etwa sechs Monate, nachdem Debra mich zum ersten Mal aufgesucht hatte, kam sie ohne Rollstuhl in meine Praxis. Und nicht nur das, alle ihre Symptome waren deutlich reduziert. Debra sagte, dass sie sich seit Jahrzehnten nicht mehr so gut gefühlt habe und jeden Morgen voller Energie und Tatendrang aufstehen würde.

Geschichten wie die von Debra sind für mich die beste Motivation für meine Arbeit. Auch ich litt nämlich einst an einer Autoimmunerkrankung und war krank und hoffnungslos. So wie es sicherlich bei vielen von Ihnen der Fall ist, suchten meine behandelnden Ärzte, allesamt Schulmediziner, nie wirklich nach den Ursachen meines Leidens, und die Behandlung von Autoimmunität durch Ernährungs- und Lebensstiländerungen war sowieso außerhalb ihres medizinischen Horizonts. Die konventionelle Medizin ließ mich damals im Stich, und meine Mission ist es nun, dass Ihnen dies nicht ebenfalls passiert. Meine Klinik für Functional Medicine habe ich gegründet, um Patienten ganzheitlich behandeln zu können, anders als es die Schulmediziner tun. Mit meinem Buch *The Autoimmune Solution (deutscher Titel: Die Autoimmun-Lösung)*, das in den USA sogar auf der Bestsellerliste der *New York Times* landete, wollte ich dann noch mehr Menschen erreichen und ihnen eine Orientierungshilfe an die Hand geben, die sich wie bei Debra lebensverändernd auswirken kann.

Seit dem Erscheinen von *Die Autoimmun-Lösung* habe ich von Zehntausenden von Lesern und Leserinnen, die das 30-Tage-Programm der Myers-Methode (The Myers Way®) absolviert haben, erstaunliche Berichte über großartige Heilungserfolge erhalten. Ich danke Ihnen allen! Ihre Erfolge sind ein toller Ansporn für mich, meine Mission fortzusetzen. Ihr Engagement dafür, Ihre Gesundheit und die Ihrer Familie wiederherzustellen, motiviert mich jeden Tag.

Lassen Sie mich schnell erzählen, was in meinem Leben seit der Veröffentlichung von *Die Autoimmun-Lösung* passiert ist. Lange Zeit war meine Gesundheit nicht nur stabil – sie war optimal. Ich fühlte mich, als wäre ich in der Blüte meines Lebens. In meine florierende Arztpraxis kamen Menschen aus der ganzen Welt zu mir. Ich war regelmäßig in der *Dr. Oz Show* zu sehen, unternahm Reisen nach Indien, Süd- und Mittelamerika und heiratete noch dazu den Mann meiner Träume. Ich befand mich am gesündesten Punkt der von mir so genannten Skala der Autoimmunkrankheiten (Seite 29).

Weil ich mich gut fühlte und alle meine Autoimmunmarker negativ waren, tat ich das, was ich dann auch meinen Patienten erlaube: Ich brachte wieder mehr Abwechslung in meine Ernährung. Milchprodukte und glutenhaltige Lebensmittel waren natürlich weiterhin tabu, aber ich nahm einige der Speisen neu in meinen Ernährungsplan auf, von denen ich wusste, dass ich sie in Maßen vertragen konnte. Während meines Aufenthalts in Indien zum Beispiel aß ich auch Reis und Hülsenfrüchte, und in Urlauben mit meinem Mann bestellte ich manchmal fast übermütig Rührei zum Frühstück. Ganz allgemein ging ich aufgrund meiner zahlreichen Reisen mehr auswärts essen, was bedeutete, dass ich nicht mehr nur Lebensmittel aus kontrolliert biologischem Anbau zu mir nahm. Und gelegentlich genoss ich sogar mal ein (glutenund laktosefreies) Dessert.

Dann aber, als ich gerade dabei war, das Manuskript für mein zweites Buch, *The Thyroid Connection* (zu Deutsch *Die Schilddrüsen Revolution*), das später ebenfalls seinen Platz in der *New-York-Times*-Bestsellerliste finden sollte, fertigzustellen, wurde ich wirklich, wirklich krank. Da ich meine Entzündungsmarker regelmäßig überprüfe, bemerkte ich schnell, dass mehrere Werte zu hoch waren. Das heißt ich bewegte mich auf der Autoimmunskala in die falsche Richtung. Ich musste herausfinden, woran das lag. Nach vielen Tests und vielem Nachforschen entdeckten Xavier, mein Mann, und ich, dass es in unserem Haus giftigen Schimmel gab. Daraufhin zogen wir in eine Wohnung in einem ganz neu gebauten Apartmentgebäude, worauf ich aber prompt noch mehr erkrankte. Schuld waren dieses Mal die Ausgasungen der Baumaterialien, des Teppichbodens und der Schränke aus Holzverbundwerkstoffen. Ich wurde so empfindlich auf bestimmte Chemikalien, dass auch das Verlassen der Wohnung ein Risiko darstellte, denn ich wusste nie, ob ich nicht vielleicht mit irgendeinem leuchtend roten Ausschlag wieder nach Hause kommen würde. Am Ende schlief ich auf unserem Außenbalkon, nur damit ich nachts frische, saubere Luft atmen konnte. Der arme Xavier, der genetisch bedingt nicht für die schädlichen Wirkungen von giftigem Schimmel anfällig war, stand mir treu zur Seite, als wir fast ein Jahr lang von Wohnung zu Wohnung zogen, um meine Gesundheit wiederherzustellen. Wie bittersüß, unseren ersten Hochzeitstag während einer so unruhigen Phase zu feiern!

Die wichtige Lektion in dieser Geschichte ist, dass das Leben uns *allen* passiert. Selbst die Gesündesten von uns können auf der Autoimmunskala vorrücken und aufgrund von Umständen, die außerhalb unserer Kontrolle liegen, wieder Symptome erleben. Vergessen Sie niemals: Es ist Ihnen immer möglich, sich den Weg zurück zu einer symptomfreien, optimalen Gesundheit zu erkämpfen, indem Sie sich zu hundert Prozent wieder ins Boot der Myers-Methode holen lassen. Ich habe das getan und fühle mich heute großartig, seitdem ich die giftigen Schimmelpilze losgeworden bin und mich an das Vier-Säulen-Programm zur Gesundheit halte, wie ich es in *Die Autoimmun-Lösung* beschrieben habe.

Noch eine andere Art von Geschichte möchte ich erzählen. Nämlich die, wie ich meinem Vater helfen konnte, seine Autoimmunität zum Guten zu wenden. Er litt an Polymyositis, einer Autoimmunerkrankung, die die Muskeln angreift und extreme Schwäche und starke Schmerzen verursacht. Der Ansatz der konventionellen Medizin bei der Polymyositis besteht darin, starke Medikamente zu verabreichen, die das Immunsystem unterdrücken. Meinem Vater verschrieben die Ärzte Prednison, Methotrexat und Mycophenolatmofetil (CellCept). Nachdem er angefangen hatte, diese Arzneimittel zu nehmen, bekam er wiederholt Infektionen und musste immer wieder ins Krankenhaus, weil sein Immunsystem durch die Medikamente, die ihn eigentlich gesund machen sollten, unterdrückt wurde.

Ich überredete Papa, es doch mit der Functional Medicine und der Myers-Methode zu versuchen. Er sollte seine Ernährung verändern und dadurch den Darm heilen sowie Schadstoffe reduzieren, Infektionen ausheilen und Stress abbauen. Er folgte meinem Rat und war innerhalb von dreißig Tagen ein neuer Mensch! Seine immunsuppressiven Medikamente setzte er ganz ab. Er verlor acht Kilo Gewicht und wurde wieder viel beweglicher. Als seine Kreatin-Phosphokinase-(CPK)-Werte überprüft wurden, um auf Muskelschäden zu testen, waren sie völlig normal. Und das Beste ist, dass mein Vater mich anrief, als er die aufregenden Nachrichten über seine CPK-Werte erhalten hatte, und sagte: »Amy, du hast mir das Leben gerettet!« Können Sie sich vorstellen, was es für eine Tochter bedeutet, diese Worte von ihrem Vater zu hören? Er hielt sich zwei Jahre lang an die Myers-Methode, war von den schrecklichen Medikamenten befreit und wurde während der gesamten Zeit nicht einmal krank oder musste gar ins Krankenhaus.

Dann, während ich mitten in meiner eigenen Gesundheitskrise war, rief Papa mich an, um zu sagen, dass es ein »Aufflackern« seiner Polymyositis gäbe und seine Muskelschwäche und seine starken Schmerzen zurückgekehrt seien. Normalerweise hätte ich mich sofort eingeklinkt, um die Ursachen für die Wiederkehr der Symptome zu finden und meinen Vater in die Lage zu versetzen, sie mithilfe von Änderungen in seiner Lebensweise zu behandeln. Aber da ich zu jener Zeit ja so sehr damit beschäftigt war, selbst gesund zu werden, hörte mein

Vater stattdessen leider auf die Empfehlung seiner Ärzte und nahm wieder hohe Dosen von Prednison und Methotrexat ein.

Sechs Monate später und zwei Tage, nachdem Xavier und ich in unser neues, giftfreies Zuhause gezogen waren, erhielt ich am Telefon die Mitteilung, dass mein Vater auf der Intensivstation einen septischen Schock durch eine Lungenentzündung erlitten hatte. »Er wird es nicht schaffen«, wurde mir gesagt. Alle Familienmitglieder waren untröstlich, und die letzten Jahre, in denen mein Vater symptomfrei leben konnte, waren für uns jetzt noch kostbarer, nachdem wir wussten, dass es seine letzten gewesen waren.

Sein Tod war für mich umso tragischer, als ich glaube, dass wenn wir die Ursache der wiedergekehrten Symptome auf natürliche Weise behandelt hätten, er die immunsuppressiven Medikamente nicht genommen hätte und so vielleicht gar nicht an einer Lungenentzündung erkrankt wäre.

Ein kleiner Lichtblick war, dass ich meinem Vater vor seinem Hinscheiden noch erzählen konnte, dass Xavier und ich Eltern werden würden – wir haben unsere Tochter Elle, unseren kostbarsten Schatz, ein paar Wochen nach Papas Tod adoptiert.

Der unnötig frühe Tod meines Vaters und die Geburt meiner Tochter haben mich mehr denn je dazu motiviert, Menschen zu befähigen, ihre Gesundheit wiederzuerlangen, und ihnen zu vermitteln, dass Autoimmunität verhindert oder eingedämmt werden kann. Was mir, meinem Vater und so vielen von Ihnen und Ihren Lieben widerfahren ist, soll sich nicht wiederholen. Niemand sollte sich entscheiden müssen, ob er potenziell lebensbedrohliche Medikamente einnimmt oder mit belastenden Symptomen lebt. Und niemand sollte einen geliebten Menschen wegen der Nebenwirkungen von destruktiven Behandlungen der konventionellen Schulmedizin verlieren müssen.

AUTOIMMUNERKRANKUNGEN IN DEN USA

Nachfolgend sind die geschätzten Zahlen über die Häufigkeit von Autoimmunerkrankungen in den USA aufgeführt. Einige gelten als tatsächliche Autoimmunerkrankungen und andere ähneln ihnen nur. Für alle diese und weitere Erkrankungen ist die Myers-Methode jedoch eine wirksame Möglichkeit, um das Fortschreiten der

Krankheit aufzuhalten, ihre Symptome zu lindern und den Betroffenen wieder zu einem gesunden, kraftvollen Leben zu verhelfen. In Deutschland sind insgesamt zwischen 10 und 15 Millionen Einwohner von einer Autoimmunerkrankung betroffen.

Morbus Basedow: 10 Millionen
Psoriasis (Schuppenflechte): 7,5 Millionen
Fibromyalgie: 5 Millionen
Lupus: 3,5 Millionen
Zöliakie: 3 Millionen
Hashimoto-Thyreoiditis: 3 Millionen
Rheumatoide Arthritis: 3 Millionen

Chronisches Erschöpfungssyndrom: 1 Million
Morbus Crohn: 700.000
Colitis ulcerosa: 700.000
Multiple Sklerose: 250.000 bis 350.000
Sklerodermie: 300.000
Diabetes Typ 1: 25.000 bis 50.000

DIE ACHT GRÖSSTEN MYTHEN RUND UM AUTOIMMUNERKRANKUNGEN

Mythos 1: Autoimmunerkrankungen sind irreversibel.
Mythos 2: Die Symptome verschwinden nur, wenn Sie starke Medikamente einnehmen.
Mythos 3: Bei der medikamentösen Behandlung einer Autoimmunerkrankung sind die Nebenwirkungen kein Problem.
Mythos 4: Die Verbesserung der Verdauung und der Darmgesundheit beeinflusst eine Autoimmunerkrankung nicht.
Mythos 5: Eine glutenfreie Ernährung hat keinerlei Auswirkung auf Ihre Autoimmunerkrankung.
Mythos 6: Mit einer Autoimmunerkrankung sind Sie zu einer schlechten Lebensqualität verurteilt.
Mythos 7: Bei Autoimmunerkrankungen spielen nur Ihre Gene eine Rolle, andere Faktoren hingegen nicht.
Mythos 8: Ein Immunsystem ist wie es ist; es gibt nichts, was Sie tun können, um es zu unterstützen.

Motiviert durch mein anhaltendes Engagement für meine Mission, habe ich *Die Autoimmun-Lösung: DAS KOCHBUCH* geschrieben, um Ihnen eine umfassende Informationsquelle für die Prävention und das Aufhalten des gesamten Spektrums der Autoimmunsymptome und -erkrankungen zu bieten.

Ich weiß, dass viele von Ihnen durch eine Ernährungsumstellung und das Befolgen der Myers-Methode schon erstaunliche Fortschritte gemacht haben. Die Nahrung spielt eine enorme Rolle, um alles zum Guten zu wenden. Und der Schlüssel zur Aufrechterhaltung lebenslanger Gesundheit besteht darin, die heilenden Veränderungen in der Lebensweise zu einem permanenten Lebensstil zu machen. Dieses Kochbuch soll Ihnen das erleichtern. Probieren Sie die köstlichen und heilsamen Rezepte aus, sie sind gar nicht kompliziert. Außerdem soll dieses Buch verhindern, dass Sie sich zu viele Sorgen ums Essen machen, weil Sie wissen, dass bestimmte Lebensmittel Ihrer Gesundheit Schaden zufügen können. Wenn Sie sich an die Empfehlungen und Rezepte in meinem Kochbuch halten, müssen Sie sich nicht mehr den Kopf zerbrechen, ob etwas, was Sie essen, vielleicht dazu führen könnte, dass bereits zurückgegangene Symptome plötzlich wieder auftreten. Jedes Rezept in diesem Buch wird sich heilsam auswirken, ohne dass Sie beim Geschmack Abstriche machen müssen. Es wird Zeit für Sie, erleichtert aufzuatmen und sich wieder richtig gerne an den Esstisch zu setzen.

Die Rezepte im *Die Autoimmun-Lösung: DAS KOCHBUCH* sind einfach und beinhalten jeweils nur eine Handvoll reiner und heilkräftiger Zutaten. Vor dem Rezeptekapitel beschreibe ich in einem umfangreichen Kapitel zum Thema Einkaufen (»Lebensmittel zum Genießen« und »Lebensmittel zum Aussortieren«), welche heilenden und schadstofffreien Produkte Sie kaufen sollen. Es wird Ihnen ein gutes Gefühl geben, wenn Sie wissen, dass die nahrhaften Speisen auf Ihrem Esstisch helfen, Entzündungssymptome zu verhindern oder zu beseitigen. Vor allem werden Sie feststellen, dass eine Autoimmunerkrankung Sie nicht davon abhalten muss, das Leben zu führen, das Sie sich wünschen und das Sie verdienen.

Wenn Sie *Die Autoimmun-Lösung* gelesen und bereits das 30-Tage-Programm durchgeführt haben, ist dieses Kochbuch der perfekte Begleiter, um Ihre Ernährung aufzupeppen und mehr Abwechslung in Ihren Speiseplan zu bringen. Sie finden hier einige Rezepte, die leicht von den Vorgaben in dem 30-Tage-Programm abweichen, mit einer Reihe von neuen Zutaten wie Ahornsirup und Bio-Kokoszucker. Falls Sie noch nicht ganz bereit für solche Nahrungsmittel sind, weil Sie noch an der Verbesserung Ihres Gesundheitszustandes arbeiten, können Sie diese immer auch einfach weglassen und sie erst ausprobieren, wenn Ihre Symptome vollständig behoben sind.

Sollten Sie die Myers-Methode noch nicht kennen, finden Sie in diesem Kochbuch eine perfekte Einführung in meinen Ansatz zum Vorbeugen und Aufhalten von Autoimmunerkrankungen. Es enthält alles, was Sie benötigen, um mit dem Programm zu beginnen. Ergänzend steht Ihnen auf meiner Website (AmyMyersMD.com) ein sechswöchiges Online-Programm, das »The Myers Way Autoimmune Solution Program«, zur Verfügung; darin führe ich Sie Schritt für Schritt, in mehr als sechs Stunden Videos, durch die Myers-Methode. Sie können auch einfach schon mal anfangen, die leckeren Rezepte in diesem Buch auszuprobieren, und währenddessen *Die Autoimmun-Lösung* lesen.

Die Autoimmun-Lösung: DAS KOCHBUCH ist eine umfassende und benutzerfreundliche Informationsquelle. Folgendes ist darin enthalten:

- Ein kurzer Blick auf das Thema Autoimmunität, einschließlich einer Liste von Autoimmunerkrankungen und Symptomen
- Listen mit Lebensmitteln zum Genießen und zum Aussortieren, um Autoimmunerkrankungen zu verhindern und aufzuhalten
- Die Symptomerfassung der Myers-Methode hilft Ihnen, sich auf der Skala der Autoimmunkrankheitsanzeichen zu verorten, damit Sie feststellen können, ob Sie gefährdet sind, eine Autoimmunerkrankung zu bekommen, oder ob Sie bereits eine haben.
- Ein kurzer Überblick über die vier Säulen der Myers-Methode:
  1. Den Darm heilen
  2. Gluten, Getreide und Hülsenfrüchte aus der Ernährung streichen
  3. Toxine reduzieren
  4. Infektionen ausheilen und Stress abbauen
- Ein Leitfaden für die Bestückung Ihrer Küche mit autoimmunfreundlichen Zutaten, darunter Obst und Gemüse, Fleisch und Meeresfrüchte sowie Kräuter und Gewürze; nähere Informationen zu Kokosprodukten und zu glutenfreien und getreidefreien Mehlen.
- Informationen zum Kauf von Küchenutensilien und -geräten (zum Beispiel Mixer, Entsafter, Töpfe und Aufbewahrungsbehälter), um das Kochen einfacher und Ihr Leben gesünder zu machen.

- Über 150 heilsame, bekömmliche und innovative Rezepte für gesundes Frühstück, Mittagessen zum Mitnehmen, schmackhafte Hauptgerichte mit empfohlenen Beilagen und sogar dekadente Desserts. Außerdem Anleitungen, wie Sie autoimmunfreundliche Reinigungs- und Körperpflegeprodukte selbst herstellen. All dies wird Ihnen zu neuer Gesundheit und Vitalität verhelfen.
- Farbfotos, die Ihnen zeigen, wie die köstlichen Mahlzeiten aussehen.
- Informative Tipps und Tricks, um Ihnen das Befolgen der Myers-Methode noch einfacher zu machen, zum Beispiel dazu, wie Sie das Programm auch auf Reisen und beim Ausgehen umsetzen können. Außerdem Online-Bezugsquellen für Lebensmittel und Zutaten.

Auf der Grundlage meines Buches *Die Autoimmun-Lösung* konnten schon so viele von Ihnen Ihre Autoimmunsymptome lindern und Erkrankungen vorbeugen. Und jetzt wird dieses Kochbuch es noch einfacher machen, auf Kurs zu bleiben. Die Zeit ist da, dass Sie mit gutem Gewissen viele köstliche, nährstoffreiche und heilsame Speisen genießen können. Und falls Sie gerade erst mit Ihrer Gesundheitsreise beginnen, ist es an der Zeit, Ihre Genesung zu beschleunigen! Wenn Sie sich an die nahrhaften Rezepte in diesem Buch halten, werden sich Ihre Symptome allmählich verbessern; Gelenkschmerzen werden geringer, Hautausschläge verschwinden, Energie und Schlaf kehren zurück – und das ist nur der Anfang. *Die Autoimmun-Lösung: DAS KOCHBUCH* ist Ihr Leitfaden, um Autoimmunerkrankungen Einhalt zu gebieten.

Es ist höchste Zeit, Ihr bestes Leben zu beginnen. Los geht's!

Teil I

Die Lösung verwirklichen

1

Mein Weg

In meinem zweiten Jahr als Studentin an der medizinischen Fakultät mehrten sich bei mir unerklärliche Symptome: Panikattacken, erhebliche Gewichtsabnahme, schwache Beine, Schlaflosigkeit, Angstzustände, Schwindel, Herzklopfen, Müdigkeit. Meiner Hausärztin fiel dazu nichts anderes ein, als dass ich eben durch das harte Medizinstudium »gestresst« sei. »Das kann ich mir kaum vorstellen«, erwiderte ich. »Ich habe zwei Jahre Friedenskorps absolviert. Meine Mutter starb vier Monate nach der Diagnose an Bauchspeicheldrüsenkrebs. Ich weiß, was Stress ist. Nein, da ist noch etwas anderes im Gange.« Ich bestand auf einer kompletten medizinischen Aufarbeitung. Die Ergebnisse zeigten dann, dass ich weder »gestresst« war noch mir etwas einbildete. Vielmehr litt ich an Morbus Basedow, einer Autoimmunerkrankung, bei der sich die Schilddrüse selbst angreift und zu viele Schilddrüsenhormone produziert.

Meine Hausärztin verwies mich daraufhin an einen Endokrinologen, der mir drei Behandlungsmöglichkeiten anbot: Medikamente, chirurgische Entfernung der Schilddrüse oder Ablation, das heißt Schlucken einer radioaktiven Pille (I-131) zum Abtöten meiner Schilddrüse. Da mir nichts davon wirklich behagte, versuchte ich es erst einmal noch mit Methoden der Naturheilkunde (leider vergeblich), bevor ich zu dem Endokrinologen zurückkehrte und mich dann für das scheinbar kleinste der drei Übel entschied: ein Medikament namens Propylthiouracil (PTU). Nachdem ich es ein paar Wochen lang eingenommen hatte, war meine Haut ausgetrocknet, die Haare fielen mir aus, und ich konnte kaum noch aus dem Bett steigen. In der Folge vom Endokrinologen durchgeführte Bluttests zeigten, dass ich jetzt an einer toxischen Hepatitis litt, einer seltenen Nebenwirkung des Medikaments. Das PTU hatte also begonnen, meine Leber zu zerstören. Der Arzt verordnete mir eine längere strikte Bettruhe und die sofortige Absetzung des Medikaments. Außerdem sollte ich während der Auszeit überlegen, welche der verbleibenden Wahlmöglichkeiten, Operation oder Ablation, ich vorziehen würde.

Innerhalb weniger Tage nach dem Absetzen des PTU hatte ich schlimmere Überfunktionssymptome von Angst, Schlaflosigkeit und Herzklopfen als je zuvor, war aber auch immer noch erschöpft und musste meiner Leber Erholung gönnen, damit ich mein Studium würde fortsetzen können. Ich war verängstigt, unglücklich und fühlte mich ganz hoffnungslos, befürchtete, vielleicht das Studium aufgeben zu müssen. Außerdem musste ich nun die Wahl zwischen Operation und Ablation treffen, und entschied mich schweren Herzens für die Ablation – was ich bis heute bereue.

Intuitiv wusste ich damals schon, dass es einen besseren Weg geben musste, um mit Krankheiten umzugehen, als starke Medikamente zu verschreiben oder lebenswichtige Organe zu zerstören bzw. operativ zu entfernen. Die Ablation »tötete« meine Schilddrüse, worauf sich meine Symptome zunächst sogar verschlimmerten, weil große Mengen von Schilddrüsenhormonen in meinen Blutkreislauf abgegeben wurden. Ich erlebte heftige Stimmungsschwankungen, war erschöpft und hatte trotzdem Schlafprobleme. Ich wollte das Haus nicht mehr verlassen, aus Angst, in der Öffentlichkeit eine Panikattacke zu erleiden. Zu allem Überfluss erkrankte ich auch noch am Reizdarmsyndrom. Dann, plötzlich, machte meine Schilddrüse eine totale Kehrtwende und produzierte nicht mehr genug Hormone: Schilddrüsenunterfunktion. Es dauerte nicht lange und ich hatte fünf Kilo zugenommen.

Mir war immer kalt, und auch der Haarausfall stellte sich schnell wieder ein. Und jetzt kommt der wirklich verrückte Teil: Beim nächsten Test meiner Blutwerte stellte sich heraus, dass meine Schilddrüsenhormonwerte ganz normal waren.

Letztendlich konnte ich das Medizinstudium abschließen und meine Facharztausbildung in Notfallmedizin absolvieren. Danach arbeitete ich als Notärztin in einem Traumazentrum. Dort kümmerte ich mich um Menschen, die aufgrund einer Verletzung eine sofortige medizinische Behandlung benötigten, und behandelte aber auch Patienten mit chronischen Problemen im Zusammenhang mit Asthma und anderen Atemwegserkrankungen, Herz- und Nierenerkrankungen, Verdauungsstörungen und Diabetes, um nur einige zu nennen. Es war wirklich erschütternd, wie wenig die Schulmedizin für sie tun konnte, außer immer noch mehr Medikamente zu verschreiben.

Ich arbeitete etwa fünfzehn Schichten pro Monat, was mir genug Zeit ließ, um mich nebenher mit anderen, natürlicheren Methoden zur Behandlung chronischer Krankheiten zu beschäftigen. An einem meiner freien Tage besuchte ich ein Symposium über Functional Medicine, ein damals noch relativ neues Gesundheitskonzept. Bei diesem Symposium fand ich die Antwort auf so viele meiner Fragen. Functional Medicine betrachtet den Körper als ein ganzheitliches System, das es verdient, als solches behandelt zu werden. Ich erfuhr, dass Nahrungsmittelunverträglichkeiten, eine durchlässige Darmwand (Leaky-Gut-Syndrom), Giftstoffe, Infektionen und Stress die Grundursachen für die meisten chronischen Erkrankungen sind, ebenso wie dass der Körper über die Fähigkeit verfügt, seine eigenen Ressourcen zur Heilung zu nutzen. Plötzlich sah ich klar – genau dies war die Art von Medizin, die ich praktizieren wollte! Bald schon hatte ich mich für die Ausbildung angemeldet und eröffnete letztendlich meine eigene Praxis für Functional Medicine.

Auch mir selbst konnte ich mit der Functional Medicine helfen. Nachdem mir der Zusammenhang zwischen Gluten und Autoimmunerkrankungen, insbesondere Schilddrüsenleiden, klar geworden war, strich ich Gluten, Milchprodukte, Soja, Getreide und Hülsenfrüchte von meinem Speisezettel. Außerdem begann ich, wieder Fleisch zu essen, nachdem ich siebenundzwanzig Jahre lang vegetarisch gelebt hatte. Ich heilte meinen Darm durch die Behandlung von Infektionen wie Überwucherung mit Candida-Hefepilzen und bakterielle Fehlbesiedlung des Dünndarms. Ich entgiftete meinen Körper, versuchte auch meine Umgebung von Giftstoffen zu befreien und begann mit stressabbauenden Maßnahmen. Schon nach dreißig Tagen fühlte ich mich wie ein neuer Mensch. Ich war endlich wieder »ich selbst«, hatte keine Darmprobleme und keine Ängste mehr, dafür aber grenzenlose Energie. Wenn ich die Lösung für *meine* Autoimmunerkrankung gefunden hatte, so dachte ich mir, könnte ich sicherlich auch anderen mit ähnlichen Symptomen und Bedingungen helfen. Deshalb habe ich die Myers-Methode entwickelt, ein Selbsthilfeprogramm, um die Grundursachen einer Autoimmunstörung anzugehen.

Wenn Sie eine Autoimmunerkrankung haben, dann ist Ihr Immunsystem zum Feind geworden und hat begonnen, Ihr eigenes Gewebe anzugreifen. Leiden Sie zum Beispiel an der Hashimoto-Krankheit, greift das Immunsystem Ihre Schilddrüse an. Multiple Sklerose bedeutet, dass Ihr zentrales Nervensystem beeinträchtigt ist. Wurde eine rheumatoide Arthritis bei Ihnen diagnostiziert, attackiert das Immunsystem Ihre Gelenke. Diese Aufzählung ließe sich lange fortsetzen, weil es mehr als hundert Autoimmunerkrankungen gibt, und egal welcher Teil Ihres Körpers unter Beschuss steht, der Täter ist das Immunsystem. Das bedeutet, dass zum Behandeln, Verhindern oder Aufhalten einer Autoimmunerkrankung das Immunsystem wieder ins Gleichgewicht gebracht werden muss.

Die Schulmedizin erkennt Autoimmunerkrankungen nicht als Krankheiten des Immunsystems an. Stattdessen werden nur die jeweiligen Organe behandelt. Leider bedeutet dies, dass es in der Medizin keinen einheitlichen Zweig zur Behandlung von Autoimmunerkrankungen gibt. Bei Krebs zum Beispiel haben wir Spezialisten, Onkologen, die viele verschiedene Arten von Krebs behandeln, unabhängig davon, um welches Organsystem es sich handelt. Es gibt zwar auch in der Onkologie fachliche Spezialisierungen, aber sie kommen letztendlich alle unter einem gemeinsamen Dach zusammen.

Wird jedoch eine Autoimmunerkrankung festgestellt, verweist man Sie an einen Facharzt, der nur für das jeweilige angegriffene Organsystem zuständig ist: an einen Rheumatologen bei rheumatoider Arthritis; einen Gastroenterologen bei Zöliakie, Colitis ulcerosa und Morbus Crohn; einen Dermatologen bei Schuppenflechte und so weiter. Und wenn Sie wie viele Menschen an mehreren Autoimmunerkrankungen leiden, werden Sie verschiedene Fachärzte aufsuchen, von denen Ihnen jeder wahrscheinlich andere Medikamente verschreiben wird, die Ihr System vergiften und erhebliche Nebenwirkungen haben. Die Ärzte werden Ihnen sagen, dass Ernährung, Lebensstil, Darmgesundheit, Schadstoffe und Stress nichts mit Ihren Symptomen zu tun haben.

In meiner schulmedizinischen Ausbildung wurde mir beigebracht, dass eine einmal ausgebrochene Autoimmunerkrankung nicht mehr behandelbar ist, lediglich die Symptome können gelindert werden. Das beinhaltet dann oft die Einnahme von starken Medikamenten, die das gesamte Immunsystem unterdrücken und unerwünschte Nebenwirkungen verursachen, wie Müdigkeit, Gewichtszunahme, Depressionen, erhöhte Infektionsraten und sogar Krebs. Glücklicherweise gibt es aber doch einen anderen Weg.

Mein Ansatz als Ärztin für Functional Medicine beruht darauf, zur Wurzel des Problems vorzudringen und nicht nur mit Medikamenten und invasiven Verfahren die Symptome zu behandeln, so wie es die konventionellen Ärzte tun. Ich bezeichne die Functional Medicine als »individuelle« Medizin. Glauben Sie mir, Sie sind einzigartig. Sie und Ihr Körper sind einzigartig. Ihr Körper besteht nicht einfach aus vielen verschiedenen Systemen – wie zum Beispiel endokrine, respiratorische und kardiovaskuläre Systeme –, die nach Ansicht der Schulmedizin nichts miteinander zu tun haben. Ich bin vielmehr der Ansicht, dass jeder Teil von Ihnen, von Kopf bis Fuß, von innen bis außen, eng mit Ihrem Ganzen verbunden ist. Sie verdienen es, als Individuum behandelt zu werden, nicht als jemand mit einer Liste von Lehrbuchsymptomen, wie sie bei jedem beliebigen Menschen auftreten könnten.

Wenn Sie einen Schulmediziner aufsuchen, wird er Ihre Müdigkeit, Gelenkschmerzen, Lichtempfindlichkeit, extreme Kälteempfindlichkeit in Händen und Füßen, den wiederkehrenden Gesichtsausschlag und das Fieber vielleicht als Lupus diagnostizieren. Er wird Ihnen sagen, dass Sie sich mehr Ruhe gönnen, sich von der Sonne fernhalten und pelzgefütterte Handschuhe und Stiefel tragen sollen. Und er wird Ihnen außerdem Steroide verschreiben. Mir reicht eine solche Vorgehensweise nicht. Ich will nicht nur die Symptome behandeln, sondern zuerst wissen, wodurch sie verursacht werden. Ich arbeite mit Ihnen auf der Grundlage meines Vier-Säulen-Programms der Myers-Methode, das in Kapitel 2 beschrieben ist.

Akute Entzündungen sind eine systemische Immunantwort, die Ihnen tatsächlich helfen kann. Nehmen wir an, Sie haben sich in den Finger geschnitten. Sie verarzten die Wunde mit einem Pflaster und machen mit Ihrer Arbeit weiter. Einige Stunden später ist die Wundstelle rot, warm und vielleicht pochend. Die Entzündungsreaktion Ihres Körpers hat als Teil des Heilungsprozesses die Durchblutung der entsprechenden Stelle erhöht. Akute Entzündungen sind ein kurzfristiger, natürlicher Prozess. Sobald die Situation stabilisiert ist – die Schnittwunde heilt – hat Ihr Immunsystem seine Arbeit getan. Aber was passiert, wenn das Immunsystem nicht erkennt, dass die Arbeit erledigt ist? Das System gerät durcheinander, und eine unkontrollierte Entzündung beginnt, gesundes Gewebe anzugreifen. Das nennt man *chronische Entzündung,* und sie kann zu Autoimmunerkrankungen führen. Nicht jede chronische Entzündung mündet in eine der mehr als hundert Autoimmunstörungen. Wenn Sie jedoch gefährdet sind, an einer solchen zu erkranken, können erhöhte Entzündungswerte Sie in die falsche Richtung auf der Autoimmunskala bringen.

Symptome von entzündlichen Autoimmunerkrankungen

Autoimmunerkrankungen können jeden Körperteil treffen. Der erste Schritt bei der Diagnose einer Autoimmunerkrankung ist es, zu wissen, nach welchen Symptomen man suchen muss. Wie Sie aus dieser Liste ersehen können, sind die Symptome sehr unterschiedlich.

- Akne
- Allergien
- Alzheimer
- Angstzustände
- Asthma
- Aufmerksamkeitsdefizit-Hyperaktivitätsstörung (ADHS)
- Aufmerksamkeitsdefizitsyndrom (ADS)
- Blutgerinnsel
- Depressionen
- Ekzeme
- Fettleibigkeit oder Übergewicht, besonders um die Taille
- Fibrozystische Mastopathie
- Gallensteine
- Gelenkschmerzen
- Geschwollene, rote oder schmerzhafte Gelenke
- Haarausfall
- Herz-Kreislauf-Erkrankungen
- Kopfschmerzen
- Müdigkeit
- Muskelschmerzen
- Pankreatitis (Bauchspeicheldrüsenentzündung)
- Säurereflux
- Schlafstörungen (Probleme beim Ein- und/oder Durchschlafen)
- Trockene Augen
- Unfruchtbarkeit
- Uterusmyome
- Verdauungsprobleme (Völlegefühl, Blähungen, Verdauungsstörungen, Verstopfung, Durchfall, Sodbrennen)
- »Vernebeltes Gehirn«, Schwierigkeiten, sich zu konzentrieren, oder sich einfach nicht »helle« fühlen (Brain Fog)
- Vitamin B12-Mangel

keine	wenig	leicht	mittelgradig	schwer	diagnosti-
keine Entzündung	1 Symptom* bis 2-mal im Monat	1–2 Symptome* bis 2-mal im Monat	2–3 Symptome* an den meisten Tagen	> 3 Symptome* täglich	zierbare Autoimmun erkrankung

*Symptome laut Symptomerfassung der Myers-Methode

Die Symptomerfassung der Myers-Methode

Bewerten Sie die folgenden Symptome der letzten sieben Tage je nach Schwere auf einer Skala von 0 bis 4.
0 = keine, 1 = wenige, 2 = leichte, 3 = mittelgradige, 4 = schwere

Kopf
__Kopfschmerzen
__Migräne
__Mattigkeit
__Schlafprobleme
Gesamtwertung__

Geistiger Zustand
__vernebeltes Gehirn
__Gedächtnisprobleme
__gestörte Koordination
__Entscheidungsunfähigkeit
__Stottern oder Stammeln
__Aufmerksamkeitsstörung
Gesamtwertung__

Augen
__geschwollene, rote Augenlider
__dunkle Augenringe
__verquollene Augen
__Sehschwäche
__wässrige, juckende Augen
Gesamtwertung__

Nase
__verstopfte Nase
__übermäßige Schleimbildung
__verschnupfte/laufende Nase
__Nebenhöhlenprobleme
__Niesattacken
Gesamtwertung__

Ohren
__juckend
__Ohrinfektionen
__Ausfluss aus dem Ohr
__Ohrgeräusche, Hörverlust
__Niesattacken
Gesamtwertung__

Mund, Rachen
__chronischer Husten

__häufiges Räuspern
__Halsschmerzen
__Schwellung der Lippen
__Aphthen
Gesamtwertung__

Herz
__unregelmäßiger Herzschlag
__schneller Herzschlag
__Schmerzen in der Brust
Gesamtwertung__

Lunge
__Engegefühl in der Brust
__Asthma, Bronchitis
__Kurzatmigkeit
__Atembeschwerden
Gesamtwertung__

Haut
__Akne
__Nesselsucht, Ausschläge, trockene Haut
__Haarausfall
__Hitzewallungen
__übermäßiges Schwitzen
Gesamtwertung__

Gewicht
__kann nicht abnehmen
__Heißhungerattacken
__Übergewicht
__Untergewicht
__Esssucht
__Wassereinlagerungen, Schwellungen
Gesamtwertung__

Verdauungstrakt
__Übelkeit, Erbrechen
__Durchfall
__Verstopfung
__Blähbauch
__Aufstoßen, Blähungen
__Sodbrennen, Verdauungsstörungen
__Unterleibs-/Magenschmerzen oder -krämpfe
Gesamtwertung__

Emotionaler Zustand
__Angstzustände
__Depressionen
__Stimmungsschwankungen
__Nervosität
__Reizbarkeit
Gesamtwertung__

Energie, Aktivität
__Müdigkeit
__Lethargie
__Hyperaktivität
__Unruhe
Gesamtwertung__

Gelenke, Muskeln
__Gelenkschmerzen
__Arthritis
__Muskelsteifigkeit
__Muskelschmerzen
__Schwächegefühl, Müdigkeit
Gesamtwertung__

Weitere Symptome
__häufige Erkrankungen/Infektionen
__häufiges Wasserlassen/Harndrang
__Juckreiz, Ausfluss im Genitalbereich
__Juckreiz im Analbereich
Gesamtwertung__

Zwischenergebnis _____

Beantworten Sie nun die folgenden Fragen und addieren Sie die Punkte zum Zwischenergebnis. So erhalten Sie Ihr Gesamtergebnis.

1. Haben Sie eine Autoimmunerkrankung? Wenn ja, 80 Punkte dazu. ___
2. Haben Sie mehrere Autoimmunerkrankungen? Wenn ja, 100 Punkte dazu. ___
3. Haben Sie erhöhte Entzündungsmarker wie BSG (Blutsenkungsgeschwindigkeit), CRP (C-reaktives Protein) oder Homocystein? Wenn ja, 10 Punkte dazu. ___
4. Haben Sie eine Diagnose, die mit »itis« endet, wie z. B. Arthritis, Colitis, Pankreatitis, Sinusitis oder Divertikulitis? Wenn ja, 10 Punkte dazu. ___
5. Leidet einer Ihrer Verwandten ersten Grades (Elternteil oder Geschwister) an einer Autoimmunerkrankung? Wenn ja, 10 Punkte dazu für den ersten Verwandten und je 2 Punkte für jeden weiteren Verwandten ersten Grades. ___
6. Leidet einer Ihrer Verwandten zweiten Grades (Großelternteil, Tante oder Onkel) an einer Autoimmunerkrankung? Wenn ja, 5 Punkte dazu. ___
7. Sind Sie eine Frau? Wenn ja, 5 Punkte dazu. ___

Gesamtergebnis _____

Ihr Platz auf der Skala der Autoimmunerkrankungen

>5	5–9	10–19	20–39	40–79	>80
kein Risiko	geringes Risiko	leichtes Risiko	mittelgradiges Risiko		hohes Risiko

Sehen Sie sich Ihre Symptomerfassung an.

Liegt Ihr Gesamtergebnis unter 5, herzlichen Glückwunsch! Ihre Entzündungswerte sind sehr gering, und zu diesem Zeitpunkt ist es unwahrscheinlich, dass Sie eine Autoimmunerkrankung bekommen. Richten Sie sich zu Ihrem Schutz nach der Myers-Methode, um für den Rest Ihres Lebens so gesund zu bleiben.

Liegt Ihr Gesamtergebnis zwischen 5 und 9, bewegen Sie sich zwar am hinteren Ende der Skala, aber Sie haben ein paar Risikofaktoren, die die Möglichkeit einer Autoimmunerkrankung erhöhen können. Mithilfe der Myers-Methode können Sie Ihr Risiko und Ihre Entzündungsrate senken.

Liegt Ihr Gesamtergebnis zwischen 10 und 30, befinden Sie sich im mittleren Bereich der Skala, mit beträchtlichen Symptomen einer erheblichen Entzündung und dem geringen bis mittelgradigen Risiko, eine Autoimmunerkrankung zu entwickeln. Mithilfe der Myers-Methode können Sie eine Wende herbeiführen, die Symptome können heilen und das Risiko, eine Autoimmunkrankheit zu bekommen, kann beseitigt werden.

Liegt Ihr Gesamtergebnis über 30, haben Sie ein mittelgradiges Risiko, weil ein oder mehrere nahe Familienmitglieder erkrankt sind oder weil Sie sich auf der Skala schon weit vorn befinden, wo sich die Risikofaktoren erhöhen oder sogar potenzieren. Möglicherweise wurde bei Ihnen bereits eine Autoimmunerkrankung diagnostiziert, oder eine Diagnose steht eventuell noch aus. Haben Sie gegenwärtig keine Autoimmunerkrankung, gehören Sie aufgrund Ihrer Familienanamnese und/oder hoher Entzündungswerte zur Risikogruppe. Mithilfe der Myers-Methode können Sie den Verlauf aufhalten und wieder ganz gesund werden.

2

Die vier Säulen der Myers-Methode

Können Autoimmunerkrankungen rückgängig gemacht werden? Die Antwort ist ein eindeutiges Ja! Die Tausenden von Patienten, die schon in meine Klinik gekommen sind, können dies bezeugen. Das Ausfindigmachen der Ursachen Ihrer Autoimmunerkrankung ist der erste Schritt zur Beseitigung der Symptome und zur Heilung. Das von mir entwickelte Vier-Säulen-Programm konzentriert sich auf die Grundursachen von Autoimmunkrankheiten, wie ich sie in zehn Jahren klinischer Erfahrung in der Arbeit mit meinen Autoimmunpatienten festgestellt habe. Nachstehend finden Sie eine kurze Zusammenfassung, wie die Myers-Methode funktioniert und auf welchen vier Säulen sie beruht. Wenn Sie meine vorherigen Bücher gelesen haben, nutzen Sie dieses Kapitel zur Auffrischung. Sollten Sie mit einem Menschen zusammenleben und/oder für ihn kochen, der eine Autoimmunerkrankung hat, wird Ihnen dieses Kapitel verstehen helfen, warum er sich an die Myers-Methode hält und wie wirkungsvoll sie ist.

1. Den Darm heilen

Der Magen-Darm-Trakt beginnt am Mund und endet am Anus. Ich sage immer, dass der Darm das »Tor zur Gesundheit« ist, denn fast achtzig Prozent des Immunsystems befinden sich dort. Ist Ihr Darm nicht gesund, so ist es Ihr Immunsystem auch nicht. Der Arzt und Forscher Dr. Alessio Fasano hat herausgefunden, dass das sogenannte *Leaky-Gut-Syndrom*, also eine verstärkte Darmdurchlässigkeit, die Voraussetzung für die Entwicklung einer Autoimmunität ist. Wenn Sie an einer Autoimmunerkrankung leiden, können Sie davon ausgehen, dass Sie auch einen durchlässigen Darm haben.

Ein Darm wird durchlässig, wenn sich die engen Verbindungen, die die Darmwand zusammenhalten, lösen. Betrachten Sie Ihre Darmauskleidung als Zugbrücke. Winzig kleine Boote (Makronährstoffe und Mikronährstoffe in Lebensmitteln) können problemlos unter der Brücke passieren, so wie es vorgesehen ist. Auf diese Weise werden lebenswichtige Nährstoffe aus der verspeisten Nahrung in Ihren Blutkreislauf aufgenommen. Jedoch verursachen bestimmte Lebensstil- und Umweltfaktoren, dass sich die Zugbrücke öffnet und auch größere Boote in den Blutkreislauf kommen, die gar nicht dazu bestimmt sind. Wenn das passiert, gilt Ihr Darm als »undicht«, und Mikroben, Toxine, Proteine und nur teilweise verdaute Nahrungspartikel können in Ihren Blutkreislauf gelangen.

Die Hauptursachen für einen durchlässigen Darm sind:

- Toxische und entzündungsfördernde Nahrungsmittel, insbesondere Gluten, weil es die Freisetzung des Proteins Zonulin auslöst, das den engen Verbindungen der Darmwand signalisiert, sich zu öffnen und offen zu bleiben.
- Darminfektionen wie Überwucherung mit Hefepilzen, Dünndarmfehlbesiedlung (DDFB; englische Abkürzung SIBO) und Parasiten
- Einige Medikamente, einschließlich Antibiotika, nichtsteroidale Antirheumatika (NSAR) und Entzündungshemmer (NSAID), wie zum Beispiel Aspirin und Ibuprofen, Steroide, Antibabypillen und andere Hormone sowie Antazide.
- Chronischer Stress

Sobald Ihr Darm durchlässig ist und Nahrungsmittelpartikel wie Gluten und Laktose, Mikroben, Viren und Toxine Ihren Blutkreislauf überfluten, markiert Ihr Immunsystem diese entwichenen Substanzen als gefährliche Eindringlinge und erzeugt Entzündungen, um sie loszuwerden. Da der Darm undicht bleibt und immer mehr Partikel in den Blutkreislauf gelangen, sendet das Immunsystem Welle für Welle Entzündungen aus. Irgendwann ist es überlastet und beginnt weniger präzise zu schießen. Dies führt zu einer Autoimmunität, da nun das eigene Körpergewebe im Fadenkreuz des überforderten Immunsystems landet.

Darüber hinaus beginnt Ihr Immunsystem, Antikörper gegen die spezifischen entwichenen Substanzen in Ihrem Blutkreislauf zu bilden, weil es sie als fremde Eindringlinge erkennt. Viele dieser fremden Eindringlinge sehen Ihren Körperzellen sehr ähnlich. Das verwirrt das Immunsystem und so kann es passieren, dass es in einem Prozess der Verwechslung, der *molekulare Mimikry* genannt wird, versehentlich Ihr Körpergewebe angreift. Gluten und Milchprodukte sind häufige Verursacher der molekularen Mimikry, insbesondere bei autoimmunen Schilddrüsenerkrankungen (Hashimoto und Morbus Basedow).

Die gute Nachricht ist, dass Sie durch die Reparatur Ihres Darms der Entzündung und der molekularen Mimikry, die Ihre Autoimmunsymptome verursachen, ein Ende setzen können. Dann wird Ihr Körper sich auch nicht mehr selbst angreifen. Zur Ausheilung des Darms empfehle ich Ihnen die 4-A-Methode: Abschaffen – Aufbauen – Ansiedeln – Ausbessern.

1. **Abschaffen.** Ziel ist es, alles zu beseitigen, was das Milieu Ihres Magen-Darm-Traktes negativ beeinflusst. Das sind zum Beispiel entzündungsfördernde Nahrungsmittel (siehe Seite 89) und Magenreizer wie Alkohol, Koffein oder Medikamente. Glücklicherweise sind Sie mit diesem Kochbuch auf dem richtigen Weg, denn die hierin enthaltenen Rezepte sind allesamt frei von jedweden Nahrungsmitteln, die Ihre Gesundheit beeinträchtigen. Darüber hinaus ist es wichtig, eventuelle Darminfektionen wie DDFB, Parasitenbefall oder Überwucherung mit Hefen (insbesondere mit Candida) loszuwerden (auf meiner Website finden Sie unter amymd.io/quiz ein kostenloses Symptomquiz, das Ihnen helfen soll, festzustellen, ob Sie Candida, DDFB oder Parasiten haben).
Sollten Sie an DDFB oder Überwucherung mit Hefen leiden, rate ich

Ihnen, die Aufnahme von Kohlenhydraten (wie Backwaren, Waffeln und Pfannkuchen) und stärkehaltigem Gemüse (wie Süßkartoffeln und Kürbis) zu minimieren und pro Tag nicht mehr als 300 Gramm Obst zu essen, bis die Darminfektionen verschwunden sind. Zusätzlich empfehle ich Ihnen zur Bekämpfung dieser Infektionen, sich an meine Nahrungsergänzungspläne zu halten, die Sie unter amymd.io/gutinfections finden.

Wie Sie feststellen können, ob Sie an Hefepilzbelastung, Dünndarmfehlbesiedelung (DDFB bzw. englisch SIBO) oder Parasitenbefall leiden, und was Sie dagegen tun können, erfahren Sie unter amymd.io/quiz.

---

2. **Aufbauen.** In diesem Schritt fügen Sie die wesentlichen Inhaltsstoffe für eine gute Verdauung und Resorption hinzu, die durch Ihre Ernährungsweise, Medikamente, Krankheit oder das Altern negativ beeinflusst wurden. Die Zugabe von Verdauungsenzymen als Nahrungsergänzung ist ein wichtiger Bestandteil dieses Schrittes (in Kapitel 18 finden Sie weitere Informationen zu den von mir empfohlenen Nahrungsergänzungen). Ohne solche Enzyme kann die Nahrung nicht richtig verdaut werden, wodurch das Verdauungssystem unter Stress gerät. Unterernährung ist die Folge, weil die heilenden Nährstoffe in Ihrer Nahrung nur noch unvollständig aufgenommen werden. Menschen, die an Sodbrennen oder Säurerückfluss leiden, können durch Einnahme von Salzsäurekapseln ihre Magensäureproduktion anregen.
3. **Ansiedeln.** Die Wiederansiedlung nützlicher Bakterien zur Wiederherstellung eines gesunden Gleichgewichts im Darm ist von entscheidender Bedeutung. Dies kann durch die Einnahme eines hochwertigen, hochkonzentrierten Probiotikums erreicht werden, das nützliche Bakterien wie *Bifidobacterium* und *Lactobacillus* enthält. Ich verschreibe meinen Patienten mit durchlässigem Darm eine anfängliche Tagesdosis von 100 Milliarden KbE (koloniebildende Einheiten) und empfehle generell 30 Milliarden KbE täglich für die Erhaltung der Darmgesundheit.
4. **Ausbessern.** Die Bereitstellung der notwendigen Nährstoffe, um dem Darm zu helfen, sich selbst zu reparieren, ist unerlässlich. Eines meiner

Lieblingspräparate ist The Myers Way Collagen Protein®, das reich an Aminosäuren ist, die die Darmschleimhaut reparieren, indem sie beschädigte Zellen heilen und neues Gewebe aufbauen. Kollagen ist ein extrem wichtiges Element bei der Reparatur von Schäden in der Darmwand, Sie werden es in diesem Buch immer wieder erwähnt finden. Zu meinen weiteren Lieblingsmitteln gehört L-Glutamin, eine Aminosäure, die zur Verjüngung der Darmschleimhaut beiträgt.

Der Verzehr der richtigen Lebensmittel und die Einnahme von Nahrungsergänzungen zur Darmreparatur sind die ersten Schritte auf dem Weg zur Heilung Ihres Darms und zur Beseitigung der Autoimmunität- Symptome. Die Rezepte in *Die Autoimmun-Lösung: DAS KOCHBUCH* helfen Ihnen, Ihr Gesundheitsschiff auf Kurs zu halten. Freuen Sie sich auf viele Rezepte für darmheilende Smoothies, Knochenbrühen, Tees, Suppen und mehr. Wenn Sie die Rezepte in diesem Buch genießen, wird Ihr Darm geheilt, Ihre Verdauungsprobleme und Nahrungsmittelunverträglichkeiten verschwinden, Sie werden Ihre Hautprobleme los und Ihre Autoimmun-Laborergebnisse verbessern sich. Kurzum: Sie kehren zu Ihrem optimalen Selbst zurück!

2. Gluten, Getreide und Hülsenfrüchte aus der Ernährung streichen

»Glutenfrei? Das ist doch nur eine verrückte Modeerscheinung, mit der versucht wird, den Leuten das Geld aus der Tasche zu ziehen. Der Mensch isst seit Jahrtausenden Weizen, warum also sollte das plötzlich nicht mehr gesund sein?«

Genauso denken viele Leute (auch Schulmediziner) über die Rolle von Gluten für unsere Gesundheit. Erzählen Sie Ihrem Arzt, dass Sie sich Gedanken über Gluten machen, und er oder sie wird höchstwahrscheinlich zwei Dinge sagen. »Wir können eine Blutuntersuchung durchführen und sehen, ob Sie eine Zöliakie haben« und »Haben Sie Verdauungsprobleme? Nein? Dann müssen Sie sich keine Sorgen um Gluten machen.«

Nichts könnte weiter von der Wahrheit entfernt sein. Glutensensitivität (bzw. im wissenschaftlichen Sprachgebrauch Nicht-Zöliakie-Glutensensitivität) kann eine ganze Reihe von Symptomen über Verdauungsprobleme hinaus verursachen, darunter Müdigkeit, vernebeltes Gehirn, hormonelles Ungleichgewicht, Hautprobleme, Entzündungen, Depressionen, Angstzustände und mehr. Und während Zöliakie tatsächlich eine relativ seltene Erkrankung ist, ist Glutensensitivität ziemlich verbreitet, auch wenn die meisten Betroffenen gar nicht wissen, dass sie daran leiden. Bei schätzungsweise 99 Prozent der Menschen, die entweder eine Zöliakie oder Glutensensitivität haben, wird nie eine entsprechende Diagnose gestellt.

Aber was hat Gluten nun mit Autoimmunerkrankungen zu tun? Denken Sie daran, dass Gluten die häufigste Ursache für einen durchlässigen Darm ist, und zwar wegen des Zonulins, dessen Bildung durch Gluten ausgelöst wird. Darüber hinaus erhöht Gluten bei Vorliegen einer Glutensensitivität die Entzündungsaktivität insgesamt im Körper, wodurch das Immunsystem völlig durcheinandergebracht wird. Und außerdem kann Gluten, wie ich bereits erwähnt habe, dazu führen, dass das Immunsystem aufgrund molekularer Mimikry das körpereigene Gewebe angreift.

Ich möchte auch darauf hinweisen, dass das heutige Gluten nicht mehr das gleiche ist, wie es unsere Großeltern gegessen haben. Weizen wurde inzwischen vielmals gekreuzt, damit er gegen Insekten und Dürre resistent ist und schneller wächst als ältere Weizensorten. Das Ergebnis ist ein schwerer zu verdauendes, entzündungsauslösendes Getreide, das weit mehr Gluten enthält als seine Vorgänger. Zweitens wird das moderne Gluten *desaminiert* und ist dadurch wasserlöslich, weshalb es heutzutage einer riesigen Palette von Lebensmitteln und Produkten künstlich hinzugefügt wird. Wir essen also nicht nur eine andere Art von Gluten als unsere Vorfahren, sondern auch eine viel größere Menge.

Wenn Sie an einer Autoimmunkrankheit leiden, dann ist die wichtigste Information für Sie in diesem Buch, *Gluten auf immer und ewig zu meiden*. Dieses »für immer« ist der Schlüssel, weil die Forschung gezeigt hat, dass der Verzehr von Gluten Ihre Glutenantikörper bis zu drei Monate lang erhöhen kann. Selbst wenn Sie also nur viermal im Jahr Gluten zu sich nehmen, werden Sie das ganze Jahr über in einem Entzündungszustand sein.

Es ist einfach, Gluten zu vermeiden, wenn sich der Feind sozusagen gut sichtbar versteckt, wie zum Beispiel in Nudeln, Brot, Backwaren, Snacks und Müsli. Was die meisten Leute aber nicht wissen, ist, dass Gluten in Tausenden von Lebensmitteln lauern kann, oft in solchen, bei denen es man nie erwartet hätte, wie Hühnerbrühe, Sojasauce, Ketchup, Senf, Barbecue-Sauce, Kaugummi und

Kaffeemischungen. Deshalb empfehle ich Ihnen, Ihre eigenen Vorräte, Saucen und Gewürze herzustellen, wenn möglich mit Rezepten wie denen in Kapitel 9. Wenn Sie doch Fertigprodukte im Laden kaufen, suchen Sie nach glutenfreien Varianten.

Gluten kann auch in Lippenstiften, Cremes und Shampoos enthalten sein, deshalb habe ich Ihnen in Kapitel 12 Rezepte für selbst gemachte Körperpflegeprodukte zusammengestellt. Auch online gibt es Händler, die glutenfreie Make-up- und Pflegeprodukte anbieten.

Darüber hinaus empfehle ich allen meinen Autoimmunpatienten, in den ersten dreißig Tagen der Myers-Methode Getreide ganz generell (also auch glutenfreies) sowie alle Hülsenfrüchte wegzulassen. Für manche Menschen ist das erst mal ein Schock. Dies gilt besonders für Vegetarier, die diese Nahrungsgruppen als Grundnahrungsmittel einer gesunden Ernährung betrachten. Ich kann das nachvollziehen, war ich doch selbst 27 Jahre lang Vegetarierin. Getreide und Hülsenfrüchte enthalten jedoch eine problematische Gruppe von Substanzen, die *Lektine* genannt werden. Lektine sind kohlenhydratbindende Proteine. Sie finden sich in Tieren, Pflanzen und Mikroorganismen. Besonders heikel bei Autoimmunerkrankungen sind aber die in Getreiden reichlich und in Hülsenfrüchten nicht ganz so reichlich, aber immer noch in erheblicher Menge vorhandenen Lektinarten.

Eine für Menschen mit Zöliakie besonders problematische Lektinart ist das *Prolamin,* das in Quinoa, Mais und Hafer vorkommt. Obwohl Zöliakie-Betroffene theoretisch glutenfreies Getreide und Pseudogetreide wie Quinoa essen können, wirken die Prolamine in diesen vermeintlich sicheren Lebensmitteln darmschädigend und stimulieren das Immunsystem. Wer eine andere Autoimmunerkrankung hat oder sich auf eine solche zubewegt, kann davon genauso betroffen sein. Prolamin harmonisiert nicht gut mit dem Bürstensaum, dem besonders wichtigen Teil des Dünndarms mit den vielen Villi (Zotten) und Mikrovilli. Besonders Autoimmunkranke sollten diese empfindlichen Partien des Verdauungstraktes schützen und nicht durch Prolamine unter Stress setzen.

Außerdem verhalten sich Prolamine auffallend ähnlich wie die Proteine im Gluten. Bei einer Autoimmunerkrankung oder einer Entzündungskrankheit ist Ihr Immunsystem wegen des Glutens ohnehin schon ziemlich nervös. Ein überlastetes Immunsystem kann nicht zwischen Gluten und seinen Doppelgängern unterscheiden, also meidet man am besten beides.

Ein anderer heikler Proteintyp in Getreiden und auch Hülsenfrüchten sind die Agglutinine. Sie können nachweislich einen durchlässigen Darm verursachen und das Immunsystem in unterschiedlicher Weise stören, indem sie es stimulieren und sich an Immunzellen anheften.

Aus diesen Gründen besteht die zweite Säule der Myers-Methode darin, Gluten, Getreide und Hülsenfrüchte mindestens dreißig Tage lang zu meiden. Während dieser ersten dreißig Tage empfehle ich außerdem, Milchprodukte, Eier, Nachtschattengewächse (dazu gehören zum Beispiel Auberginen, Paprika und Tomaten) sowie eher schädliche Lebensmittel wie Zucker, Koffein, Alkohol und genetisch veränderte Organismen (GVO) wegzulassen, da diese ebenfalls zu einem durchlässigen Darm beitragen. Nach dreißig Tagen können Sie einige dieser Lebensmittel langsam wieder in Ihre Ernährung aufnehmen (in Kapitel 17 beschreibe ich genauer, wie Sie dabei vorgehen). Wenn die Entzündungssymptome dann zurückkehren, haben Sie die Gewissheit, dass Sie diese speziellen Lebensmittel vollständig aus Ihrer Ernährung streichen müssen (ich nenne sie Ihre »*Niemals*«-Lebensmittel); sollten Sie auch weiterhin keine Symptome haben, wissen Sie, dass Sie diese Lebensmittel in Maßen oder bei besonderen Anlässen tolerieren können.

Das Beste von allem ist, dass Sie sich beruhigt zurücklehnen können, weil Sie sicher sein können, dass jedes Rezept in *Die Autoimmun-Lösung: DAS KOCHBUCH* frei von allen toxischen und entzündungsfördernden Zutaten ist und Ihnen helfen soll, sich auf die optimale Gesundheitsseite der Autoimmunskala hin zu bewegen und dort zu bleiben.

3. Toxine reduzieren

Toxine sind Stoffe, die für den menschlichen Körper gefährlich sind. Dazu gehören zum Beispiel Schwermetalle wie Blei, Quecksilber und Cadmium, industrielle Chemikalien, Schadstoffe, Pestizide, Schimmelpilze und die flüchtigen organischen Verbindungen, die sie freisetzen, sowie unzählige andere Chemikalien.

Leider sind Toxine überall um uns herum zu finden: in der Luft, die wir atmen, dem Wasser, das wir trinken, den Lebensmitteln, die wir essen, und den Produkten, die wir zur Hausreinigung und Körperpflege verwenden. Mehr als achtzigtausend Chemikalien sind derzeit in den USA im Umlauf, und die meisten von ihnen wurden nicht ausreichend auf ihre gesundheitlichen Auswirkungen getestet. Darüber hinaus enthalten die meisten Produkte mehr als nur eine Chemikalie, und wenn ein Produkt beispielsweise aus fünf Inhaltsstoffen besteht, prüfen die Aufsichtsbehörden zwar jeden *einzeln* auf Sicherheit, nicht alle fünf zusammen. Werfen Sie einen Blick auf die Etiketten Ihrer Reinigungsmittel im Putzschrank oder die Pflegeprodukte in Ihrem Badezimmer und Sie werden sehen, dass die Anzahl der potenziell gefährlichen chemischen Stoffe, denen Sie täglich ausgesetzt sind, schwindelerregend ist. Ganz zu schweigen von all den giftigen Herbiziden, Pestiziden und GVO in konventionell erzeugten Agrarprodukten.

Die Auswirkungen all dieser Giftstoffe auf unseren Körper sind komplex. Schließlich sind Tausende von Industriechemikalien da draußen, und wir fangen gerade erst an zu verstehen, wie sie auf den Körper wirken – ganz zu schweigen davon, wie sie im Zusammenspiel miteinander funktionieren. Was wir wissen, ist, dass eine schwere toxische Belastung Ihr Risiko für die Entwicklung einer Autoimmunerkrankung erhöht, und es gibt einige Theorien darüber, warum.

Eine Theorie ist, dass bestimmte Giftstoffe, insbesondere Schwermetalle, Ihr Körpergewebe physisch schädigen. Ihr Immunsystem erkennt die beschädigten Zellen nicht mehr als Teil Ihres Körpers und greift sie an, weil es annimmt, es handle sich um fremde Eindringlinge. Eine andere Theorie lautet, dass der durch Toxine verursachte Schaden eine Entzündungsreaktion des Immunsystems auslöst. Der ständige Angriff durch die chronischen Belastungen versetzt das Immunsystem in höchste Alarmbereitschaft, und es beginnt alles anzugreifen – einschließlich des körpereigenen Gewebes.

Mit diesen Informationen will ich Sie nicht erschrecken oder stressen. Mein Ziel ist es, Sie zu befähigen, die gesundheitlichen Auswirkungen der Toxine auf Sie zu erkennen, sodass Sie intelligente Entscheidungen treffen können, um Ihre toxische Belastung zu reduzieren. Im Prinzip gibt es zwei Hauptstrategien zur Bekämpfung von Toxinen: *Prävention* und *Entgiftung*.

Das Ziel der *Prävention* besteht darin, die giftigen Belastungen durch Luft, Wasser, Lebensmittel, Reinigungs- und Körperpflegeprodukte zu minimieren. Dafür empfehle ich Ihnen die Verwendung eines HEPA-Luftfilters in Ihrem Zuhause und am Arbeitsplatz und außerdem die Filterung des Wassers, das Sie zum Trinken, Duschen und Kochen nutzen. Ernähren Sie sich zu hundert Prozent mit gentechnikfreien Bio-Lebensmitteln und kaufen Sie nur Naturkosmetik und ökologische Reinigungsmittel bzw. stellen Sie beides aus rein natürlichen Zutaten selbst her (siehe Kapitel 12 und Bezugsquellen).

Das Ziel der *Entgiftung* ist es, die natürliche Fähigkeit des Körpers zur Selbstreinigung zu unterstützen, damit er die Toxine sicher und effektiv wieder los wird. Giftige Stoffe können über die Nieren, den Darm und die Schweißdrüsen ausgeschieden werden. Trinken Sie deshalb viel Wasser, damit Sie häufig auf die Toilette müssen. Ins Schwitzen geraten Sie in einer Sauna (Sie könnten sich zum Beispiel zu Hause eine kleine Infrarotsauna einbauen lassen) oder bei sportlichen Aktivitäten.

Die Leber ist unser wichtigstes Entgiftungsorgan und muss deshalb gut gepflegt werden. Mit der Ernährungsweise nach der Myers-Methode helfen Sie Ihrer Leber, die Toxine zu mobilisieren, die sich in Ihrem Gewebe befinden. Die wichtigste Entgiftungssubstanz im Körper ist Glutathion, deshalb empfehle ich Ihnen bei erhöhten Entzündungswerten als Nahrungsergänzung ein Glutathion-Präparat (siehe Kapitel 18 für weitere Informationen zu Nahrungsergänzungsmitteln).

Ausgestattet mit diesen Informationen, können Sie intelligente Entscheidungen treffen, die Ihre toxische Belastung drastisch reduzieren und verhindern, dass gefährliche industrielle Chemikalien Ihre Gesundheit zerstören. Denken Sie daran, Wissen ist Macht!

4. Infektionen ausheilen und Stress abbauen

Die vierte Säule der Myers-Methode befasst sich mit den viralen und bakteriellen Infektionen (von denen Sie einige vielleicht schon jahrzehntelang haben, ohne es zu wissen), die eine Autoimmunität auslösen können, und mit dem Stress, der diese Infektionen verschlimmern und verheerende Auswirkungen auf Ihr Immunsystem haben kann.

Infektionen heilen

Niemand weiß genau, wie Infektionen Autoimmunerkrankungen auslösen. Da unser Immunsystem so kompliziert und jede Infektion einzigartig ist, ist es wahrscheinlich, dass mehrere Faktoren beteiligt sind. Aus den jüngsten Forschungen haben sich im Wesentlichen drei Theorien herauskristallisiert, die zusammengenommen die verschiedenen Zusammenhänge zwischen Infektionen und Autoimmunerkrankungen erklären.

Molekulare Mimikry: Diese habe ich in einem vorherigen Abschnitt bereits im Zusammenhang mit Gluten erklärt. Eine molekulare Mimikry kann aber auch durch Infektionen ausgelöst werden. Wenn Sie mit einem Virus oder Bakterium infiziert werden, das körpereigenem Gewebe ähnelt, greift Ihr Immunsystem das Gewebe möglicherweise irrtümlich an.

Zuschauer-Aktivierung: Ein Bakterium oder Virus dringt in Ihr Körpergewebe ein, woraufhin das Immunsystem eingreift und sich gegen die Infektion richtet. Dabei attackiert es aber versehentlich auch das umgebende Körpergewebe, den unschuldigen »Zuschauer« in diesem Szenario.

Kryptische Antigene: Wenn Ihnen der wissenschaftliche Terminus zu kompliziert ist, können Sie sich darunter einfach einen Überfall vorstellen: Eine Virusinfektion »überfällt« die DNA von Körperzellen und versucht sich vor dem Immunsystem zu verstecken, indem sie die Zellen imitiert. Das Immunsystem lässt sich allerdings nicht täuschen, erkennt die Infektion und startet einen Angriff sowohl auf das Virus als auch auf die Zellen, die sich der Eindringling zunutze gemacht hat.

Sie denken vielleicht, dass Sie sich über all das keine Sorgen machen müssen, weil Sie keine Infektionen haben. Aber wie schon erwähnt, haben Sie sich möglicherweise bereits vor Jahren eine Infektion zugezogen, die bisher einfach noch unentdeckt blieb. Das liegt daran, dass eine Infektion mit Bakterien oder Viren manchmal nicht sofort mit Krankheitssymptomen einhergeht, sondern jahrelang latent (oder inaktiv) bleibt.

BAKTERIELLE INFEKTIONEN UND AUTOIMMUNITÄT

Welche bakteriellen Infektionen welcher Autoimmunerkrankung am häufigsten zugeordnet werden, sehen Sie in dieser Liste:

Bakterienart	Autoimmunerkrankung
Campylobacter	Guillain-Barré-Syndrom
Chlamydia pneumonia *	Multiple Sklerose
Citrobacter, Klebsiella,	Rheumatoide Arthritis *Proteus, Porphyromonas*
E.coli, Proteus	Autoimmunerkrankung allgemein
Klebsiella	Ankylosierende Spondylitis (Bechterew)
Streptococcus pyogenes	Rheumatisches Fieber
Yersinia	Morbus Basedow, Hashimoto

* Dies ist *nicht* das Bakterium, das die sexuell übertragbare Krankheit Chlamydiose verursacht, aber es gehört zur selben Familie.

Falls Sie zum Beispiel denken, noch niemals an Pfeifferschem Drüsenfieber (auch »Kusskrankheit« oder Mononukleose genannt) erkrankt gewesen zu sein, irren Sie sich vielleicht. Die Krankheit wird vom Epstein-Barr-Virus (EBV) verursacht, und in den USA beispielsweise weisen satte 95 Prozent aller Erwachsenen bis vierzig Jahre EBV-Antikörper auf, das heißt, sie haben die Krankheit irgendwann symptomfrei durchgemacht. Sobald Sie mit diesem Virus infiziert sind, verlässt es Ihren Körper nie mehr ganz, auch nicht, wenn eventuelle Symptome schon lange wieder verschwunden sind.

Wissenschaftler haben aufgezeigt, dass EBV in engem Zusammenhang mit einer Reihe von Autoimmunerkrankungen steht, wie multiple Sklerose (MS), Lupus, dem chronischen Müdigkeitssyndrom, Fibromyalgie, Hashimoto und Morbus Basedow. Ebenso haben zwar 95 Prozent aller US-Bewohner EBV-Antikörper, aber 100 Prozent der Menschen, die an multipler Sklerose leiden. Menschen, die das Virus nicht in sich tragen, scheinen also keine MS zu bekommen. Wir wissen auch, dass hohe Konzentrationen von Epstein-Barr-Antikörpern (das heißt das Virus hat sich reaktiviert und Ihr Immunsystem reagiert darauf) anscheinend ein Indikator für MS-Symptome und –Schübe sind, und dass eine infektiöse Mononukleose in der Anamnese das MS-Risiko verdoppelt.

Mehrere bakterielle Infektionen stehen ebenfalls in einer Wechselbeziehung mit Autoimmunerkrankungen. *Yersinia*-Antikörper zum Beispiel greifen die Schilddrüse an (ein weiterer Fall molekularer Mimikry), und *Klebsiella*-Infektionen hängen mit rheumatoider Arthritis zusammen. *Campylobacter*, potenziell pathogene Bakterien, die sich oft auf rohem Geflügelfleisch befinden, können das Guillain-Barré-Syndrom hervorrufen. Und so weiter, und so weiter.

Der beste Weg, diese Infektionen zu heilen und zu verhindern, dass sie aufflammen und zu Autoimmunsymptomen führen, besteht darin, mit den vier Säulen der Myers-Methode das Immunsystem zu unterstützen. Wenn Ihr Immunsystem die benötigte Unterstützung hat und nicht ständig in höchster Alarmbereitschaft ist, kann es sich wirksam gegen eine Reaktivierung latenter Infektionen wehren.

Stress abbauen

Vielleicht fragen Sie sich jetzt: »Was hat Stress denn mit meiner Gesundheit zu tun?« Vieles!

So seltsam es auch erscheinen mag, Ihr Körper kann sowohl durch gute Nachrichten (Zusage für einen neuen Job) als auch durch schlechte Nachrichten (Entlassung) belastet werden. In beiden Fällen reagiert Ihr System auf die gleiche Weise.

Stress kann emotional, mental oder körperlich sein; er kann von körperlichen Verletzungen herrühren oder von einem Schlafdefizit, von Schadstoffbelastung, einem durchlässigen Darm oder von einer Ernährung mit zahlreichen entzündungsfördernden Lebensmitteln. Ob Sie eine Hochzeit planen oder sich durch eine Scheidung kämpfen, über Ihr Neugeborenes glücklich sind oder ein geliebtes Kind verloren haben, Ihr Körper setzt einen Strom von Stresshormonen frei, um Ihnen bei der Bewältigung der Aufgabe zu helfen. Das Hauptstresshormon ist dabei *Cortisol*.

Stellen Sie sich Cortisol als einen chemischen Botenstoff vor. Wenn Sie in einer Stresssituation sind, sagt Cortisol Ihrem Immunsystem, dass es sich auf eine

Herausforderung vorbereiten soll. Ihr Immunsystem reagiert, indem es Entzündungen erzeugt, und wenn die Gefahr vorüber ist, signalisiert das Cortisol dem Immunsystem, dass es sich wieder beruhigen kann.

Dieses System funktioniert gut für akute Stresssituationen, die plötzlich eintreten und dann wieder vergehen. Wenn Sie jedoch ständig unter Stress stehen – aufgrund von Schlafmangel, schlechter Ernährung, langen Arbeitszeiten, Beziehungsproblemen – kann Ihr Immunsystem nie abschalten. Ihre entzündliche Immunreaktion wird zu lange aktiviert und entwickelt sich schließlich zum Schurken, der Ihr eigenes Körpergewebe angreift. Bald versuchen Ihre Stresshormone, die Reaktion zu unterdrücken und übertreiben es damit aber, sodass Sie letztendlich ein geschwächtes Immunsystem haben. Gleichzeitig ist Ihr Körper entzündet und Sie sind anfällig für Infektionen, einschließlich latent lauernder Infektionen wie dem Epstein-Barr-Virus. Jedes Mal, wenn diese Viren aktiviert werden, vermehren sie sich und schädigen noch mehr Ihrer Zellen. Somit beginnt ein Teufelskreis: Die Infektion wird aktiv und zerstört das Gewebe, was eine noch stärkere Immunreaktion auslöst; dann setzt der Körper Cortisol frei, um die Reaktion zu beruhigen, was zu einer weiteren Infektion führt – und so weiter.

Es gibt Hunderte von Möglichkeiten, Stress abzubauen – tiefes Atmen, Meditation, Yoga, Spaziergänge, Golfen, Spielen mit einem Haustier oder Kind, um nur einige zu nennen. Es ist wichtig, herauszufinden, was für *Sie* funktioniert und was Sie in Ihren Alltag integrieren können, damit Stressbewältigungsmaßnahmen für Sie zur Routine werden (am Ende dieses Buches finden Sie unter »Bezugsquellen« noch weitere Ideen zum Stressabbau).

Und seien wir ehrlich, auch Lebensmitteleinkauf und Kochen können manchmal zeitaufwendig und stressig sein. Mit diesem Kochbuch ist die Auswahl und Zubereitung von nahrhaften Mahlzeiten, die Ihre Gesundheit unterstützen, kein Glücksspiel mehr. Ich möchte es kinderleicht für Sie machen, köstliche und immunstärkende Mahlzeiten zuzubereiten. Zehntausende von Menschen haben bereits eine transformative Heilung mit der Myers-Methode erlebt, und jetzt, mit *Die Autoimmunlösung: DAS KOCHBUCH* in der Hand, ist das einfacher als je zuvor.

Blättern Sie um und lassen Sie uns anfangen!

Teil II

Zutaten und Küchenutensilien

3

Was Sie in der Küche benötigen

So viele Menschen auf der ganzen Welt (mich selbst eingeschlossen) sind der lebende Beweis dafür, dass es möglich ist, die Myers-Methode im täglichen Leben umzusetzen, und ich bin begeistert, dass *Die Autoimmun-Lösung* dies für viele einfacher gemacht hat. Doch nicht nur Informationen erleichtern die Veränderung des Lebensstils. Da es inzwischen so viele Menschen gibt, die selbst etwas gegen das Fortschreiten ihrer Autoimmunerkrankung tun wollen, sind entsprechende Lebensmittel und Zutaten heute in den meisten Supermärkten ebenso wie online (siehe Bezugsquellen) zu erschwinglichen Preisen erhältlich. Auch die Anhänger der Myers-Methode sind schließlich potenzielle Kunden! Vorbei sind die Zeiten, in denen man eigentlich nur im Reformhaus, im Bio-Laden oder auf dem Markt einkaufen konnte (obwohl ich das Einkaufen auf Wochen- und Bauernmärkten natürlich weiterhin sehr empfehle!).

In diesem Kapitel sind die Zutaten aufgeführt, die ich in meiner Speisekammer immer vorrätig habe und die auch Sie für die köstlichen Rezepte in diesem Buch brauchen. Hier finden Sie detaillierte Informationen zu gluten- und getreidefreien Mehlen, Proteinen, Obst, Gemüse, Kräutern und Gewürzen, aus denen Sie meine einfachen und geschmackvollen Speisen zubereiten können. Wenn Sie in einem Rezept auf eine Zutat stoßen, die neu für Sie ist, können Sie in diesem Kapitel alles Wissenswerte dazu nachlesen.

Zur schnellen Orientierung enthält dieses Kapitel auch die wichtigsten Rezepte, die ich in diesem Buch häufig verwende – Blumenkohlreis (Seite 77), Kokosmilch (Seite 79), Kokosbutter (Seite 80), Kokosjoghurt (Seite 82) und Heilende Brühe für den Darm (Seite 83) – sowie Tipps zur Zubereitung von Zwiebeln und Knoblauch, Grundnahrungsmitteln für Autoimmunpatienten.

Beachten Sie, dass, auch wenn es nicht ausdrücklich in einem Rezept angegeben ist, ich Ihnen unbedingt ans Herz lege, nur Obst, Gemüse, Kräuter und Gewürze aus biologischem Anbau zu kaufen und bei Fleisch-/Fischgerichten darauf zu achten, dass die Fleischzutaten von artgerecht gehaltenen Weidetieren stammen bzw. der Fisch/die Meeresfrüchte aus Wildfang. Die Pestizide, Zusatzstoffe und andere Schadstoffe, mit denen Sie bei konventionellen Lebensmitteln rechnen müssen, behindern die Heilungsprozesse in Ihrem Körper. Was Sie ebenfalls vermeiden sollten, sind genetisch veränderte Organismen (GVO). Der Begriff bezieht sich vor allem auf Tierfutter, das aus genmanipulierten Pflanzen hergestellt wurde. Vermeiden Sie nach Möglichkeit, (indirekt) damit in Berührung zu kommen, da GVO Ihrer Gesundheit nicht guttun. So weisen sie zum Beispiel besonders viele Pestizide auf, denn einer der Hauptgründe für die Entwicklung von GVO war ja genau der, den Bauern die Verwendung von mehr Pestiziden und Herbiziden zu ermöglichen.

Beim Einkauf von Bio-Produkten werden Sie feststellen, dass es verschiedene Arten von Bio-Labels gibt, die nicht alle genau das Gleiche bedeuten:

- Siegel deutscher Bioverbände (z. B. Demeter, Bioland, Naturland): Produkte mit Inhalten aus 100 % ökologischem Landbau
- Deutsches Bio-Siegel und EU-Bio-Siegel: Produkte mit Inhalten aus mindestens 95 % ökologischem Landbau

Mehr Informationen zu einzelnen Siegeln finden Sie unter www.bund.net/massentierhaltung/haltungskennzeichnung/bio-siegel/

Kaufen Sie wenn irgend möglich nur Produkte, die die strengsten Anforderungen an Bio-Produkte erfüllen, und zwar aus folgenden Gründen:

1. Pestizide werden direkt mit Autoimmunerkrankungen in Zusammenhang gebracht.

Im Jahr 2007 wurden die Ergebnisse einer Studie veröffentlicht, die sich über einen Zeitraum von vierzehn Jahren erstreckt hatte. Die Auswertung von dreihunderttausend Todesscheinen hatte ergeben, dass Landwirte, die beim Anbau von Nutzpflanzen mit Pestiziden hantiert hatten, zu einem höheren Prozentsatz an einer systemischen Autoimmunerkrankung gestorben waren. Auch Pflanzenschutzmittel für Haus und Garten werden laut Forschungsergebnissen mit einem erhöhten Risiko für die Entwicklung von Autoimmunkrankheiten in Verbindung gebracht, darunter rheumatoide Arthritis und Lupus.

Viele der in der konventionellen Landwirtschaft verwendeten Pestizide wirken systemisch, das heißt sie werden zu einem festen Bestandteil der Pflanze und ihrer Früchte und können nicht abgewaschen werden. Bei einem Apfel, der von einer pestizidbelasteten Obstplantage stammt, sitzen die Pestizide auch im leckeren Fruchtfleisch, nicht nur in der Schale. Auch ein noch so gründliches Waschen des Apfels beseitigt die Pestizide also nicht.

2. Fleisch aus nichtbiologischer Haltung enthält Wachstumshormone und Antibiotika.

Konventionell gehaltenen Tieren werden regelmäßig künstliche Wachstumshormone injiziert, die darauf abzielen, die Tiere schneller wachsen zu lassen, damit sie möglichst bald geschlachtet werden können (Fleischrinder). Bei Milchrassen erhöhen diese Wachstumshormone die Milchproduktion auf ein unnatürliches Maß. Beim Menschen, der diese Wachstumshormone dann indirekt zu sich nimmt, können sie den Wert eines insulinähnlichen Wachstumsfaktors ansteigen lassen mit der Folge eines erhöhten Risikos für Brust-, Prostata- und andere Krebsarten.

Kühe, Schweine und Hühner aus nicht tiergerechter Haltung sind wegen ihrer unnatürlichen Aufzucht viel krankheitsanfälliger. Deshalb werden ihnen vorbeugend Antibiotika ins Futter gemischt. Der häufige Einsatz von Antibiotika in der Tierhaltung hat inzwischen bereits dazu geführt, dass multiresistente »Superkeime« entstanden sind. Diese Superkeime sind immun gegen alle Antibiotika, und nach Schätzungen sterben deshalb inzwischen weltweit 700.000 Menschen pro Jahr an Infektionen, die früher mit Antibiotika heilbar gewesen wären. Ganz besonders gefährdet sind immunsupprimierte Menschen, also auch diejenigen, die Medikamente gegen Autoimmunerkrankungen einnehmen.

3. Bioprodukte enthalten mehr Nährstoffe.

Eine aktuelle Studie hat gezeigt, dass Produkte aus biologischem Anbau reicher an Nährstoffen und Antioxidantien sind als konventionelle Produkte. Hingegen weisen sie viel weniger Schwermetalle, insbesondere Cadmium, auf. Andere Studien deuten darauf hin, dass biologische Erzeugnisse weit mehr *Flavonoide* (sekundäre Pflanzenstoffe, die unter anderem gegen Krebs bzw. dessen Entstehung wirksam sind) enthalten als Produkte aus konventioneller Landwirtschaft, bei der viele Pestizide und Herbizide zum Einsatz kommen.

Denken Sie daran, dass die dritte Säule der Myers-Methode »Toxine reduzieren« heißt, und der erste Schritt dabei die *Prävention* ist. Wenn Sie sich nur noch von Bio-Lebensmitteln ernähren, wird Ihre Belastung mit Schadstoffen bereits deutlich reduziert.

Manche Menschen scheuen den Wechsel zu biologischen Produkten aus Kostengründen. Es stimmt schon, dass Bio-Lebensmittel im Durchschnitt etwas teurer sind als Produkte aus konventioneller Landwirtschaft, aber das sollte einem die eigene Gesundheit eigentlich wert sein. Hinzu kommt, dass Sie kein Geld für verarbeitete Lebensmittel, Milcherzeugnisse und andere entzündungsfördernde Produkte ausgeben, wenn Sie nach der Myers-Methode leben, sodass Sie langfristig sogar eher Geld sparen.

Tendenziell sind Bio-Lebensmittel und -zutaten zudem in den letzten Jahren immer preiswerter geworden, da die Nachfrage wächst und sie in größeren Mengen produziert werden können. Als ich *Die Autoimmun-Lösung* schrieb, kaufte ich ausschließlich auf dem lokalen Bauernmarkt und bei Whole Foods Market, einer großen Biosupermarktkette, ein. Inzwischen ist die Nachfrage nach Bio-Lebensmitteln sprunghaft gestiegen und das Angebot hat sich deutlich verbessert. Ich kann jetzt den Großteil meiner Bio-Lebensmittel bei Rewe und bei Edeka kaufen, also normalen Handelsmärkten. In unserer Garage steht ein zweiter Gefrierschrank, der es uns ermöglicht, Rindfleisch, Schweinefleisch, Geflügel und Meeresfrüchte in größeren Mengen von mehreren vertrauenswürdigen Onlinehändlern zu beziehen. Fleisch von Tieren aus artgerechter Haltung und nachhaltige Meeresfrüchte kann man mittlerweile einfach online bestellen und liefern lassen, sodass man sich die Fahrt zum Supermarkt spart.

BEIM EINKAUFEN UND ZUBEREITEN VON MAHLZEITEN
SOLLTEN SIE FOLGENDES BEHERZIGEN:

- **Kaufen Sie nur Bio-Fleisch von artgerecht gehaltenen Tieren (Rind-, Lamm- und Schweinefleisch, Huhn, Pute).** Tiere stehen in der Nahrungskette ganz oben. Wenn sie bereits gentechnisch verändertes und/oder pestizidbeladenes Futter aufnehmen, bekommen Sie ein Vielfaches davon ab. Ich erkläre dies weiter unten unter »Fleisch und Geflügel« noch genauer.

- **Kaufen Sie kein stark pestizidbelastetes Obst und Gemüse.** Auf der (englischsprachigen) Website der Umweltorganisation EWG, www.ewg.org, finden Sie eine immer wieder aktualisierte Liste mit den sogenannten »Dreckigen Dutzend« (Dirty Dozen), das sind die zwölf am stärksten pestizidbelasteten Obst- und Gemüsesorten. Wenn Sie aus Budgetgründen nicht ausschließlich Bio-Lebensmittel kaufen wollen, gibt Ihnen die Liste einen Anhaltspunkt, welche Sorten bei konventionellem Anbau besonders hohe Pestizidkonzentrationen aufweisen und deshalb unbedingt in Bio-Qualität gekauft werden sollten. Je weiter oben in der Liste, desto höher die Pestizidbelastung.

- **Die Sauberen Fünfzehn.** Ebenfalls auf der oben genannten Website findet sich die Liste der »Clean Fifteen«, das sind die fünfzehn sichersten Obst- und Gemüsesorten, also diejenigen, die bei konventionellem Anbau die niedrigste Konzentration an Chemikalien aufweisen. Wenn Sie also nicht ausschließlich Bio-Qualität kaufen wollen, sind Sie mit dieser Liste gut beraten.

- **Kaufen Sie in großen Mengen.** Der Kauf von Lebensmitteln en gros kann wirtschaftlich, zeitsparend und umweltfreundlich sein. Es ist zum Beispiel sinnvoll, große Mengen Kokosöl, viel dunkelgrünes Gemüse auf einmal und Großpackungen mit Hähnchenbrustfilets (nicht vergessen: aus tiergerechter Haltung!) zu kaufen, weil Sie diese Produkte sehr oft als Zutaten für die Rezepte in diesem Buch benötigen werden. Packen Sie die Einkäufe nicht in Plastiktüten ein, sondern nehmen Sie wiederverwendbare Stofftaschen mit. In bestimmten Geschäften können Sie Produkte in Ihren eigenen Glasbehältern aus dem Laden mitnehmen. Wenn Sie dann nach Hause kommen, putzen Sie das Grünzeug und die Kräuter, bevor Sie sie einfrieren. Hühnerfleisch in einzelne Portionen aufteilen und ebenfalls einfrieren.

- Kochen auf Vorrat. Viele der Rezepte in diesem Buch eignen sich dafür, in größeren Mengen zubereitet und dann portioniert aufbewahrt zu werden. Vorkochen ist wirtschaftlich, weil es weniger Abfall gibt. Es spart Zeit und reduziert Stress – das Wissen, dass man etwas Vorgekochtes zu Hause hat, nimmt den Druck weg, sich überlegen zu müssen, was am Abend auf den Tisch kommen soll (denken Sie daran, dass die vierte Säule der Myers-Methode Stressabbau ist!). Wenn Sie im Gefrierschrank beispielsweise Viertelliter-Portionen der Heilenden Brühe für den Darm (Seite 83) und ein paar Portionen Blumenkohlreis (Seite 77) vorrätig haben und Ihr Kühlschrank außerdem mit bereits geschnittenem Gemüse und Salat gefüllt ist, erhöht das die Wahrscheinlichkeit, dass Sie das Myers-Programm wirklich einhalten.

Zutaten alphabetisch geordnet

Algen

Meeresalgen enthalten viel Jod, das für die Unterstützung der Schilddrüse unerlässlich ist, besonders wenn Sie an einer autoimmunen Schilddrüsenerkrankung leiden. Außerdem sind Algen reich an den Omega-3-Fettsäuren DHA, die entzündungshemmend wirken und die Gehirnfunktion, das Sehvermögen, die Zellwandfestigkeit und das zentrale Nervensystem unterstützen. Meeresalgen sind genau das, was sich Ihre Schilddrüse in einem Restaurant bestellen würde. Eine essbare Meeresalge ist zum Beispiel Nori. Mit getrockneten Nori-Algen können Sie Sushi-Rollen herstellen oder Salate und Suppen bereichern. Eingeweichte Wakame-Algen dienen ebenfalls als Zutat für Salate und Suppen. Ernten Sie

Algen bitte nicht selbst, denn Sie wissen nie genau, wie verschmutzt das Wasser ist.

Backpulver

Backpulver ist ein sogenanntes Backtriebmittel. Es sorgt dafür, dass der Teig von Backwaren »geht« und locker leicht wird. Sobald dem Backpulver Flüssigkeit zugesetzt wird, setzt es Gasblasen frei und die Magie beginnt. Kaufen Sie unbedingt aluminiumfreies Backpulver (Aluminium kann sich im Körper, insbesondere in den Knochen, ablagern und anreichern). Sie können aber auch ganz einfach Ihr eigenes Backpulver herstellen, indem Sie 240 ml Weinsteincreme und 2 Esslöffel Natron mischen. In einem Glasgefäß aufbewahren und vor Gebrauch gut umrühren, um eventuelle Verklumpungen zu entfernen.

Essig

In diesem Kochbuch werden Sie als Zutat sehr oft Apfelessig finden. Bitte kaufen Sie Bio-Apfelessig, der ohne Hefe hergestellt wurde. Viele im Handel erhältliche Apfelessige werden nämlich aus mit Hefe vergorenen Äpfeln hergestellt (Hefe ist gemäß dem 30-Tage-Programm von *Die Autoimmun-Lösung* nicht erlaubt).

Fette

Hochwertige Fette sind unerlässlich, um gesunde Zellmembranen aufzubauen und dem Nervensystem zu helfen, Nachrichten an das Gehirn zu senden. Die richtigen Fettsorten helfen Ihrem Darm, bestimmte fettlösliche Vitamine wie die Vitamine A, D, K und E aufzunehmen, die für eine optimale Immunfunktion entscheidend sind. Und darüber hinaus wirkt Fett als Geschmacksverstärker und hält uns länger satt. Ein wesentlicher Schritt, um gemäß der Myers-Methode zu leben, besteht darin, industriell gefertigte Samenöle (wie Raps-, Soja- und Maisöl) ebenso wie Transfette aus der Ernährung zu verbannen und sie durch gute Fette, wie ich sie nachstehend beschreibe, zu ersetzen.

Zum Braten und Kochen sollten Sie in der Küche immer Bio-Avocadoöl, Bio-Olivenöl und Bio-Kokosfett bereitstehen haben. Mit den Ölen können Sie außerdem Gemüse und Salate verfeinern. Bei der Zubereitung von Rosenkohl und dunklem Blattgrün könnten Sie Speckfett von artgerecht gehaltenen Tieren hinzufügen.

Bezüglich der Plastikflaschen mit sogenannten Pflanzenölen in den Supermarktregalen sollten Sie wissen, dass ihr Inhalt nicht mehr viel mit der Pflanze zu tun hat, aus der sie gewonnen wurden (und möglicherweise wurde sogar gentechnisch verändertes Saatgut verwendet). Für die Herstellung solcher Billigöle werden die Samen von Raps, Soja, Mais, Sonnenblumen und anderem (nicht zwingend Gemüse) mechanisch von den Pflanzen getrennt. Dann werden die Samen zerkleinert und mit Lösungsmitteln verarbeitet, und das resultierende Öl wird mit weiteren Chemikalien behandelt, damit es gut aussieht und gut riecht. Diese Öle sind in hohem Maße entzündungsfördernd, weshalb Sie sie unbedingt vermeiden sollten.

Der *Rauchpunkt* eines Öls oder Fettes (siehe Tabelle auf Seite 56) bezieht sich auf die Temperatur, bei der das Öl beim Erhitzen zu rauchen beginnt. Pflanzenöle haben hohe Rauchpunkte, zersetzen sich aber beim Erhitzen und bilden entzündungsfördernde Toxine, die Ihr System schädigen.

Wenn auf dem Etikett nicht anders angegeben, lagern Sie die Öle an einem kühlen, dunklen Ort, an dem die Temperatur konstant ist. Extreme Hitze, Kälte und Licht beeinträchtigen das Erscheinungsbild des Öls, daher sollten Sie es niemals in den Kühlschrank stellen oder direkt neben dem Ofen oder Herd aufbewahren. Olivenöl sollte nie nahe an einem Fenster stehen, auch wenn es in einer dunklen Flasche abgefüllt ist. Verwenden Sie es innerhalb eines Jahres nach dem Kauf. Die toxischen Chemikalien in Kunststoffen werden von Fetten und Ölen leicht aufgenommen, kaufen Sie deshalb beides nur in Glasbehältern.

Zum Kochen und Braten verwenden Sie bitte nur eines der nachstehend aufgeführten gesunden, heilsamen Fette und Öle, die alle einen relativ hohen Rauchpunkt haben. Nussöle (Walnuss, Haselnuss, Mandel, Macadamia), Samenöle (Hanf, Leinsamen, Sonnenblume), Gemüseöle (Soja, Raps, Distel, Mais) und Erdnussöl eignen sich nur für die kalte Küche.

Avocadoöl Mit Avocados kann man nicht nur Guacamole machen! Avocadoöl wird immer beliebter wegen seiner schützenden Carotinoide und der

Fähigkeit, Psoriasis (Schuppenflechte) und Arthritissymptome zu lindern, und weil es sehr reich an Vitamin E ist. Und das sind nur einige seiner vielen Vorzüge.

Avocadoöl ist ein Öl mit einfach ungesättigten Fettsäuren und hat einen sehr hohen Rauchpunkt. Es zeichnet sich durch so viele gesundheitliche Vorteile aus, dass ich es in vielen Rezepten in diesem Buch verwende. Das Öl hat einen milden, leicht nussigen Geschmack. Der Avocadogeschmack bleibt dezent im Hintergrund, weshalb sich das Öl auch perfekt für Salatdressings eignet. Bio-Avocadoöl ist in Supermärkten und online erhältlich.

Und das ist noch nicht alles. Avocadoöl kann als Feuchtigkeitsspender (reiben Sie Ihre trockenen Füße und Ellbogen damit ein), als Augen-Make-up-Entferner und als Haarspülung verwendet werden.

Kokosöl. Siehe Seite 65.

Olivenöl. Menschen, die in Ländern am Mittelmeer leben, haben eine höhere Lebenserwartung und ein geringeres Risiko für Herzerkrankungen, Bluthochdruck und Schlaganfall als Nordamerikaner und Nordeuropäer. Ein Grund dafür ist bekanntlich ihr Olivenölkonsum. Olivenöl enthält einfach ungesättigte Fettsäuren, hat starke entzündungshemmende und antibakterielle Eigenschaften und ist ideal zur Unterstützung der Darmgesundheit.

Lassen Sie mich erklären, worauf Sie beim Einkauf von Olivenöl achten sollten. Um die Bezeichnung »natives Olivenöl extra« (oder »Olivenöl Extra Vergine«) tragen zu können, darf der Säuregehalt des Öls 0,8 Prozent nicht überschreiten. Einige industrielle Olivenölproduzenten verwenden qualitativ minderwertige Oliven und machen sich ein chemisches Verfahren zunutze, das die überschüssige Säure entfernt und reduziert, sodass sie das Öl trotzdem mit »Extra Verginc« etikettieren können. Andere Hersteller mischen minderwertige Öle aus verschiedenen Ländern. Das Etikett eines hochwertigen Olivenöls nativ extra wird angeben, wo die Oliven angebaut und gepresst wurden (eine solche Ursprungsangabe ist verbindlich vorgeschrieben). Kaufen Sie nur Bio-Olivenöl und vermeiden Sie alles, was als »leichtes Olivenöl« bezeichnet wird, da es in der Regel mit raffinierten oder weniger hochwertigen Ölen vermischt ist. Verwenden Sie Ihr Olivenöl zum Beispiel für Salatdressing und zum Beträufeln von Fisch und Gemüse. Ihre Gesundheit und Ihr Immunsystem werden es Ihnen danken, wenn Sie das Olivenöl in einer dunklen Glasflasche aufbewahren.

RAUCHPUNKTE VON FETTEN UND ÖLEN

Fett/Öl	Rauchpunkt (°C)
Avocadoöl	271
Rindertalg	205
Kokosnussöl (nativ)	175
Olivenöl nativ extra	190
Leinöl	107
Ghee	250
Traubenkernöl	216
Schmalz	185
Palmöl	230
Geröstetes Sesamöl	175

Palmin® soft. Diese Pflanzenfettmischung besteht aus Kokosfett, Palmöl (nach Angaben des Herstellers zertifiziert) und Sonnenblumenöl. Sie ist hoch erhitzbar, geruchs- und geschmacksneutral und in einer praktischen Schale verpackt. Die Konsistenz ist löffelweich (halbfest). Mit diesem Produkt, das frei von gehärteten Fetten ist, können Sie köstliche Backwaren wie Cracker, Muffins, Kekse und Kuchen auf eine autoimmunfreundliche Weise herstellen. Ich verwende es in diesem Kochbuch.

Geröstetes Sesamöl. Sesamöl ist eine gute Quelle für Vitamin E, Magnesium, Zink, Kalzium, Kupfer und Eisen – allesamt Vitalstoffe, die Sie bei der Bekämpfung Ihrer Autoimmunerkrankung unterstützen. Es verleiht Marinaden, Pfannengerichten und asiatischen Speisen einen milden, nussigen Geschmack. Kaufen Sie kalt gepresstes Bio-Sesamöl, und zwar das dunkle, goldbraune Öl aus gerösteten Samen, nicht die blassgelbe Variante. Es wird aus vor dem Pressen gerösteten Samen hergestellt. Bitte beachten Sie, dass Sesamöl einen sehr niedrigen Rauchpunkt hat. Nach dem Öffnen im Kühlschrank aufbewahren.

Fischsauce

Die Fisch-Würzsauce, wie sie in der südostasiatischen Küche verwendet wird, wird aus fermentiertem Fisch und Salz hergestellt. Dosieren Sie sie sparsam, sie schmeckt recht intensiv. Suchen Sie nach einer Marke ohne Zusatz von Wasser, Glutamaten und Konservierungsmitteln.

Fleisch und Geflügel

Lieben Sie Burger? Oder bevorzugen Sie Schweinekoteletts, Flankensteaks, Knochenbrühe, Lammbraten oder Brathähnchen? Vitamine, Mineralien, Aminosäuren und andere essenzielle Nährstoffe, die wir benötigen, sind in Fleisch und Geflügel aus artgerechter Haltung reichlich vorhanden. Besonders wegen der Vitamine und der entzündungshemmenden Fette spielen diese Proteinquellen eine wichtige Rolle, wenn es darum geht, Ihren durchlässigen Darm zu heilen und Ihr Immunsystem zu unterstützen.

Konventionell gehaltene Rinder bekommen eine unnatürliche Ernährung aus gentechnisch verändertem Mais und Soja. Die Futtermittel wurden während des Wachstums mit Pestiziden und Toxinen besprüht, und die Tiere selbst erhalten Antibiotika und künstliche Wachstumshormone. Dadurch werden die Rinder sehr groß – je massiger das Tier, desto mehr Milch und Fleisch und damit mehr Gewinn für den Landwirt. Die genmanipulierten Futtermittel beeinflussen die Darmbakterien der Rinder, und die giftigen Chemikalien werden in ihrem Fett gespeichert. Wenn Sie also das Fleisch von Rindern aus konventioneller Tierhaltung verzehren, essen Sie letztendlich auch diese schädlichen Substanzen mit. Beim Menschen können die Wachstumshormone den insulinähnlichen Wachstumsfaktor erhöhen, der das Risiko von Brust-, Prostata- und anderen Krebsarten verstärkt und das Hormonsystem, einschließlich der Schilddrüse, beeinträchtigen kann.

Das Fleisch von Weiderindern, die mit einer natürlichen Ernährung aus saftigem, grünem Gras aufgezogen werden, enthält höhere Mengen der entzündungshemmenden Omega-3-Fettsäuren Docosahexaensäure (DHA) und Eicosapentaensäure (EPA) und fast fünfmal so viel konjugierte Linolsäure (CLA). DHA, EPA und CLA unterstützen nachweislich das Immunsystem, helfen bei der Gehirnfunktion, regen den Stoffwechsel an, halten die Zellwände flüssig, damit Schilddrüsenhormone leicht eindringen können, und dämmen gleichzeitig Entzündungsherde ein.

Kühe, Hühner und Schweine in den großen Tiermastbetrieben bekommen vorbeugend Antibiotika ins Futter. Dies hat bereits dazu geführt, dass sich antibiotikaresistente Superkeime entwickelt haben, gegen die der menschliche Körper sich nicht mehr wehren kann. Die Antibiotika wirken sich darüber hinaus schädlich auf Ihr Hormonsystem aus und können dazu führen, dass Ihr Immunsystem aus dem Ruder läuft und eine Autoimmunität auslöst.

Wenn Sie keinen Laden oder Metzger in der Nähe haben, bei dem Sie Bio-Weidefleisch aus tiergerechter Haltung kaufen können, oder wenn Sie einfach die Bequemlichkeit des Bestellens per Mausklick bevorzugen, finden Sie bei Eingabe zum Beispiel des Suchbegriffs »Weidefleisch online kaufen« eine Reihe von seriösen Online-Anbietern, die Ihnen das Fleisch direkt bis an die Haustür liefern, auch als Abo. Greenox.de zum Beispiel bietet Fleisch von Weiderindern, -lämmern und -schweinen oder von Freilandgänsen.

Rindfleisch. Für Bio-Fleisch gibt es verschiedene Siegel und Zertifikate, wie zum Beispiel »Bioland«. Bio-Fleisch bedeutet auf jeden Fall, dass das Fleisch nach ökologischen Kriterien produziert wurde, die Anforderungen der einzelnen Labels sind aber unterschiedlich streng. Weidefleisch ist nicht unbedingt gleich Bio-Fleisch. Hinsichtlich Tierwohl und Ökologie übertrifft Weidefleisch die Bedingungen für Bio-Fleisch sogar. Weidefleisch kann, muss aber nicht, auch ein Bio-Siegel tragen. Achten Sie deshalb beim Kauf von Rindfleisch vor allem darauf, dass das Fleisch von Weidetieren stammt oder wenigstens von Tieren, die eine artgerechte Ernährung hatten (Gras; kein Kraftfutter mit genmodifiziertem Mais und Soja). Rinder aus Weidehaltung werden erst in einem Alter von zwanzig bis dreißig Monaten geschlachtet. Dadurch ist ausreichend Zeit da, dass sich das intramuskuläre Fett (Marmorierung) entwickelt, das notwendig ist, um das Fleisch etwas weniger mager zu machen und gleichzeitig seinen Geschmack zu verbessern. Rinder neigen wie Menschen dazu, mit zunehmendem Alter dicker zu werden.

»Weidefleisch« kann allerdings auch bedeuten, dass das Tier zwar den größten Teil seines Lebens auf der Weide verbracht hat, ihm aber in den letzten Lebensmonaten vermehrt Getreide zugefüttert wurde, um den Fettanteil im Fleisch zu erhöhen. Die Schlachtung erfolgt dann im Alter zwischen acht und zwölf Monaten. Erkundigen Sie sich also beim Anbieter, ob die Tiere wirklich bis zum letzten Tag auf der Weide gehalten wurden und ausschließlich Gras und Heu gefressen haben. Im absoluten Idealfall erleben die Tiere zur Schlachtung nicht einmal einen Tiertransport, sondern werden stress- und schmerzfrei durch Weideschlachtung getötet.

Jeder Landwirt, mit dem ich gesprochen habe, hat das Gleiche gesagt: Die Verbraucher sollten sich die Zeit nehmen, um herauszufinden, woher ihr Fleisch kommt und unter welchen Bedingungen die Tiere gehalten werden. Sie müssen nicht jeden einzelnen Hof abklappern, sondern können zur Recherche auch das Internet zu Hilfe nehmen. Eine Suche nach den Begriffen »Weidefleisch« oder »Weidehaltung Fleisch« gegebenenfalls mit Angabe der Region ergibt meist schon einige Treffer.

INNENTEMPERATUREN FÜR FLEISCH UND GEFLÜGEL

Verwenden Sie immer ein Fleischthermometer (Seiten 96 und 315), um Fleisch und Geflügel auf den gewünschten Garpunkt hin zu prüfen. Stecken Sie das Thermometer in den dicksten Teil des Fleisches. Bei Geflügel messen Sie im Fleisch einer Keule, ohne den Knochen zu berühren.

Rinder-, Schweine- und Lammbraten, Steaks und Koteletts:
Englisch (blutig): 49–55 °C
(Hell-)rosa: 55–57 °C
Halb durch: 57–63 °C
Etwas mehr als halb durch: 63–68 °C
Durch: 68 °C

Huhn und Pute (ganz oder in Stücken): 74 °C

Hackfleisch: 71 °C

Schweinerippchen und Schultern: 88–96 °C

Lammfleisch. Für den Kauf von Lamm (und anderem Fleisch) halten Sie sich bitte an die gleichen Leitlinien wie bei Rindfleisch: Die Tiere müssen vollständig auf der Weide gehalten und mit Gras gefüttert werden, ohne dass ihnen zu irgendeinem Zeitpunkt Hormone und Antibiotika zugeführt werden.

Schweinefleisch. Es gibt Bauern, die seltene, traditionelle Schweinerassen züchten, wie die Berkshire- und Yorkshire-Schweine. Nach der Entwöhnung dürfen diese Tiere auf offenen Weiden nach Gras und Nüssen suchen. Sie werden eher nach Geschmack als nach Magerkeit gezüchtet, sodass ihr saftiges Fleisch mehr intramuskuläres Fett aufweist. Suchen Sie auf Wochenmärkten und online nach Landwirten, die ihren Schweinen ein Leben in Freiheit ermöglichen (Suchbegriff zum Beispiel »Weideschweine«).

Geflügel. Artgerecht gehaltene Hühner und Puten erhalten nur biologische Futtermittel (ohne Pestizide oder den Einsatz von GVO) und keine Antibiotika und Hormone. Und natürlich werden sie auf Freiland und nicht in Käfigen gehalten.

Gewürze

Kräuter und Gewürze verleihen Geschmack und machen Gerichte lebendig; außerdem verfügen sie über wichtige heilende und entzündungshemmende Eigenschaften. Kaufen Sie Bio-Gewürze in großen Mengen und bewahren Sie sie dann in dunklen Glasbehältern vor Licht und Wärme geschützt auf, damit sie länger halten. Gemahlene Kräuter können sechs Monate bis zu einem Jahr aufbewahrt werden. Schnüffeln Sie kurz daran, bevor Sie sie verwenden; wenn Sie nichts mehr riechen, ist es Zeit, das Gewürz zu ersetzen.

Schwarzer und weißer Pfeffer. Schwarze und weiße Pfefferkörner stammen beide von der in Indien angebauten Pfefferpflanze. Je nach Erntezeitpunkt ist die Färbung der Pfefferbeeren verschieden. Schwarze werden gepflückt, wenn sie noch unreif (grün) sind, und dann an der Sonne getrocknet, bis sie runzlig und schwarz geworden sind. Der beste schwarze Pfeffer ist der Tellicherry Pfeffer von der »Pfefferküste« im Südwesten Indiens. Er ist überall im Handel erhältlich.

Weißer (eigentlich cremefarbiger) Pfeffer wird vollreif geerntet. Vor dem Trocknen wird die Schale von den Beeren abgelöst. Die weißen sind etwas würziger als schwarze Pfefferkörner, und einige Köche bevorzugen sie aus ästhetischen Gründen für hellfarbige Speisen.

Egal welche Farbe Sie wählen, verwenden Sie eine Pfeffermühle, um Pfeffer nach Bedarf frisch zu mahlen. Die vorgemahlenen Produkte schmecken fade. Cayennepfeffer stammt aus der Familie der Nachtschattengewächse, deshalb sollten Sie ihn vermeiden.

Ingwer. Dies ist mein absolutes Lieblingsgewürz, wahrscheinlich weil es mich an meine Mutter erinnert. Bei uns zu Hause gab es keinerlei Fertigprodukte, meine Mutter machte alles selbst. Zu ihren viel gerühmten Kreationen gehörten auch Ingwer- und Melasse-Ingwer-Kekse. Schokoladenkekse aus der Packung lernte ich erst kennen, als ich in die Schule kam.

In meinem Kühlschrank liegen immer frische Ingwerwurzeln ebenso wie geriebener Ingwer bereit. Zum festen Inventar meines Küchenschrankes gehören gemahlener Ingwer und Ingwertee. Auch wenn im allgemeinen Sprachgebrauch die Bezeichnung »Ingwerwurzel« verankert ist, handelt es sich eigentlich um ein Rhizom (auch »Wurzelstock« genannt), so wie Kurkuma. Schälen Sie ein Ingwerstück mithilfe eines Messers oder Gemüseschälers und schneiden Sie es dann in kleine Stückchen oder zerreiben Sie es auf einer Küchenreibe.

Viele Rezepte in diesem Kochbuch beinhalten Ingwer. Nicht nur des Geschmacks wegen, sondern auch, weil mein Lieblingsgewürz ähnlich wie Kurkuma entzündungshemmend wirkt. In einigen Studien wurde darüber hinaus gezeigt, dass es Schmerzen im Zusammenhang mit Arthritis reduzieren kann.

Zitronengras. Mein zweitliebstes Gewürz. Da mein Vater als Professor für Politikwissenschaft mit Schwerpunkt Asienwissenschaften arbeitete, hatten wir oft chinesische Doktoranden zu Gast bei uns, auch über längere Zeit. Um sich für unsere Gastfreundschaft zu bedanken, bereiteten sie ab und zu traditionelle chinesische Gerichte zu, die oft Zitronengras enthielten. Bei Zitronengras entfernt man am besten die harten, äußeren Blätter und zerkleinert oder püriert dann die Knolle unten am Stängel, um sie für Marinaden, Dressings und Pfannengerichte zu verwenden. Die Zitronengrasblätter eignen sich sehr gut zur Teezubereitung. Um frisches Zitronengras einzufrieren, geben Sie die dünn geschnittenen Stücke in ein kleines Glasgefäß. Zitronengras lässt sich aber auch frisch gekauft im Gefrierbeutel im Eisfach lagern. Um die Blätter zu trocknen, bündeln Sie sie und hängen Sie sie kopfüber an einem dunklen Ort auf; wenn sie dann trocken sind, bewahren Sie sie in dicht verschlossenen Einweckgläsern auf. Zitronengras ist zum Beispiel in Asia-Läden oder auch auf Wochenmärkten erhältlich. Getrocknetes Zitronengras weist aber anders als frisches nur ein schwaches Aroma auf.

Meersalz. Echtes Meersalz sind einfach die festen Kristalle, die zurückbleiben, wenn das Meerwasser verdunstet ist. Der Geschmack von Meersalz ist ganz besonders. Meersalze weisen unterschiedliche Mengen an essenziellen Mineralien auf, je nachdem, woher das Meerwasser kommt.

Die im Supermarkt verkauften Koch- oder Speisesalze enthalten Zusatzstoffe oder Konservierungsmittel, gehören also nicht mehr zu den naturbelassenen Lebensmitteln. Diese Salze werden aufwendig industriell verarbeitet, gebleicht, bei hohen Temperaturen von bis zu 1100 °C gesiedet und gereinigt. Während der Verarbeitung gehen wichtige Spurenelemente verloren. Dann wird noch ein Antiklumpmittel als Rieselhilfe hinzugefügt, wodurch sich das Salz aber verfärbt. Um es wieder schneeweiß und für den Verbraucher attraktiv zu machen, wird das Salz dann gebleicht, und Glukose und Aluminiumhydroxid werden hinzugefügt. Grobes (koscheres) Salz wird auf die gleiche Weise behandelt, nur wird am Ende kein Jod beigemischt.

Eine Prise oder zwei reines Meersalz wertet das Essen auf und macht es nicht einfach nur salzig. Meersalze gibt es in einer Vielzahl von Farben – von rosa und hellgrau bis tiefbeige, je nachdem, woher das Wasser kommt – und einer Reihe von Texturen, von fein bis grob. Es ist in Lebensmittelgeschäften und online erhältlich. Lesen Sie immer das Etikett, um sicherzustellen, dass das Meersalz rein ist.

Kurkuma. Dies ist der Superstar der Gewürzwelt. Wenn Sie Kurkuma noch nicht kennen, würde ich sie Ihnen gerne vorstellen. Kurkuma, auch Gelbwurzel genannt, gehört zur Familie der Ingwergewächse und stammt aus Indien. Als Gewürz wird das geschälte Rhizom verwendet, frisch oder getrocknet. Mit ihrem kräftigen Geschmack und leuchtend rötlich-orangem Fleisch ist Kurkuma in der Küche und als Medizin auf der ganzen Welt weitverbreitet. Sie verleiht allen Arten von Gerichten, insbesondere Currys, ein warmes, erdiges Aroma.

Kurkuma ist vollgepackt mit nützlichen Inhaltsstoffen, darunter Carotinoide, Curcuminoide und ätherische Öle (Turmerone). Der intensiv orangegelbe Farbstoff Curcumin in der Kurkuma ist ein starkes Antioxidans mit vielen gesundheitlichen Vorteilen. Curcumin wirkt entzündungshemmend, bekämpft freie Radikale, fördert eine ausgleichende und gesunde Immunantwort, unterstützt die Darmschleimhaut und ganz allgemein die Darmgesundheit, hat entgiftende Eigenschaften und verbessert die Leberwerte.

Curcumin wird am besten aufgenommen, wenn es in Kombination mit Fett verzehrt wird, wie der Kokosmilch in meinem Rezept Goldene Milch (Seite). Studien haben gezeigt, dass Sie, um von den vollen Vorteilen von Curcumin zu profitieren, sehr große Mengen Kurkuma konsumieren müssten. Aus diesem Grund empfehle ich Menschen mit einer Autoimmunerkrankung, ihre Ernährung mit einer fettlöslichen Form von Curcumin zu ergänzen (siehe Kapitel 18 für weitere Informationen über Nahrungsergänzungsmittel).

Gemahlene Kurkuma ist in vielen Bio-Märkten in kleinen und großen Behältern erhältlich. Frische Kurkuma, die mit einer speziellen Reibe (Zester) gerieben werden kann, erhalten Sie ebenfalls in Lebensmittelmärkten, in Feinkostläden, Asia-Shops und auch auf Wochenmärkten. Achtung beim Hantieren mit frischer Kurkuma – Ihre Hände und das Schneidebrett sind hinterher wahrscheinlich orange gefärbt.

Roher und gerösteter Kakao

Kakaonibs und rohes Kakaopulver. Kakao wird aus den Samen des Kakaobaums, den Kakaobohnen, hergestellt. Roher Kakao ist die purste Form von Schokolade, die wir zu uns nehmen können. Er wurde nicht erhitzt, behandelt, verarbeitet oder gesüßt. Nibs sind Bruchstücke der geschälten Samen. Roher Kakao ist reich an Antioxidantien, essenziellen Fettsäuren und anderen Nährstoffen wie Magnesium und Eisen. Rohe Kakaonibs eignen sich gut als Zutat für Mixgetränke, Smoothies und Desserts und sollten im Kühlschrank oder bei Zimmertemperatur aufbewahrt werden. Roher Kakao ist auch als Pulver erhältlich, das ebenfalls zimmerwarm gelagert werden sollte.

Geröstetes Kakaopulver. Für Smoothies oder zum Backen eignet sich sowohl rohes als auch geröstetes Kakaopulver. Roher Kakao enthält insgesamt mehr Nährstoffe. Das im Handel erhältliche Pulver aus geröstetem Kakao ist dafür kalorienärmer und reich an Antioxidantien. Vermeiden Sie unbedingte zuckerhaltige, verarbeitete Kakaotrank-Mischungen.

Kokosnuss

Was würden wir ohne Kokosnüsse machen? Vom weißen Fleisch bis zum durchsichtigen Wasser im Inneren sind Bio-Kokosnussprodukte entzündungshemmend, stoffwechselfördernd und hormonausgleichend. Nachstehend finden Sie eine Übersicht zu den verschiedenen Kokosnussprodukten, die in diesem Buch als Zutaten verwendet werden.

Coconut Aminos (Kokos Aminos). Dies ist eine sojafreie Gewürzsauce. Ich liebe asiatisches Essen und es gefiel mir gar nicht, darauf verzichten zu müssen, nur weil ich mich von Sojaprodukten verabschieden musste. Als Coconut Aminos (in Deutschland im Handel auch unter dem Namen Kokos Aminos erhältlich) auf den Markt kam, war ich begeistert davon, denn es ist eine echte Alternative zur Sojasauce. Der Nektar wird durch Fermentation aus dem Blütensaft der Kokospalmen gewonnen und mit sonnengetrocknetem, mineralreichem Meersalz angereichert. Verwenden Sie diese Sauce für

Pfannengerichte, Dips und Dressings. Achten Sie darauf, wirklich glutenfreie, sojafreie Coconut Aminos zu kaufen und nicht flüssige Aminosäuren, die aus Sojabohnen hergestellt werden.

Kokosbutter (Kokosmus). Für diese Butter wird Kokosnussfruchtfleisch zu einer Paste gemahlen, ähnlich wie bei Nussbutter. Kokosbutter ist reich an gesundem Fett, Ballaststoffen und Nährstoffen. In erwärmtem Zustand ist sie cremig weich, wenn sie kalt ist, hart. Inzwischen ist sie in den meisten Supermärkten erhältlich, kann aber auch problemlos selbst gemacht werden (das Rezept finden Sie auf Seite 80). Kokosbutter gibt Smoothies eine cremige Konsistenz und sorgt dafür, dass sie lange sättigen.

Kokosflocken (Kokoschips). Kokosflocken eignen sich hervorragend als Ergänzung zu Studentenfutter oder kommen in Müsliriegeln und -mischungen und Backwaren zum Einsatz. Kaufen Sie nur ungesüßte Kokosflocken oder -raspel.

Kokosmehl. Siehe unter »Mehle« (Seite 69).

Kokosöl (Kokosfett). Kokosöl ist ein vielseitig verwendbares, entzündungshemmendes Speiseöl. Es hat einen mittleren bis hohen Rauchpunkt (siehe »Rauchpunkte von Fetten und Ölen« auf Seite 56). Fügen Sie 1 oder 2 Esslöffel zu Ihren Smoothies hinzu, oder verwenden Sie es zum Einfetten von Backformen. Außerdem kann Kokosöl auch als hochwertige Feuchtigkeitscreme für Haut und Nägel dienen. Ich lasse mein Kokosöl im Schrank rechts neben meinem Herd, aber Sie können es auch kühl stellen. Bei Raumtemperatur bleibt es flüssig, kühl wird es hart.

Kokosmilch. In diesem Buch finden Sie ein Rezept zur Herstellung Ihrer eigenen Kokosmilch (Seite 79). Wenn Sie lieber ein fertiges Produkt kaufen möchten, empfehle ich Ihnen, sich für eine zu hundert Prozent biologische Vollfett-Kokosmilch zu entscheiden, die nur aus Kokosfleisch und Wasser hergestellt wird. Lesen Sie das Etikett: Wenn bei den Inhaltsstoffen noch etwas anderes als Kokosnuss und Wasser aufgeführt ist, stellen Sie das Produkt wieder ins Regal. Ich persönlich kaufe, wenn ich in Eile bin und keine

Zeit zum Selbermachen habe, Kokosmilch, die in einer BPA-freien Konservendose abgepackt ist.

Kokosjoghurt. Meine Mutter bereitete jeden Sonntag Joghurt für die ganze Woche selbst zu. Diese Tradition setze ich nun mit meiner Tochter fort. Im Moment ist Elle noch zu klein, um mir wirklich dabei zu helfen, aber sie liebt das Endprodukt! Wenn sie gelegentlich mal nicht essen will, gebe ich einfach einen Löffel Kokosjoghurt auf den Teller hinzu und schon macht sie sich darüber her. Auf Seite 82 finden Sie mein Rezept. Die meisten im Handel erhältlichen Joghurtfertigprodukte, auch Kokosjoghurt, enthalten Zucker, Karrageen (ein entzündungsfördernder Lebensmittelzusatzstoff) und andere unerwünschte Inhaltsstoffe.

Kokossahne (Kokoscreme). Kokossahne als Fertigprodukt ist eine sämige Creme aus eingedicktem Kokosfett und Kokosmilch. Sie können aber auch einfach eine Dose mit vollfetter Kokosmilch öffnen und die obere Rahmschicht abschöpfen, dann dauert es nur wenige Minuten, bis Sie sich Ihr süßes Verlangen nach einem dekadenten Dessert erfüllen können. Die restliche Kokosmilch können Sie dann für einen der herrlichen Smoothies in diesem Kochbuch verwenden.

Kokos(blüten)zucker. Siehe »Süßungsmittel« (Seite 75).

Kräuter

Wenn Sie ein Fenster mit beständiger Sonneneinstrahlung haben, können Sie ganz einfach Ihre eigene Petersilie, Basilikum, Minze, Rosmarin und andere Bio-Kräuter ziehen. In Supermärkten und Bio-Läden oder auf dem Markt werden das ganze Jahr über frische Kräuter angeboten. Sie verfeinern den Geschmack von Suppen, Salaten, Crackern, Broten, Vorspeisen, Hauptgerichten und sogar Desserts und Smoothies. Ich empfehle, nach Möglichkeit frische Kräuter zu verwenden und nicht die getrockneten. Werden frische Kräuter lose in feuchte Küchenpapiertücher gewickelt und im Kühlschrank aufbewahrt, halten die meisten eine Woche oder länger. Beachten Sie, dass getrocknete Kräuter konzentrierter als frische sind. Wenn ein Rezept also 1 Esslöffel frische Thymianblätter erfordert und Sie aber nur getrocknete Blätter vorrätig haben, reduzieren Sie die Menge auf 1 Teelöffel. Das Problem bei getrockneten Kräutern ist außerdem, dass sie innerhalb weniger Monate ihren intensiven Geschmack verlieren. Riechen Sie deshalb ab und zu an den Gewürzdosen; ist das Aroma verflogen, ist es Zeit, sie zu ersetzen.

Meeresfrüchte: Fische und Schalentiere

Kaufen Sie bitte nach Möglichkeit nur Fisch, der als »Wildfisch« oder »wild gefangen« deklariert ist. Solche Fische sind besser für Ihren Körper und Ihre Gesundheit als Zuchtsorten. Wildfische ernähren sich auf natürliche Weise und leben in offenen Gewässern. Holen Sie sich Wildlachs, Heilbutt, Sardinen, Kabeljau und Garnelen. Essen Sie sie frisch oder frieren Sie sie in Portionen ein.

»Zuchtfische« werden oft in riesigen schwimmenden Käfigen oder Netzgehegen aufgezogen und mit Pellets gefüttert, die Mais, Getreide und Fischmehl sowie Antibiotika, Pestizide und künstliche Farbstoffe enthalten, damit das Fleisch wie das von Wildfischen aussieht. Durch die hohe Bestandsdichte in solchen sogenannten Aquakulturen werden die Fische sehr anfällig für verschiedene Arten von Krankheiten. Wenn sie, wie es gelegentlich passiert, aus ihren Gefängnissen entkommen, fressen und verseuchen sie Schwärme von Wildfischen. Bei Zuchtfischen kann häufig eine Belastung mit polychlorierten Biphenylen (PCBs) nachgewiesen werden, giftigen Chemikalien, die unser Hormonsystem, einschließlich der Schilddrüse, durcheinanderbringen. Vermeiden Sie vor allem gezüchtete Barsche, Lachs und Garnelen. Das EU- oder das deutsche Bio-Siegel geben hier eine Absicherung. Bei Zuchtfischen, die eines dieser Siegel tragen, schreiben die Regelungen naturnahe Becken und geringe Bestandsdichten sowie den Verzicht auf Antibiotika und synthetische Futterzusätze vor. Pflanzliches Futter muss bio sein. Fischmehl darf nicht von eigens dafür gefangenen Wildfischen stammen.

Lachs ist ein besonders beliebter Speisefisch, daher ist es wichtig, die Unterschiede zwischen Zuchtlachs und Wildlachs zu kennen. Zuchtlachs hat breite weiße Fettstreifen im gesamten Fleisch, während Wildlachs im Allgemeinen dunkler ist und viel schmalere Fettstreifen hat. Lassen Sie sich nicht von der

Farbe täuschen; Zuchtlachse erhalten Futter mit Farbpigmenten, damit sie wie natürlich rosa Wildlachse aussehen. Die Konsistenz des Fleisches von Zuchtlachs ist weicher und wabbeliger als die bei Wildlachs.

Lachs in Dosen ist meist wild gefangen, aber überprüfen Sie das Etikett, um sicherzugehen. Alaska-Rotlachs (Sockeye) oder Pink-Lachs ist immer wild gefangen. Wenn auf dem Etikett »Atlantischer Lachs« steht, können Sie davon ausgehen, dass es sich um Zuchtlachs handelt, dessen Fleisch gefährliche Schadstoffkonzentrationen aufweisen kann.

Garnelen liegen nach dem Lachs auf Platz zwei der Beliebtheitsskala in westlichen Ländern. Bei geschälten, entdarmten, gekochten oder gefrorenen Garnelen sind weder die Angabe des Herkunftslandes vorgeschrieben noch die Information, ob sie wild gefangen oder gezüchtet wurden. Die meisten importierten Garnelen werden in speziellen Aquakulturen gezüchtet, wo Chemikalien und Antibiotika im Kampf gegen Krankheiten in viel zu dicht besetzten Becken eingesetzt werden. Außerdem müssen Sie damit rechnen, dass solche Garnelen mit Konservierungsmitteln behandelt wurden. Achten Sie deshalb darauf, ob auf dem Etikett »Wildfang« angegeben ist und kaufen Sie nur solche Garnelen!

Überfischung, Umweltverschmutzung und Klimawandel haben zu einem Mangel an essbaren, wilden Fischen und Muscheln geführt. Wenn Sie erfahren möchten, welchen Fisch Sie ohne schlechtes Gewissen essen können, finden Sie zum Beispiel auf den Websites https://www.msc.org/de oder http://www.friendofthesea.org/DE/ Informationen über nachhaltigen Fang, Fischbestände, Fangmethoden, Zertifizierungsstandards und Ähnliches.

Mehle (glutenfrei und getreidefrei)

Ich bin richtig begeistert, dass ich diese Kategorie von Zutaten in die Myers-Methode aufnehmen kann! Als ich *Die Autoimmun-Lösung* schrieb, waren für Autoimmunpatienten geeignete Mehle noch sehr schwer zu finden. Da aber heutzutage immer mehr Menschen an Autoimmunerkrankungen leiden, sind mehr und mehr entsprechende Produkte im Handel erhältlich und werden auch ganz allgemein von gesundheitsbewussten Menschen gekauft. Es ist toll, dass ich Ihnen in diesem Kochbuch nun Rezepte für Brot, Cracker, Muffins, Pfannkuchen und sogar Geburtstags-Cupcakes (Seite 250) anbieten kann!

Nachstehend sind einige der gluten- und getreidefreien Alternativen zu Weizenmehlen aufgelistet. Ich benutze sie in diesem Buch zum Backen oder für Panaden bei Hähnchen, Fisch oder Gemüse. Um die Frische zu erhalten, lagern Sie alle Mehle nach dem Öffnen im Kühl- oder Gefrierschrank. Lesen Sie vor dem Kauf sorgsam das Etikett, um sicher sein zu können, dass das Mehl in einer glutenfreien Anlage verarbeitet wurde.

Pfeilwurzelmehl (Maranta-Mehl). Dieses getreidefreie Stärkemehl wird aus der Wurzel der tropischen Pfeilwurzelpflanze gewonnen. Es schmeckt neutral und eignet sich dementsprechend gut zum Eindicken von Saucen und Suppen, kann aber auch zum Backen verwendet werden. Ich schlage vor, dass Sie Pfeilwurzelmehl und einen anderen getreidefreien Mehlersatz, wie zum Beispiel Maniokmehl, zu gleichen Teilen miteinander vermischen. Achten Sie dabei darauf, dass sich eventuelle Klümpchen auflösen. Das leicht verdauliche Pfeilwurzelmehl ist in Tüten und Dosen abgepackt erhältlich.

Maniokmehl. Sowohl Maniokmehl als auch Tapiokmehl werden aus der Wurzel der Maniokpflanze (auch als Yuca bekannt) hergestellt, die in vielen Teilen der Welt ein Grundnahrungsmittel ist. Ich selbst habe zwei Jahre lang fast jeden Tag Maniok gegessen, als ich im ländlichen Paraguay als Freiwillige im Friedenskorps arbeitete. Zur Gewinnung des Maniokmehls wird die Knolle geschält, getrocknet und gemahlen. Für Tapiokastärkemehl wird die Stärke mit Wasser herausgewaschen und dann heiß getrocknet. Tapiokastärke wird häufig mit Wasser verdünnt als Verdickungsmittel in Speisen verwendet. Maniokmehl hat die gleiche Struktur wie ein Allzweck-Weizenmehl oder eine glutenfreie Mehlmischung. Ich nutze es vor allem für Frühstücksspeisen und Desserts. Wenn möglich, halten Sie nach einem Mehl Ausschau, für dessen Herstellung die Wurzel geschält und gebacken und nicht in der Sonne getrocknet wird, dann ist die Gefahr geringer, dass es vergärt oder muffig riecht.

Kokosmehl. Kokosmehl wird aus getrocknetem und gemahlenem Kokosfleisch hergestellt. Wie andere Kokosnussprodukte ist das Mehl eine gute Quelle für Laurinsäure, ein gesättigtes Fett, das das Immunsystem und die Schilddrüse unterstützt. Zum Backen wird Kokosmehl mit einem anderen getreidefreien Mehl kombiniert, um die bestmögliche Struktur zu erhalten.

Erdmandelmehl. Erdmandeln sind kleine, essbare Knollen, die süßlich schmecken und wie gestreifte Kichererbsen aussehen. Auch sie habe ich erst nach dem Schreiben von *Die Autoimmun-Lösung* für meine Speisekammer entdeckt. Erdmandeln können als Knabberei pur verzehrt werden oder als Bestandteil von Joghurt, Studentenfutter und Smoothies. Sie sind reich an präbiotischen Ballaststoffen, die die guten Darmbakterien nähren und somit zu einem gesunden Darmmikrobiom (die Billionen von Mikroorganismen, die im Verdauungstrakt leben) beitragen.

KREUZBLÜTLER-GEMÜSE: HILFREICH ODER SCHÄDLICH?

Ich werde oft gefragt, ob Menschen, die an Hashimoto, Morbus Basedow oder einer anderen Erkrankung der Schilddrüse leiden, Kreuzblütler (wie Brokkoli, Blumenkohl oder Rosenkohl) vermeiden sollten, da diesen Gemüsesorten nachgesagt wird, dass sie aufgrund der in ihnen enthaltenen *Goitrogene* die Schilddrüsenfunktion schwächen könnten. Wie bei jedem kontroversen Thema ist es am besten, die Risiken und den Nutzen selbst abzuwägen. Die diversen Studien zu diesem Thema haben keine eindeutigen Ergebnisse gezeigt. Meine persönliche Ansicht ist, dass die gesundheitsfördernden Vitamine, Mineralien und Antioxidantien der Kreuzblütler das minimale Risiko, dass sie die Schilddrüsenfunktion schwächen, bei Weitem überwiegen.

Wenn Sie sich Sorgen um Kreuzblütler und deren Auswirkungen auf die Gesundheit Ihrer Schilddrüse machen, empfehle ich Ihnen, sie möglichst nicht roh zu verzehren, also nicht in Salaten oder als Saft, sondern zu kochen. Durch das Garen werden die goitrogenen Substanzen nämlich zu einem gewissen Grad deaktiviert (der Nachteil ist, dass dann auch einige ihrer nützlichen Phytonährstoffe verloren gehen). In meinem Buch *Die Schilddrüsen Revolution* finden Sie ausführliche Beschreibungen zur Ernährung bei und möglichen Behandlung von Hashimoto und der Basedowkrankheit.

Obst und Gemüse

Ein Salat mit Blattgemüse, eine Tasse Beeren oder eine Schüssel mit geröstetem Gemüse bietet die beste Medizin, die es gibt. Eine Studie nach der anderen bestätigt, dass der Verzehr von Obst und Gemüse das Risiko für Typ-2-Diabetes, Herz- und Kreislauf-Erkrankungen, Schlaganfall, einige Krebsarten und andere Erkrankungen verringert. Insbesondere Gemüse liefert Nährstoffe und Ballaststoffe und stärkt Sie. Gemüse wirkt sich heilsam auf den Darm und hemmend auf Entzündungen aus.

Ich kann gar nicht oft genug wiederholen, dass Sie nach Möglichkeit frisches Bio-Obst und -Gemüse oder gefrorenes Obst und Gemüse ohne Zusatzstoffe kaufen sollten. Fragen Sie die Anbieter auf dem Wochenmarkt in Ihrem Ort, ob sie ihre Obstbäume besprühen, gentechnisch verändertes Saatgut verwenden oder mit Pestiziden arbeiten. Wenn ja, gehen Sie zum nächsten Stand weiter. Einige Bauern halten sich vielleicht durchaus an die Richtlinien für den ökologischen Landbau, scheuen aber den finanziellen und zeitlichen Aufwand, um sich offiziell als biologische Anbauer zertifizieren zu lassen.

Wenn Sie nicht ständig Bio-Produkte kaufen können, empfehle ich Ihnen noch einmal, die Website der Umweltorganisation EWG (www.ewg.org) zu besuchen und sich die »Dirty Dozen«- und »Clean Fifteen«-Listen für Obst und Gemüse anzusehen.

Auf Seite 86 finden Sie Obst- und Gemüsesorten, die ich Ihnen für Ihre Autoimmungesundheit und Ihr allgemeines Wohlbefinden besonders empfehle.

Gefriergetrocknete Früchte. Das Gefriertrocknungsverfahren ist ein relativ modernes Konservierungsverfahren. Die Früchte werden auf großen Gestellen in einer Vakuumkammer abgelegt. Die Temperatur wird auf unter den Gefrierpunkt gesenkt und dann langsam erhöht. Das Wasser in der Nahrung geht vom festen Zustand in den gasförmigen Zustand über – wobei die Struktur der Nahrung und damit ihre Nährstoffe erhalten bleiben. Das Hauptziel der Gefriertrocknung ist es, die Feuchtigkeit zu entfernen, damit die Lebensmittel nicht zerfallen oder Schimmelpilze bilden.

Trockenfrüchte. In einigen wenigen Rezepten verwende ich Trockenfrüchte (Cranberrys, Kirschen, Erdbeeren). Kaufen Sie nur Produkte ohne Zusatz von Zucker und Konservierungsmitteln wie Sulfaten. Sollten Sie an Hefepilz-Überwucherung oder DDFB leiden, vermeiden Sie Trockenfrüchte und andere zuckerhaltige Leckereien bitte ganz.

Protein- und Kollagenpulver, Gelatine

Bei der Myers-Methode geht es darum, das Immunsystem zu unterstützen, anstatt es zu unterdrücken. Dafür müssen wir Lebensmittel essen, die helfen, die Körpergewebe aufzubauen und zu reparieren. Wichtig sind insbesondere die neun essenziellen Aminosäuren, die in vollständigen Proteinen enthalten sind. Sie gelten als »essenziell«, weil der Körper sie nicht alleine synthetisieren kann, das heißt, Sie müssen sie sich aus der Nahrung holen. Diese Aminosäuren helfen beim Aufbau und der Reparatur jeder einzelnen Struktur in Ihrem Körper. Damit dies richtig und effizient durchgeführt werden kann, sind jeden Tag zahlreiche Nahrungsproteine erforderlich.

Und doch stelle ich immer wieder fest, dass viele meiner Patienten – insbesondere Vegetarier und Veganer – einen Mangel an diesen essenziellen Aminosäuren aufweisen. Ich war 27 Jahre Vegetarierin und glaube, dass das Nährstoffdefizit als Folge meiner Ernährung einer der Gründe ist, warum ich Morbus Basedow entwickelt habe.

Viele der Proteinpulver auf dem Markt enthalten Gluten, Milchprodukte (Molke), Getreide, Eier, Zucker und Hülsenfrüchte wie gentechnisch veränderte Sojabohnen sowie Lösungsmittel und andere entzündungsfördernde Inhaltsstoffe, die für niemanden gut sind, aber vor allem nicht für Menschen, die ganz besonders auf ihr Immunsystem achten müssen. Nachdem ich fünf Jahre lang auf Smoothies verzichtet hatte, entschied ich mich, mein eigenes autoimmunfreundliches Proteinpulver, The Myers Way Paleo Protein®, zu entwickeln, das zu hundert Prozent aus Fleisch von Weiderindern hergestellt wird und dementsprechend garantiert frei von GVO, Antibiotika und Hormonen ist.

Das The Myers Way Paleo Protein® enthält kein Getreide und damit kein Gluten sowie keinen Zucker, keine Milchprodukte, Eier und Hülsenfrüchte. Jeder kann es verwenden, ob er nun ein Autoimmunprogramm befolgt, entzündungsfördernde Lebensmittel vermeidet oder einfach nur einen nahrhaften, cremigen und gesunden Smoothie genießen möchte. Smoothies, die dieses Proteinpulver enthalten, schmecken Kindern und Erwachsenen. Die entsprechenden Rezepte finden Sie in diesem Buch.

Kollagenprotein ist ein unvollständiges Protein, da es nicht alle neun essenziellen Aminosäuren enthält. Es ist dafür aber sehr reich an vier besonders wichtigen Aminosäuren, die in unserer modernen Ernährung oft fehlen. Der menschliche Körper kann Kollagen produzieren, benötigt dafür aber spezifische Aminosäuren, ausreichend Vitamin C, gesunde Fibroblasten (die Zellen, die Kollagen bilden) und mehr. Außerdem nimmt die Kollagenproduktion mit zunehmendem Alter rapide ab, was eine schlechte Nachricht ist, denn Kollagen ist sozusagen der Klebstoff, der den Körper zusammenhält. Haut, Darmbarriere, Knochen, Bindegewebe, Knorpel und Gelenke hängen alle von reichlich Kollagen ab, um gesund, stark und flexibel zu sein. Die gute Nachricht ist, dass Sie dem Körper von außen Kollagen zuführen können, um Darm, Knochen und Gelenke gesund zu erhalten und über schöne Haare und Fingernägel und eine elastische Haut zu verfügen! Die Heilende Brühe für den Darm (Seite 83) ist eine großartige Quelle für Kollagen, aber man müsste in einem höheren Lebensalter jeden Tag sehr viel davon trinken, um auch nur annähernd genügend Kollagen aufzunehmen, und das ist nicht immer möglich oder praktisch. Deshalb erfreut sich Kollagenpulver wachsender Beliebtheit.

Es ist ermutigend, dass sich mehr und mehr Menschen der darmerneuernden und anderen körperstärkenden Vorteile von Kollagen bewusst sind. Jedoch enthalten die im Handel erhältlichen Kollagenpulver nicht immer die Aminosäuren, die notwendig sind, damit Kollagen die Gesundheit fördert. Darüber hinaus werden viele Kollagenprodukte nicht von Tieren aus artgerechter Haltung gewonnen und außerdem durch hohe Hitze zu stark verarbeitet und denaturiert, wodurch die empfindlichen Peptide zerstört werden.

Weil ich die heilende Wirkung von Kollagen kenne und es mindestens einmal täglich zu mir nehmen möchte, ob mit meinem morgendlichen Smoothie oder meinem abendlichen Darmheilungs-Kollagentee (Seite 143) (oder in beidem!), habe ich jetzt mein eigenes Kollagenprotein. Das The Myers Way Collagen Protein stammt zu hundert Prozent von Weiderindern, denen garantiert niemals Futter mit Antibiotika, Hormonen oder GVO verabreicht wurde. Mein Produkt enthält nur reines Kollagen der Typen I und III. Diese Kollagenarten kommen am häufigsten im Körper vor und stärken die Gesundheit von Darm, Haut, Knochen, Haaren, Nägeln und Bindegewebe. Außerdem weisen sie wichtige

Aminosäuren und Peptide auf, die einen durchlässigen Darm verhindern oder reparieren können, was für alle Menschen mit einer Autoimmunerkrankung oder entzündlichen Erkrankung extrem wichtig ist.

Das The Myers Way Collagen Protein ist geschmacksneutral und löst sich sofort auf, sodass Sie es jeder Flüssigkeit beifügen können, ohne dass Sie einen Geschmacksunterschied feststellen werden. Geben Sie einfach jeweils einen Esslöffel zu Smoothies, Tees, alkoholfreien Cocktails oder Suppen hinzu, um einen zusätzlichen, darmheilenden Proteinschub zu erhalten.

Das Gelatineprodukt The Myers Way Gelatin bietet die gleichen Aminosäuren und gesundheitlichen Vorteile wie Kollagen, hat aber eine andere chemische Struktur, die es zu einer idealen Zutat für Backwaren macht. Gelatine ist gelartig und kann als Bindemittel anstelle von Eiern verwendet werden. The Myers Way Gelatin stammt ebenfalls ausschließlich von Weiderindern und ist garantiert frei von Antibiotika, Hormonen und GVO. Es ist farb- und geschmacklos und lässt sich anders als Kollagen als Verdickungsmittel für Backwaren, Fruchtgummisnacks, Saucen und Suppen einsetzen. Für Smoothies, Tees und weitere Getränke ist The Myers Way Collagen Protein die bessere Option.

Senf

Senf verleiht vielen Speisen den letzten Pep. Wann immer ich Dijon-Senf rieche, denke ich an meine Mutter, weil er einer ihrer liebsten Würzmittel war. Meine Mutter war berühmt für ihre wunderbaren Salate und Salatsaucen. Als Kinder machten wir uns darüber lustig und spotteten, dass sie in einem früheren Leben ein Kaninchen gewesen sein müsse, weil sie jeden Tag so viel Grünzeug aß. Heute setze ich Mamas Salatvermächtnis in meiner eigenen Familie fort, indem ich fast jeden Tag einen großen Salat zum Abendessen zubereite. Mamas berühmtes Salatdressing-Rezept mit Dijon-Senf – Bettys Italian Dressing – finden Sie auf Seite 221. Kaufen Sie einen Bio-Dijon-Senf aus Senfkörnern, Apfelessig und Gewürzen. Vermeiden Sie Senf mit Weißwein als Zutat.

Süßungsmittel

Ich führe hier noch ein paar Süßungsmittel auf, die ich in meinem Buch *Die Autoimmun-Lösung* nicht erwähnt habe. Diejenigen von Ihnen, die mein 30-Tage-Programm bereits absolviert und Ihre Gesundheit wiedererlangt haben, haben vielleicht Lust, bei besonderen Anlässen von dem einen oder anderen Süßungsmittel Gebrauch zu machen. Wenn Sie neu bei der Myers-Methode sind und noch an der Heilung Ihrer Symptome arbeiten oder derzeit an Hefepilz-Überwucherung oder DDFB leiden, sollten Sie jedwede süße Nascherei erst einmal weglassen (mehr zu Hefepilzen/Candida und DDFB steht auf Seite 33). Sobald Sie sich aber im hinteren Bereich der Autoimmunskala wiederfinden (siehe Seite 29), nur noch sehr niedrige Entzündungswerte aufweisen und symptomfrei leben, können Sie sich ab und zu ein paar Trockenfrüchte, etwas Honig, Ahornsirup oder andere Süßungsmittel gönnen, wie sie in einigen Rezepten in diesem Buch als Zutat verwendet werden.

Kokos(blüten)zucker. Aus den Blütenständen von Kokospalmen tritt nach einer besonderen Behandlung zuckerhaltiger Pflanzensaft, der sogenannte Kokosnektar, aus. Durch Eindicken und Kristallisation wird daraus der Kokoszucker (auch Kokosblütenzucker genannt) hergestellt. Er erinnert im Aussehen an braunen Zucker. Auch wenn natürlicher Kokoszucker weniger Glukose und Fruktose enthält als Rohrzucker, sollten Sie ihn dennoch nur in Maßen verwenden.

Honig. Achten Sie darauf, immer Rohhonig zu verwenden (außer für Kinder unter zwölf Monaten), den die Bienen aus dem Nektar der Blumen herstellen. Rohhonig ist rein, ungefiltert und nicht pasteurisiert. Der größte Teil des heute im Handel erhältlichen Honigs ist pasteurisiert, er wurde also erhitzt und gefiltert. Dadurch werden ihm sein unglaublicher Nährwert und die Heilkraft genommen. Schon ein oder zwei Esslöffel Rohhonig wirken sich antimikrobiell und immunstärkend aus. Außerdem wurden therapeutische und prophylaktische Wirkungen von rohem Honig auf saisonale Allergien festgestellt.

Ahornsirup. Dieses typisch nordamerikanische, natürliche Süßungsmittel enthält erhebliche Mengen an Zink und Mangan, beide besonders für Menschen mit Entzündungen sehr wichtige Mineralien. Unraffinierter Ahornsirup hat einen viel höheren Gehalt an nützlichen Nährstoffen, Antioxidantien und sekundären Pflanzenstoffen als raffinierter Zucker. Ahornsirup entsteht, wenn der Saft bestimmter Ahornbäume gekocht und eingedickt wird. Je dunkler die Farbe, desto stärker der Geschmack. Für 1 Liter Ahornsirup werden etwa 40 Liter Saft benötigt. Achten Sie darauf, »reinen« Ahornsirup zu kaufen, also nicht mit Zuckerwasser gepanschten Pfannkuchensirup, der Aromen und Konservierungsmittel enthält. Reiner Sirup kostet etwas mehr, ist dafür aber auch sehr ergiebig und sparsam im Gebrauch.

Melasse. Während meines Freiwilligeneinsatzes im Friedenskorps hatte ich immer Spaß daran, mit meiner paraguayischen Gastfamilie Melasse herzustellen. Ich half, das Zuckerrohr mit einer Machete zu schneiden (es war viel härter, als es aussah!), entfernte die äußeren Blätter und ließ den Stiel durch eine handgekurbelte Presse laufen, um den »Zucker« oder Saft zu gewinnen. Der Saft wurde dann mehrmals gekocht. Bei jedem Kochvorgang wurde die Melasse dunkler und dicker. Im Gegensatz zu hochraffiniertem Zucker enthält Melasse erhebliche Mengen an Vitamin B6 und Mineralien, darunter Kalzium, Magnesium, Eisen und Mangan, die alle sehr hilfreich zur Unterstützung des Immunsystems sind. Die schwarze Endmelasse aus dem dritten Kochvorgang ist außerdem eine gute Quelle für Kalium.

Stevia. Stevia ist ein vollnatürlicher Süßstoff und Zuckerersatz, der aus den Blättern der in Südamerika heimischen Pflanze *Stevia rebaudiana* gewonnen wird. Die Guaraní-Indianer nutzen die Steviablätter schon seit mehr als fünfzehnhundert Jahren als Süßungsmittel und Heilpflanze. Während meiner Zeit in Paraguay half ich den Bauern beim Anbau und Export von Stevia in die USA und nach Japan.

Für Stevia gilt: Kleine Menge, große Wirkung. Das aus der Stevia-Pflanze gewonnene Süßstoffgemisch besteht hauptsächlich aus Steviolglycosiden, die schätzungsweise 150- bis 300-mal süßer sind als gewöhnlicher Haushaltszucker und noch dazu den Blutzuckerspiegel nicht erhöhen. Ich empfehle den Kauf von 100 Prozent Bio-Stevia in pulverisierter Form oder einem 100-prozentigen Flüssigextrakt. Vermeiden Sie unbedingt Produkte, die kein reines Stevia sind, sondern Stevia gemischt mit Zuckeralkoholen und natürlichen Aromen und anderen zugesetzten chemischen Stoffen.

BASISREZEPTE

Nachstehend finden Sie eine Handvoll Rezepte für Basisgerichte, die ich häufig verwende. Sie sollten immer etwas Heilende Brühe für den Darm, Blumenkohlreis, Kokosmilch, karamellisierte Zwiebeln und andere Grundlagen im Kühl- oder Gefrierschrank vorrätig haben, das erleichtert das Kochen, wenn es mal schnell gehen muss.

Blumenkohlreis

Ergibt etwa 4 Portionen

Heutzutage kann man Blumenkohlreis fertig abgepackt als Tiefkühlprodukt kaufen, aber ihn selbst zu machen ist viel günstiger und ganz einfach durchzuführen. Sie können ihn auf dem Herd oder im Backofen garen. Kombinieren Sie Blumenkohlreis mit angebratenen Zwiebeln, Schalotten und/oder Knoblauch zu einer einfachen Beilage. Fügen Sie zum Schluss noch frische Kräuter und Gewürze wie Koriander und Limette hinzu.

- 1 Kopf Blumenkohl, auseinandergezupft in etwa 3 bis 5 cm große Röschen

Die Blumenkohlröschen in einem Sieb abspülen und überschüssiges Wasser abschütteln (Sie können sie zum Trocknen auch in eine Salatschleuder geben).

Röschen nach und nach auf einer Reibe, in einer Küchenmaschine oder einem Mixer raspeln (drei- oder viermal den Impulsschalter betätigen), bis sie wie Reis aussehen. In einem Mixer werden die »Reiskörner« ungleichmäßiger. Den Blumenkohlreis in einem Glasbehälter im Kühlschrank bis zu 2 oder 3 Tage aufbewahren oder bis zu 1 Monat einfrieren.

Zubereitung auf dem Herd: 1 oder 2 Esslöffel Avocadoöl in einer großen Pfanne auf mittlerer bis hoher Stufe erhitzen. Den Blumenkohlreis und etwas Meersalz und schwarzen

Pfeffer dazugeben. Unter ständigem Rühren braten, bis der Blumenkohl leicht braun und gar ist (probieren Sie einige »Reiskörner« zur Kontrolle).

Zubereitung im Backofen: Ofen auf 220 °C vorheizen. Blumenkohlreis auf einem Backblech verteilen und Salz und Pfeffer darüber geben. Unter gelegentlichem Durchmischen 15 bis 20 Minuten garen (oder länger, wenn der Reis dunkler sein soll).

Kokosmilch

Ergibt etwa 1 Liter

Es kann manchmal schwierig sein, Kokosmilch in Dosen zu finden, in der keine weiteren Zutaten wie Zucker und Verdickungsmittel enthalten sind. Kokosmilch selbst herzustellen ist aber gar nicht schwer.

- 220 g getrocknete, ungesüßte Kokosraspel
- 1 Liter heißes Wasser

Kokosraspel in einen Mixer geben und das Wasser hinzufügen. Die Raspel bis zu einer halben Stunde einweichen lassen und erst danach die Mischung 1 Minute auf hoher Stufe mixen.

Die Mischung durch ein feinmaschiges Sieb oder einen Nussmilchbeutel (erhältlich im Reformhaus oder online) in eine Schüssel hineindrücken, um so viel Milch wie möglich aus den Kokosnussraspeln herauszupressen. Kokosmilch sofort verwenden oder in ein Einmachglas umfüllen und 3 bis 4 Tage im Kühlschrank aufbewahren.

Kokosbutter

Ergibt etwa 250 g

Ich benutze viel Kokosbutter, die teuer sein kann, wenn man sie kauft, also mache ich sie selbst. Alles, was Sie dafür brauchen sind ungesüßte Kokosraspel und eine Küchenmaschine oder einen Hochgeschwindigkeitsmixer. Probieren Sie auch die Varianten mit Zusatzgeschmack.

- 300 g getrocknete, ungesüßte Kokosraspel

Die Kokosraspel in eine Küchenmaschine oder einen Mixer geben und 30 Sekunden lang verarbeiten. Dann das Gerät abstellen und die an der Innenseite der Schüssel klebenden Raspel mit einem Teigspatel nach unten schieben. Diesen Schritt mehrmals wiederholen, bis die Kokosnuss ihre Öle freigibt und die Mischung glatt und cremig wird. Wenn gewünscht, eine der unten aufgeführten Geschmackszutaten hinzugeben.

Die Butter in ein Einweckglas schaben und in den Kühlschrank stellen. Vor Gebrauch die Kokosbutter auf Raumtemperatur erwärmen lassen oder das Glas in eine Schüssel mit heißem Wasser stellen.

Schokolade-Kokosbutter: Geben Sie 2 Teelöffel Kakaopulver in die Küchenmaschine oder den Mixer hinzu.

Zimt-Kokosbutter: Geben Sie 1 Teelöffel Ahornsirup und ½ Teelöffel gemahlenen Zimt in die Küchenmaschine oder den Mixer hinzu.

Pfefferminz-Kokosbutter: Geben Sie 1 oder 2 Tropfen Pfefferminzöl in die Küchenmaschine oder den Mixer hinzu.

Kürbis-Kokosbutter: Geben Sie 2 Esslöffel Kürbispüree, $1/4$ Teelöffel gemahlenen Zimt, $1/4$ Teelöffel gemahlenen Ingwer, $1/8$ Teelöffel gemahlene Muskatnuss und $1/8$ Teelöffel gemahlene Nelken in die Küchenmaschine oder den Mixer hinzu.

Kokosbutter aus gerösteten Raspeln: Backofen auf 160 °C vorheizen. Die Kokosraspel auf einem mit Backpapier ausgelegten Backblech verteilen. 3 bis 5 Minuten backen, dann vorsichtig verrühren. Weitere 3 bis 5 Minuten backen und darauf achten, dass die Raspel nicht anbrennen. Aus dem Ofen nehmen und in die Küchenmaschine oder den Mixer geben.

Kokosjoghurt

Ergibt etwa 2 Portionen

Kokoscreme (die oberste Schicht in der Kokosdosenmilch) macht diesen Joghurt verführerisch sahnig. Dieser Joghurt ist die Basis für das Tsatsiki auf Seite 220 und kann als Naturjoghurt oder gesüßte Variante hergestellt werden.

- 2 Dosen (400 g) Vollfett-Kokosmilch (mindestens 12 Stunden in den Kühlschrank gestellt, damit der Inhalt eindickt)
- 2 Kapseln Probiotikum mit 100 Milliarden KBE (siehe Kapitel 18)
- 1 EL Tapiokastärke

Mit einem Löffel die obere cremige Schicht aus beiden Dosen Kokosmilch entfernen und in eine kleine Schüssel geben. Die in den Dosen verbleibende Flüssigkeit in ein verschließbares Gefäß umschütten und für einen weiteren Gebrauch aufbewahren. Den Inhalt einer probiotischen Kapsel in die Creme einrühren (die Kapselhülle wegwerfen). Tapiokastärke zugeben und mit dem Schneebesen gut vermischen.

Schaleninhalt in ein sauberes Einweckglas oder anderes Glasgefäß gießen und dicht verschließen. Das Glas 18 bis 24 Stunden in einen unbeheizten Ofen stellen und fermentieren lassen. Die Mischung wird dicker und entwickelt einen säuerlich-herben Joghurtgeschmack. Danach das Glas in den Kühlschrank stellen, um den Fermentationsprozess zu stoppen. Innerhalb von 2 Wochen verbrauchen.

Vanille-Kokos-Joghurt: Fügen Sie 2 Teelöffel reinen Vanilleextrakt und ½ Teelöffel Stevia hinzu.

Zimt-Kokos-Joghurt: Fügen Sie 2 Teelöffel gemahlenen Zimt und ½ Teelöffel Stevia hinzu.

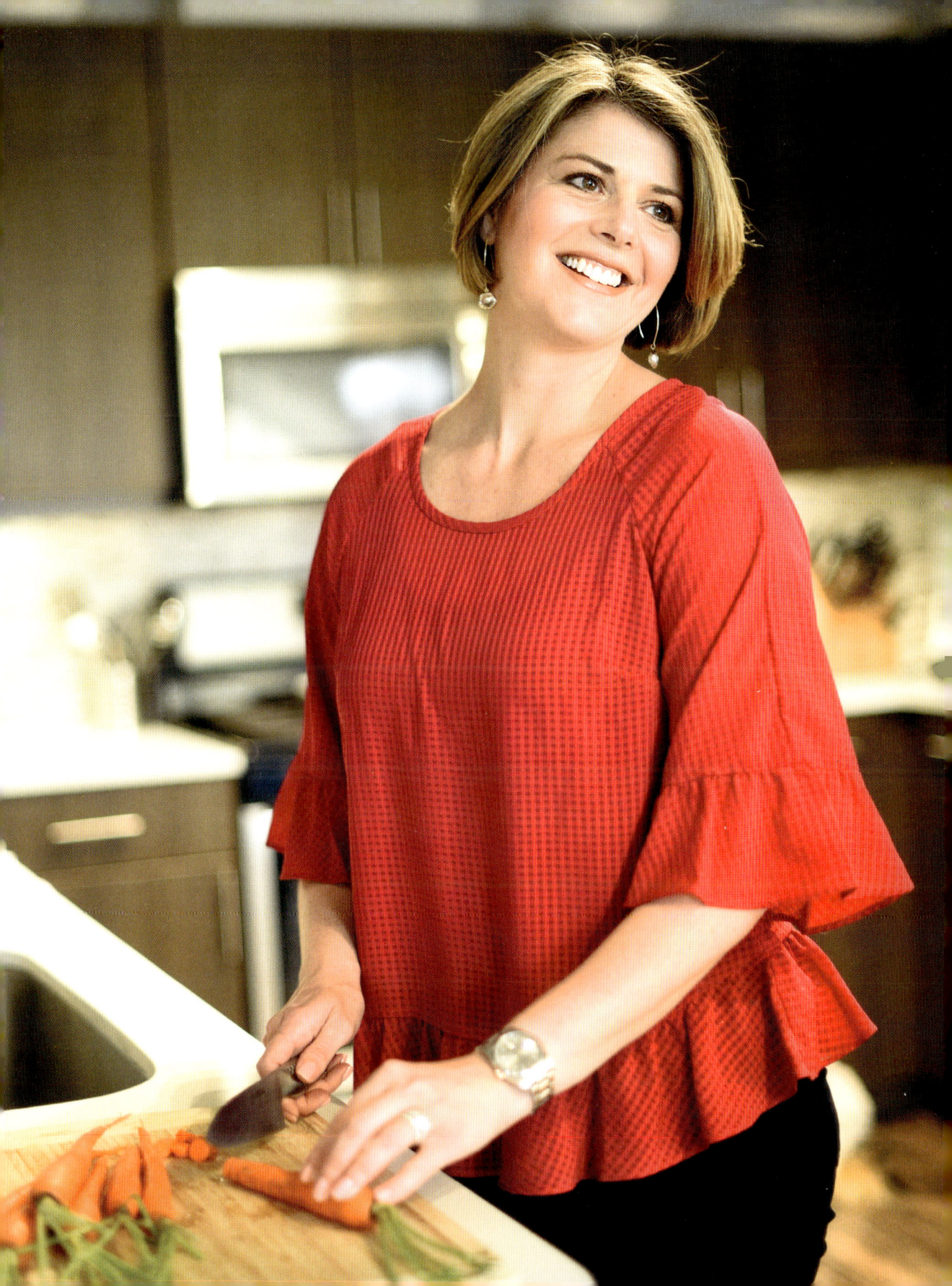

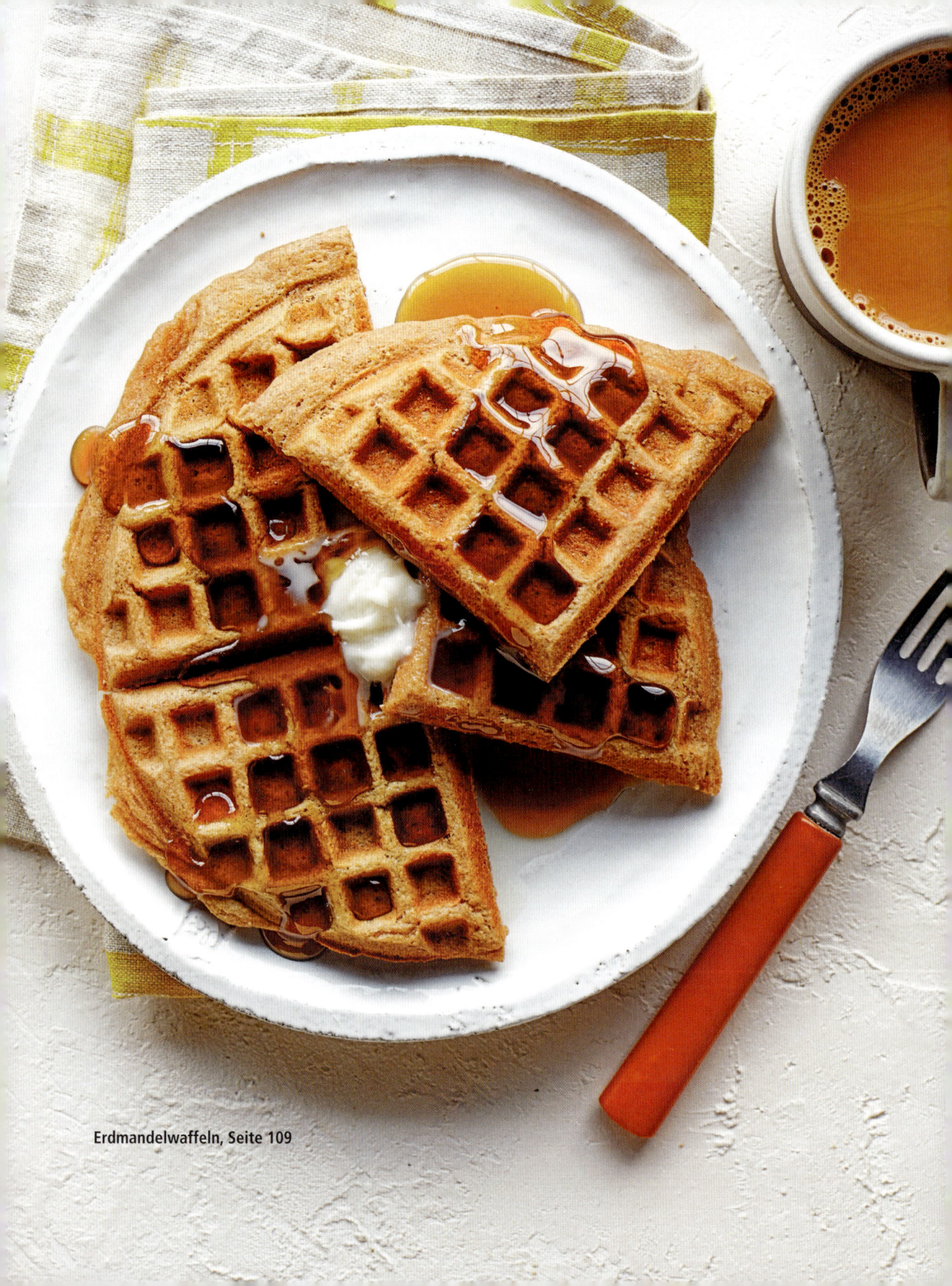

Erdmandelwaffeln, Seite 109

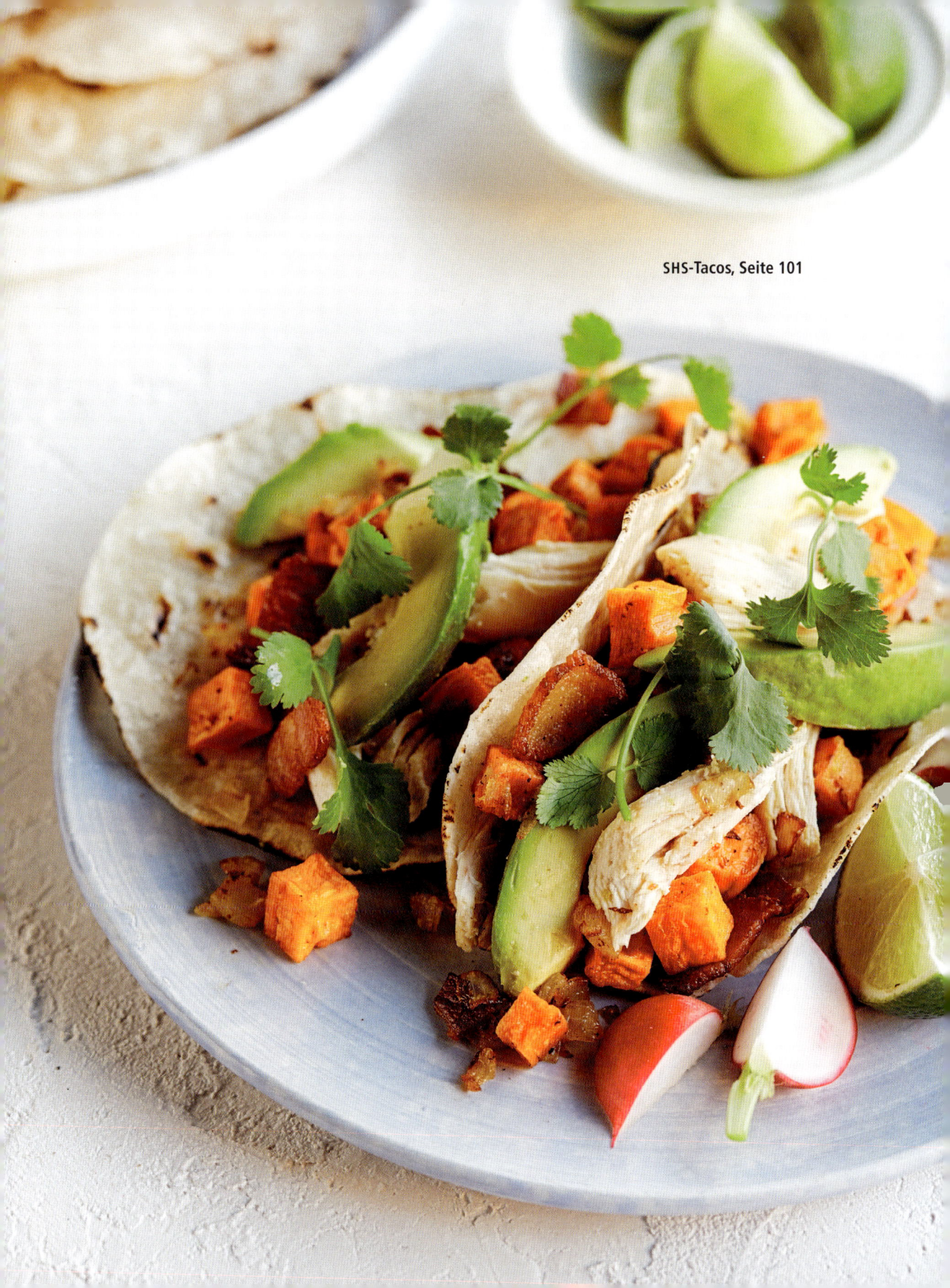

SHS-Tacos, Seite 101

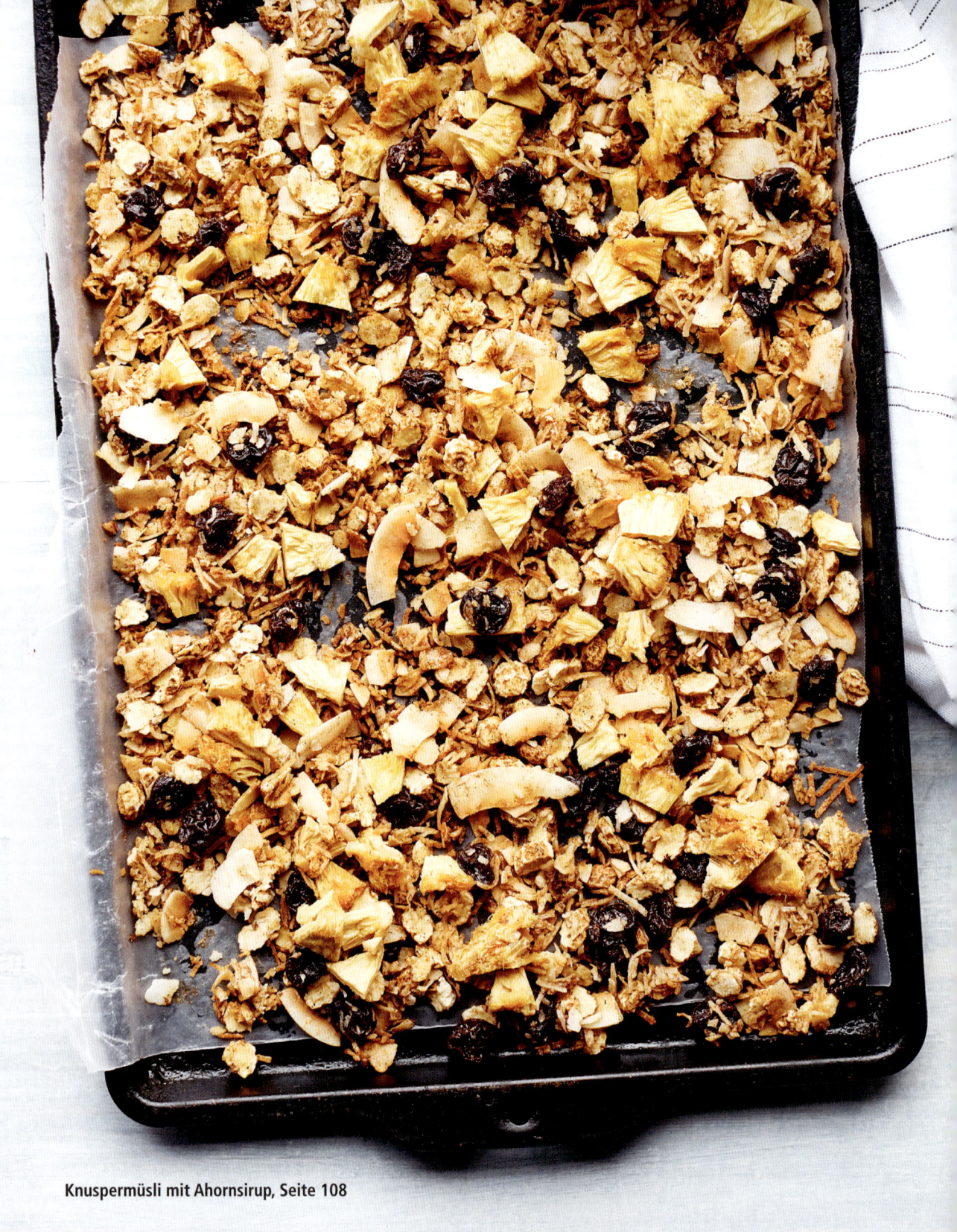

Knuspermüsli mit Ahornsirup, Seite 108

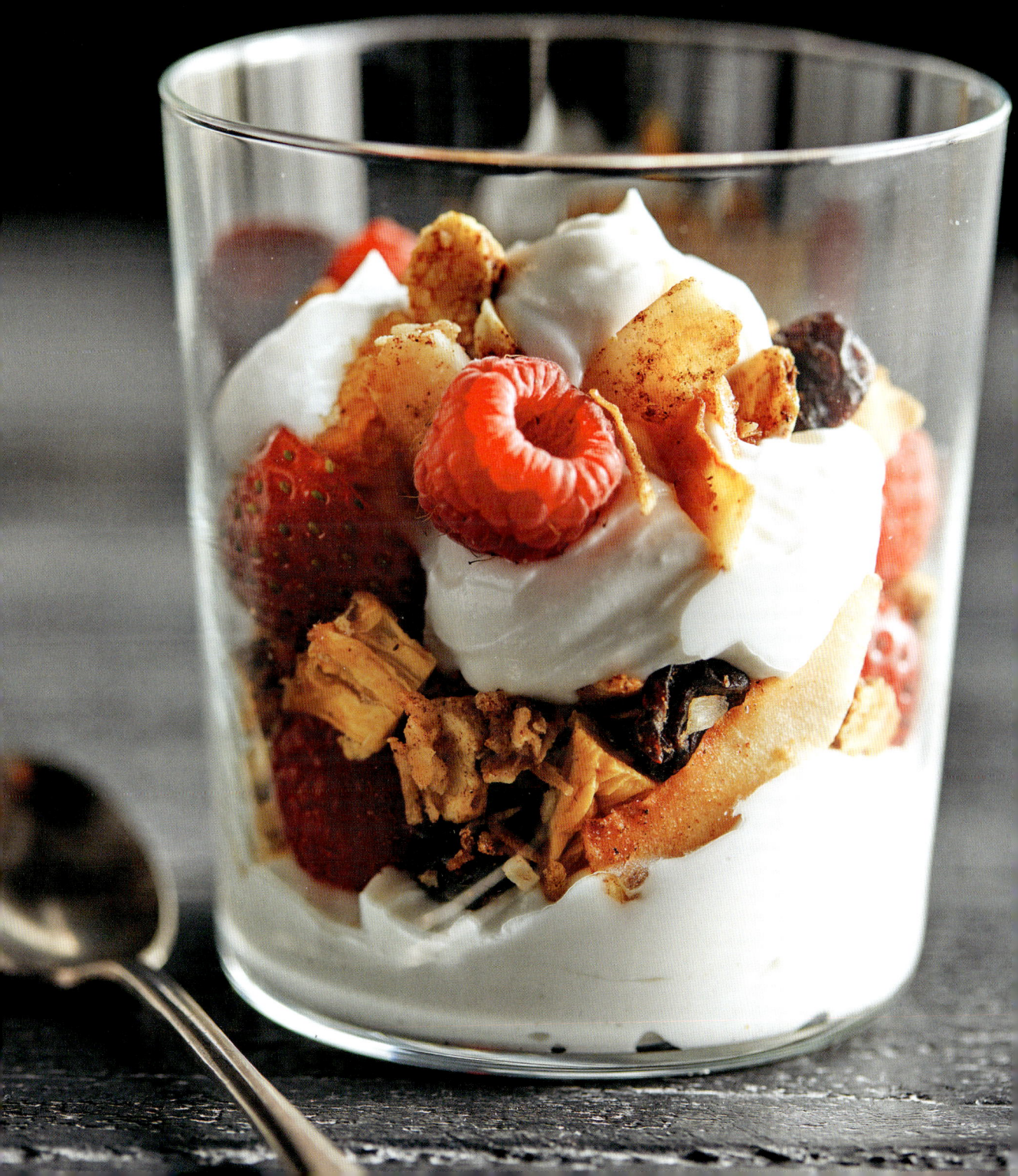

Kokosjoghurtparfaits, Seite 115

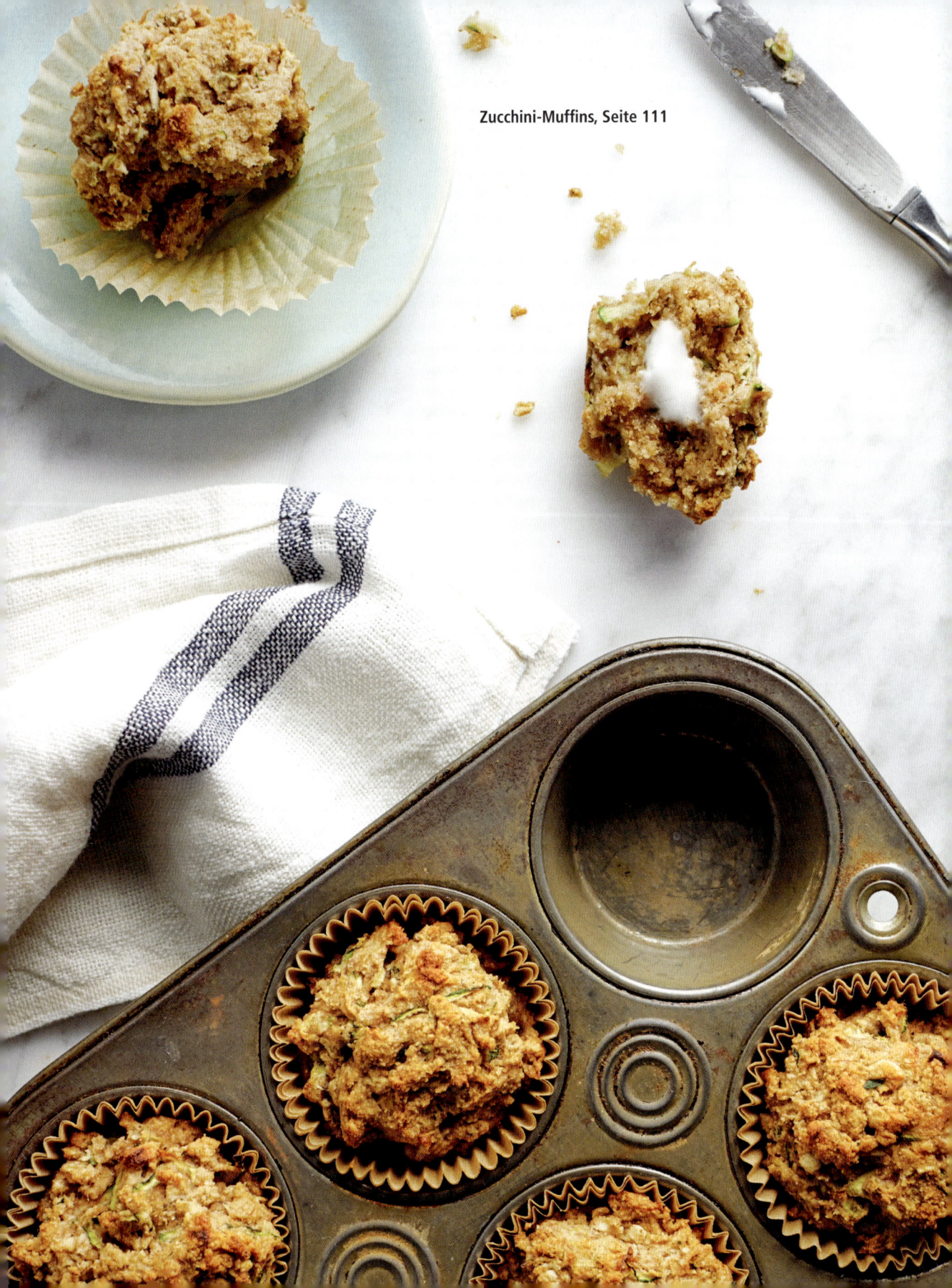
Zucchini-Muffins, Seite 111

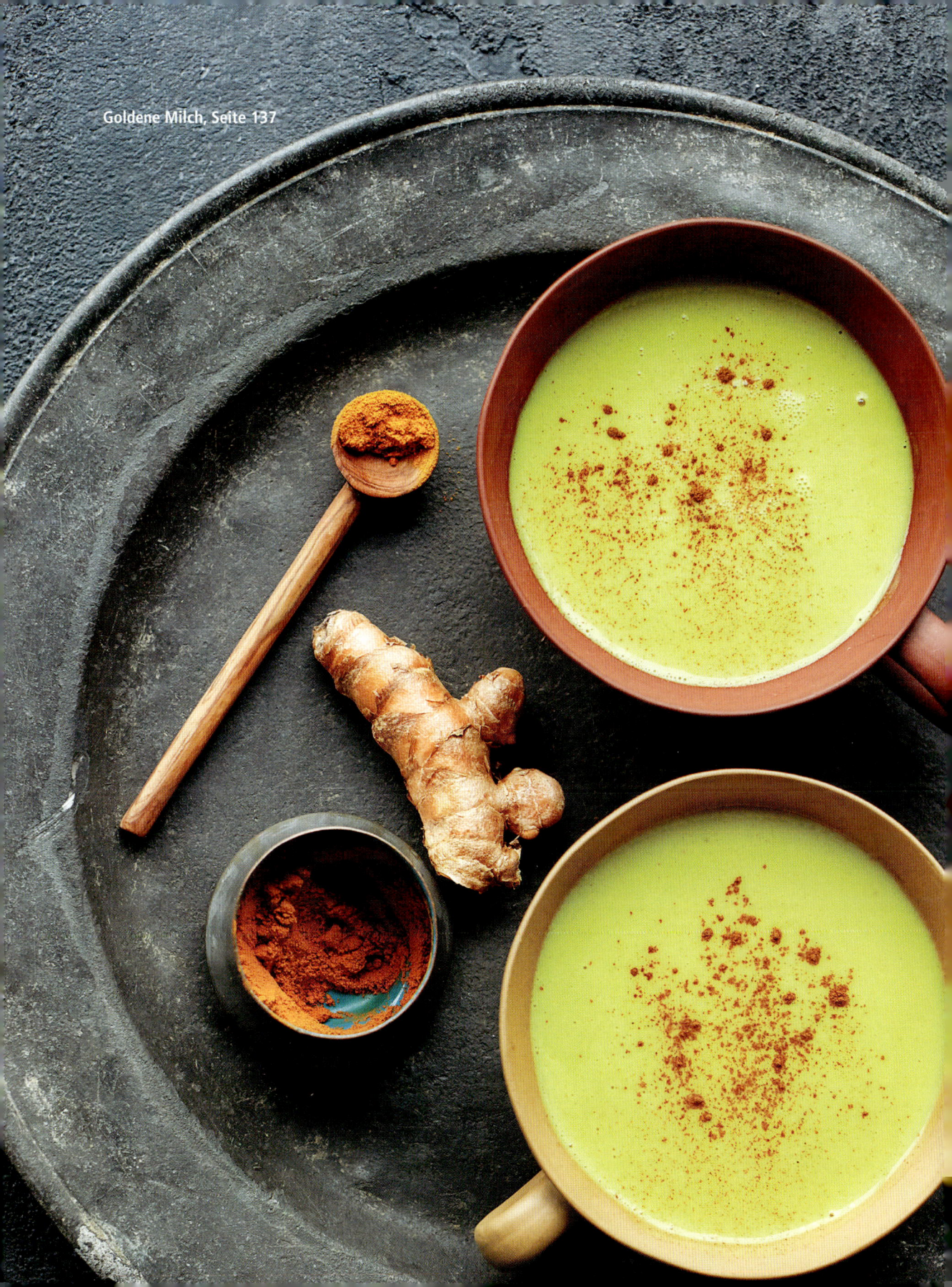

Goldene Milch, Seite 137

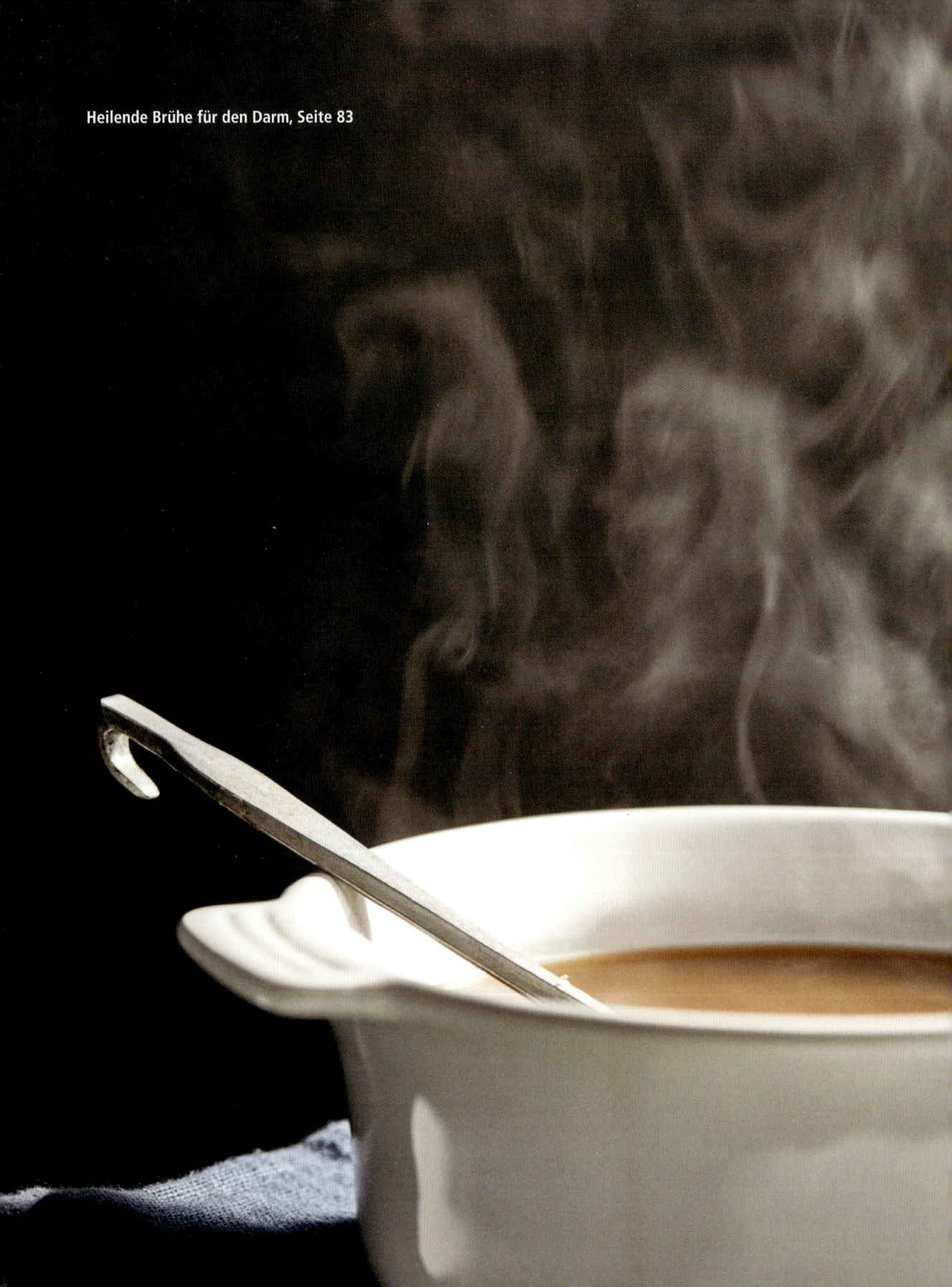
Heilende Brühe für den Darm, Seite 83

Heilende Brühe für den Darm

Ergibt 2 Liter

Die Heilende Brühe für den Darm bildet die Basis vieler Suppenrezepte in diesem Kochbuch. Die Nährstoffe in der Knochenbrühe heilen die Schleimhaut des Verdauungstrakts aus, hemmen Entzündungen und wirken beruhigend und schlaffördernd – alles, was Ihrer Schilddrüse und Ihrem Immunsystem guttut. Genießen Sie am besten gleich jeden Morgen eine Tasse dieser Brühe. Sie können sie 3 bis 4 Tage im Kühlschrank aufbewahren und den Rest dann in kleinen Behältern einfrieren, damit Sie immer etwas Vorrat haben.

- 1 Karkasse vom Bio-Huhn *oder* 500 g Hühnerteile, wie Flügel oder Keulen, *oder* 500 g Knochen (Markknochen, Haxe usw.) von Weiderindern
- 2 EL Apfelessig
- 1 TL Meersalz
- 2 Knoblauchzehen, geschält und mit einem Messerrücken zerdrückt
- Nach Belieben fein gehackte Karotten, Sellerie und Zwiebeln (optional)
- 2 l (oder gewünschte Menge) gefiltertes Wasser

Hühnerkarkasse oder Knochen mit Essig, Salz, Knoblauch und ggf. Gemüse in einen Schongarer geben. So viel Wasser hinzufügen, dass die Knochen bedeckt sind.

Mindestens 8 bis zu 24 Stunden im Schongarer bei sehr geringer Hitze simmern lassen. Je länger die Kochdauer, desto mehr Gelatine oder Kollagen wird aus den Knochen freigesetzt und desto ausgeprägter sind die darmheilenden Eigenschaften.

Nach Ende der Kochzeit Knochen und ggf. Gemüse mit einem Schaumlöffel entnehmen. Die Brühe durch ein engmaschiges Sieb in einen großen Topf gießen und im Kühlschrank bis zu 4 Tage aufbewahren. Die Brühe enthält noch Fett, das sich aber im Kühlschrank oben auf der Flüssigkeit absetzt und vor dem Aufwärmen abgenommen werden kann. Alternativ die Brühe in Einzelportionen bis zu 2 Monate einfrieren.

Zwiebeln

Zwiebeln brauchen nur ein wenig Hitze und ein wenig Fett, Avocadoöl oder Kokosöl zum Beispiel, damit ihre natürliche Süße freigesetzt wird. Alle Zwiebeln, egal ob braune, weiße oder rote, können verschieden stark gegart werden. Die Dauer des Dünstens hängt von der Größe Ihrer Pfanne (eine größere ist besser), der Art des Fettes und der angewandten Hitze (im Idealfall möglichst wenig) ab. Ein großer Haufen geschnittener oder gehackter Zwiebeln schrumpft in der Pfanne um ein Beträchtliches, kalkulieren Sie dies immer mit ein. Gedünstete Zwiebeln können bis zu 5 Tage lang gekühlt oder 1 Monat eingefroren aufbewahrt werden.

Zwiebeln hacken, würfeln oder in Scheiben schneiden und in einer großen Pfanne bei schwacher Hitze mit etwas Öl dünsten. Garzeiten:

Weich: 3 bis 5 Minuten.

Glasig: 5 bis 7 Minuten.

Karamellisiert (gebräunt): 25 bis 30 Minuten unter häufigem Rühren, um ein Anbrennen zu verhindern, bis die Zwiebeln butterweich und von dunkelbrauner Farbe sind. Zwiebeln geben wie Pilze ein wenig Wasser ab, das letztendlich verdampft.

Knoblauch

Wenn ein Rezept in Öl gebratenen Knoblauch vorsieht, geben Sie beides in eine kalte Pfanne und stellen die Hitze mittelhoch ein. Knoblauch immer wieder umrühren und so lange garen, bis sich sein Aroma entfaltet, dann die weiteren Zutaten hinzufügen. Seien Sie vorsichtig, denn Knoblauch, egal ob geschnitten, gehackt, gerieben oder als ganze Zehen, kann schnell anbrennen und bitter werden und damit Ihr Gericht ruinieren.

Knoblauch rösten: Backofen auf 200 °C vorheizen. Die Oberseite, nicht das Wurzelende, von einer ganzen Knoblauchknolle abschneiden. Die Knolle mit der geschnittenen Seite nach unten auf ein kleines, mit Backpapier ausgelegtes Backblech legen und im Ofen garen, bis der Knoblauch mit einem Messer durchstochen werden kann. Je nach Größe dauert das etwa 20 bis 30 Minuten. Den Knoblauch ruhen lassen, bis er etwas abgekühlt ist, dann die Knoblauchzehen herausdrücken und die papierähnliche Haut wegwerfen. Es können auch mehrere Knollen auf einmal gegart und in einem abgedeckten Glasbehälter 2 bis 3 Tage lang im Kühlschrank aufbewahrt werden.

Lebensmittel zum Genießen

Hochwertige Proteine
- Knochenbrühe
- Bio-Rindfleisch von Weidetieren
- Bio-Lammfleisch von Weidetieren
- Biologisches Schweinefleisch oder Speck
- Bio-Geflügel aus Freilandhaltung (Huhn, Ente, Pute)
- Innereien (Herz, Leber, Mark, Niere, Bries)
- Sardinen
- The Myers Way Protein
- The Myers Way Collagen Protein (Kollagenprotein)
- The Myers Way Gelatin
- Fisch aus Wildfang (Kabeljau, Heilbutt, Schellfisch, Lachs, Seelachs, Schnapper, Seezunge, Forelle)
- Garnelen aus Wildfang
- Wild

Nicht-stärkehaltiges Gemüse aus biologischem Anbau
- Alfalfasprossen (auch Brokkoli-, Rettich- und Sonnenblumensprossen)
- Artischocken
- Rucola*
- Spargel
- Avocados
- Bambussprossen
- Bohnensprossen
- Senfkohl (Chinasalat)*
- Brokkoli*
- Brokkolini (oder Rübstiel, Stängelkohl)
- Rosenkohl*
- Kohl*
- Blumenkohl*
- Sellerie
- Gurken
- Fenchel
- Knoblauch
- Grüne Zwiebeln
- Grünes Gemüse* (Löwenzahn, Grünkohl, Senf, Rüben)
- Palmenherzen
- Kräuter (Petersilie, Koriander, Basilikum, Rosmarin, Thymian, Dill, Zitronengras, etc.)
- Kohlrabi
- Lauch
- Salat (Endivien-, Butter-, Römer-, Eisbergsalat; Babysalate)
- Pilze
- Okra-Schoten
- Oliven
- Zwiebeln
- Portulak
- Radieschen*
- Rhabarber
- Sauerkraut
- Frühlingszwiebeln
- Schalotten
- Spinat
- Sommerkürbis
- Mangold
- Brunnenkresse
- Zucchini

* Lebensmittel, die von Menschen mit Schilddrüsenerkrankungen möglichst nur gekocht und nicht roh gegessen werden sollten.

Stärkehaltiges Gemüse aus biologischem Anbau

- Rote Bete (Rotrüben)
- Karotten
- Maniok, Maniokmehl
- Kastanien
- Topinambur
- Yambohnen
- Pastinaken
- Kochbananen, Kochbananenmehl
- Kürbisse
- Steckrüben
- Süßkartoffeln, Süßkartoffelmehl
- Taro
- Erdmandeln, Erdmandelmehl
- Rüben
- Wasserkastanien
- Yamswurzel
- Yucca

Gesunde Fette

- Avocado, Avocadoöl
- Kokosnuss, Kokosöl, Kokosmehl, Kokosbutter-/milch-/-joghurt-/-sahne
- Ghee (wenn Sie es tolerieren)
- Traubenkernöl
- Oliven, Olivenöl
- Leinsamenöl
- Tierisches Fett (Schmalz, Rindertalg)
- Palmöl

Früchte aus biologischem Anbau

- Äpfel
- Aprikosen
- Bananen
- Heidelbeeren
- Brombeeren
- Blaubeeren
- Boysenbeeren
- Johannisbeeren
- Kirschen
- Preiselbeeren
- Datteln (während des 30-Tage-Programms nur sehr begrenzt und gar nicht, wenn Sie an Hefepilz-Überwucherung oder DDFB leiden)
- Drachenfrucht
- Holunderbeeren
- Feigen
- Stachelbeeren
- Grapefruit
- Trauben
- Guaven
- Schwarzbeeren
- Kiwis
- Kumquats
- Zitronen
- Limetten
- Loquats (Mispeln)
- Lychees
- Mangos
- Melonen (Cantaloupe-, Honig-, Wassermelone, etc.)
- Maulbeeren
- Nektarinen
- Papayas
- Passionsfrucht
- Pfirsiche
- Birnen
- Persimonen
- Ananas
- Pflaumen
- Granatäpfel
- Quitte
- Rosinen (während des 30-Tage-Programms nur sehr begrenzt und gar nicht, wenn Sie an Hefepilz-Überwucherung oder DDFB leiden)
- Himbeeren
- Sternfrucht
- Erdbeeren
- Tamarillos
- Tamarindenfrucht

Mehle
- Pfeilwurzelmehl
- Maniokmehl
- Kokosmehl
- Kochbananenmehl
- Süßkartoffelmehl
- Tapiokamehl
- Erdmandelmehl

Alternativen zu Milchprodukten
- Kamelmilch*
- Kokosmilch/-joghurt/-sahne/-creme
- Erdmandelmilch

Gewürze und Würzmittel
- Anis
- Apfelessig
- Basilikum
- Lorbeerblatt
- Kakao
- Koriander
- Zimt
- Gewürznelken
- Kreuzkümmel
- Dill
- Knoblauch
- Ingwer
- Gemahlener schwarzer Pfeffer
- Minze
- Muskatnuss
- Oregano
- Petersilie
- Rosmarin
- Meersalz
- Stevia
- Estragon
- Thymian
- Kurkuma
- Vanille

Getränke
- Knochenbrühe
- Kokosmilch
- Frucht- und Gemüsesäfte, ungesüßt
- Smoothies
- Alkoholfreie Cocktails
- Kräutertees (koffeinfrei)
- Erdmandelmilch
- Wasser (gefiltertes Hahnenwasser oder Mineralwasser mit Kohlensäure)

* Die Proteine in Kamelmilch unterscheiden sich sehr von denen in Kuh-, Schaf- oder Ziegenmilch. Die meisten Menschen können Kamelmilch gut vertragen. Wenn Sie Bedenken haben, folgen Sie den Anweisungen in Kapitel 17 zur Wiedereinführung von Lebensmitteln.

Lebensmittel zum Aussortieren

Toxische Lebensmittel

- Alkohol
- Fast Food, Junk Food, industriell verarbeitete Lebensmittel, Fertiggerichte
- Lebensmittelzusatzstoffe: alle Lebensmittel, die künstliche Farb-, Aroma- oder Konservierungsstoffe enthalten
- Genmanipulierte Lebensmittel (GVO)
- Fleischwaren: Konservenfleisch (wie Corned Beef; Fischkonserven sind in Ordnung), Wurstwaren, Hotdogs
- Verarbeitete und raffinierte Öle: Mayonnaise, Salatdressings, Backfett, Brotaufstriche
- Raffinierte Öle, gehärtete Fette, Transfette, einschließlich Margarine
- Stimulanzien und Koffein: Kaffee, Matetee, Schwarztee
- Süßungsmittel: Zucker, Zuckeralkohole, gesüßte Säfte, Maissirup
- Transfette und gehärtete Öle (häufig in Fertigprodukten und industriell verarbeiteten Lebensmitteln enthalten)

Entzündungsfördernde Lebensmittel

- Mais und alles, was aus Mais hergestellt wird oder Maissirup enthält
- Milchprodukte: Kuh-, Schaf- und Ziegenmilch[1], Käse, Hüttenkäse, Sahne, Joghurt, Butter, Eiscreme, gefrorener Joghurt sowie Milchpulver, Molkenprotein (Whey Protein), Kasein
- Eier: Hühner- und Enteneier[2]
- Gluten: Alle Lebensmittel mit Dinkel, Gerste, Roggen oder Weizen
- Glutenfreies Getreide und Pseudogetreide: Amarant, Buchweizen, Hirse, Hafer, Quinoa, Reis
- Hülsenfrüchte: Bohnen, grüne Bohnen, Kichererbsen, Linsen, Erbsen, Zuckerschoten, Erdnüsse und Soja
- Nachtschattengewächse: Auberginen, Paprika, Kartoffeln, Tomaten, etc.
- Nüsse und Nussbutter
- Erdnüsse
- Samen und Samenbutter
- Soja: Miso, Tofu, Tempeh, Sojamilch, Sojasahne, Sojajoghurt, Sojakäse, Kimchi

[1] Die Proteine in Schaf- und Ziegenmilch unterscheiden sich zwar von denen in Kuhmilch, aber manche Menschen vertragen auch diese nicht. Wenn Sie das 30-Tage-Programm absolviert haben, folgen Sie den Anweisungen in Kapitel 17 zur Wiedereinführung von Lebensmitteln.

[2] Enteneier weisen zwar andere Proteine auf als Hühnereier, aber manche Menschen vertragen auch diese nicht. Wenn Sie das 30-Tage-Programm absolviert haben, folgen Sie den Anweisungen in Kapitel 17 zur Wiedereinführung von Lebensmitteln.

GELEGENTLICHE NASCHEREIEN

Für diejenigen, die sich auch langfristig an die Myers-Methode halten möchten, habe ich in einige der Rezepte Kakao und natürliche Süßungsmittel (wie Honig, Ahornsirup, Melasse und Kokosblütenzucker) aufgenommen. Genießen Sie diese in Maßen.

Küchenutensilien

Es sind kluge Entscheidungen angesagt, wenn es darum geht, Töpfe, Pfannen, Vorratsbehälter, Verpackungen und alles andere, was mit unseren Lebensmitteln in Berührung kommt, auszuwählen. Beherzigen Sie wann immer möglich die goldene Regel, Glas den Vorzug vor Kunststoff zu geben. Zum Mischen von Zutaten nehmen Sie am besten Behälter aus Holz oder Edelstahl. In dem nachfolgenden kleinen Leitfaden finden Sie weitere Informationen, die Ihnen bei der Wahl Ihrer Küchenutensilien dienlich sein können.

Kochgeschirr

Die dritte Säule der Myers-Methode lautet »Toxine reduzieren«. Ein schadstofffreies Kochgeschirr ist dabei nicht weniger wichtig als die Wahl der Speisen, die Sie darin zubereiten. Gusseiserne Pfannen und Töpfe sind meine Favoriten. Wo ich herkomme, geben die Menschen ihre gusseisernen Pfannen und Schmortöpfe von einer Generation zur nächsten weiter. Wenn Sie sich zwei oder drei hochwertige Kochgeschirr-Exemplare zulegen, wie ich sie im Folgenden beschreibe, wird Ihnen das Kochen mehr Freude machen und Sie verringern gleichzeitig Ihre toxische Belastung.

Gesundes Kochgeschirr

Emaillierte Gusseisenpfannen, -backformen und -schmortöpfe sind pflegeleicht und in vielen Farben erhältlich. Wenn Sie die Vorteile von Eisen haben möchten, dann entscheiden Sie sich für nicht-emailliertes Kochgeschirr aus Gusseisen.

Gusseisen-Kochgeschirr ist erschwinglicher als solches mit einer Email-Oberfläche. Gusseisen kann auf einer Kochfläche, einem Grill oder im Ofen verwendet werden. Vor dem ersten Gebrauch empfiehlt es sich, die Pfanne kräftig einzubrennen. Dazu erhitzen Sie sie auf dem Herd, bis sie glühend heiß ist und reiben dann mit einem Papierküchentuch etwas Avocado-, Kokos- oder Olivenöl auf die Innenfläche. Dann die Herdplatte ausschalten und die Pfanne (oder den Topf) abkühlen lassen. Wiederholen Sie diesen Vorgang zwei- bis dreimal, und Ihr neues Kochgeschirr ist gebrauchsfertig. Im Gebrauch wird die Patina der Pfanne immer dunkler und uriger. Ein zusätzlicher Vorteil von Gusseisen-Kochgeschirr ist, dass beim Kochen kleine Mengen an Eisen freigesetzt werden. Dies kann für Menschen mit Schilddrüsenfehlfunktion und Eisenmangel hilfreich sein, die ihre Eisenaufnahme erhöhen müssen.

Edelstahl-Kochgeschirr ist preiswert und sehr stabil bei hohen Temperaturen. Dieses Kochgeschirr ist leichter als Gusseisen, kratzfest und hält deutlich länger als beschichtete Töpfe und Pfannen. Aber da Edelstahl eben nicht antihaftbeschichtet ist, müssen Sie beim Kochen relativ viel Öl oder Fett verwenden.

Glasbehälter können in vielerlei Formen in der Küche zum Einsatz kommen. Auflaufformen mit Deckel, Messbecher und Schalen gibt es in zahlreichen Größen und Formen. Glas ist ein robustes Material, das keine Chemikalien oder giftigen Metalle in die Lebensmittel abgibt. Glasschalen sind ideal zum Mischen, Backen und Aufbewahren von Resten. Ich empfehle die Verwendung von Glas- anstelle von Plastikbehältern, um Giftstoffe wie Bisphenol-A (BPA) zu vermeiden, die das Hormonsystem als Ganzes und speziell die Schilddrüsenhormone durcheinanderbringen können.

Kochgeschirr, das Sie lieber entsorgen sollten

Keramikbeschichtete Pfannen werden aus verschiedenen Metallen hergestellt und sind mit einem synthetischen Polymer beschichtet, das weicher als Metall ist. Wenn die Beschichtung beginnt, sich abzunutzen, können je nach dem darunter liegenden Metall toxische Partikel in die Lebensmittel eindringen.

Antihaft-Kochgeschirr (zum Beispiel Teflon) weist eine synthetische Beschichtung aus Polytetrafluorethylen (PTFE) auf, einem Kunststoffpolymer, das bei Temperaturen ab 260 °C schädliche und krebserregende Gase freisetzen kann. Beim Menschen können diese Dämpfe mehrere Stunden nach der Exposition grippeähnliche Symptome verursachen, was zu einem Zustand führt, der als *Polymerrauchfieber* bezeichnet und oft fälschlicherweise als Virusgrippe diagnostiziert wird. Die Gase sind so giftig, dass sie für die meisten Vögel tödlich sind.

Aluminium-Kochgeschirr ist meist beschichtet, um zu verhindern, dass Aluminium aus dem Kochgeschirr austritt. Diese Beschichtungen können leicht abplatzen und sich abnutzen. Aluminium-Kochgeschirr ist vielleicht relativ preiswert, aber das Risiko, dass Aluminium in Ihre Lebensmittel eindringt und zu einer potenziellen Aluminiumtoxizität beiträgt, sollte Ihnen viel zu groß sein. Aluminium kann sich im Gehirn, in der Lunge, in den Knochen und in anderen Geweben ansammeln; es kommt zu einem Durcheinander in den Nervenfasern und als Folge zu muskulärer Dysfunktion und Gedächtnisverlust. Der letzte Beweis, dass Aluminium eine Ursache für die Alzheimer-Krankheit ist, steht zwar noch aus, aber bei Autopsien von Alzheimer-Patienten wurden erhöhte Aluminiumspiegel im Gehirn festgestellt, was darauf hindeutet, dass die Aluminiumtoxizität zumindest ein Risikofaktor sein kann. Andere zu vermeidende Quellen von Aluminium sind Aluminiumfolie und –dosen sowie bestimmte Deos und Zahnpasten (beachten Sie die Rezepte für selbst gemachtes Zitronengras-Deodorant [Seite 273] und Zahnpasta [Seite 274].)

Kupfer-Kochgeschirr sieht schön aus und verfügt über eine sehr gute Wärmeleitfähigkeit, aber ich empfehle nicht, damit zu kochen. Unbeschichtetes

Kupfer kann in Ihre Lebensmittel eindringen, und auch Beschichtungen nutzen sich mit der Zeit ab. Hochwertige Kupfertöpfe und -pfannen sind in der Regel innen mit Zinn ausgekleidet, das schnell mal zerkratzt. Ein Kupferüberschuss im Körper führt vielfach zu einem Zinkmangel und kann das Immunsystem schwächen und die Nebennieren- und Schilddrüsenfunktion beeinträchtigen, was Müdigkeit und Erschöpfung zur Folge hat.

Küchengeräte

Smoothies und Säfte bieten Antioxidantien in Hülle und Fülle und können damit zu Ihrer Heilung beitragen. Gerade weil sie ein so bedeutsamer Bestandteil Ihres Speiseplans sind, sollten Sie auf gute Werkzeuge zur Herstellung Wert legen. Für sämige, gehaltvolle und sättigende Smoothies empfehle ich einen leistungsstarken Mixer, den Sie sogar mit ganzen Früchten und Gemüse bestücken können, wodurch sich die Vorbereitungszeit reduziert. Ein Entsafter ist mit einer oder zwei Schnecken ausgestattet, um den Saft vom Fruchtfleisch und Trester zu trennen. Damit bereiten Sie leichte, erfrischende Getränke zu.

Standmixer: Die Auswahl des richtigen Mixers ist unerlässlich, um gehaltvolle und cremige Smoothies herzustellen. Viele Mixer am unteren Ende der Preisskala sind nicht belastbar genug und es kann sogar vorkommen, dass sich der Motor bei zu langem Mixen überhitzt. Wenn Sie einen Mixer für Smoothies kaufen, nehmen Sie das leistungsfähigste Modell, das Ihr Budget hergibt. Bei Modellen mit höherer Leistung rotieren die Klingen viel schneller, ohne dass der Motor überfordert wird. Dadurch werden bessere Ergebnisse erzielt. Solche Mixer sind in der Regel teurer, aber ihr Geld wirklich wert. Achten Sie bei der Auswahl auch darauf, welcher Hersteller die besten Garantiebedingungen bietet.

Entsafter: Es gibt zwei Arten von Entsaftern: Zentrifugal- und Kaltpressentsafter. Zentrifugierende Entsafter drücken das Pressgut gegen eine mit hoher Drehzahl rotierende Klinge, und die durch die Drehung des Behälters entstehende Zentrifugalkraft sorgt dafür, dass der Saft aus dem Obst und Gemüse förmlich herausgeschleudert wird und das Fruchtfleisch zurückbleibt. Solche Entsafter arbeiten schnell und sind preiswerter als Kaltpressentsafter, aber Blattgemüse ist mit ihnen eher schwierig zu verarbeiten.

Die Klingen der nichtzentrifugierenden Entsafter drehen sich langsamer, das Gemüse und Obst wird schonend zerdrückt, sodass der Saft austreten kann. Solche Kaltentsafter eignen sich auch gut für Spinat, Grünkohl und Gräser. Zwar sind sie tendenziell etwas teurer, aber holen dafür auch noch den letzten wertvollen Tropfen aus den Lebensmitteln heraus, damit Sie alle essenziellen Nährstoffe für Ihren Körper erhalten.

Elektromixer: Solche Geräte, ob Handmixer oder Standgerät, erledigen effizient wiederkehrende Kochaufgaben wie das Vermischen von trockenen Zutaten, das Pürieren von Wurzelgemüse und das Kneten von Teig. Sie werden inklusive mehrerer Zubehörteile verkauft, wie Rührbesen, Knethaken und Mixfuß.

Küchenmaschine: Diese praktischen Geräte sind in einer Vielzahl von Größen erhältlich. Die größeren Maschinen verfügen über mehrere Klingen, mit deren Hilfe Sie mühelos Gemüse zerhacken, Suppen pürieren und Teig herstellen können. Die preiswerteren Mini-Modelle eignen sich zum Zerkleinern von Kräutern, zur Herstellung von Pesto oder zum Zubereiten eines Salats.

Instant Pot: Die neueste Entwicklung, um das Kochen weniger stressig zu machen, ist der Instant Pot. Dieser zeitsparende Dampfdruckkocher vereint eine Vielzahl von Kochtechniken – Druckgaren, langsames Garen, Braten, Dämpfen und Warmhalten. Mit der Schnellkochtopfeinstellung können Suppen, Eintöpfe und andere Gerichte im Handumdrehen zubereitet werden. Dieser praktische Multikocher verkürzt die Garzeiten und ist energieeffizient.

Schongarer: Dieses auch als »Slow Cooker« im Handel erhältliche Gerät eignet sich hervorragend zur Zubereitung von Suppen, Eintöpfen und Schmorgerichten, aber auch von Backwaren, Pudding und anderen Speisen. Die Zutaten werden über einen längeren Zeitraum bei niedrigen Temperaturen gegart. Auch preiswertere, zähere Fleischstücke wie Schulterstücke,

Rinderbrust und Lammkeulen können Sie mit dem »Langsamgarer« gut zubereiten.

Andere wichtige Utensilien

Messer: Mein Vater war ein großartiger Koch und lehrte mich, dass gute, scharfe Messer die wichtigsten Küchengeräte für Köchinnen und Köche sind, ob zu Hause oder in einer Restaurantküche. Hochwertige Messer machen das Zubereiten von Lebensmitteln schneller und schonender. Wenn Sie Messer kaufen gehen, nehmen Sie sie in die Hand und achten Sie darauf, wie sich der Griff für Sie anfühlt. Zur Grundausstattung Ihrer Küche sollten die folgenden Messer gehören:
- Ein Allzweck-Küchenmesser (20 bis 25 cm). So ein Messer eignet sich zuverlässig für das Schneiden und Würfeln von Gemüse, Fleisch, Fisch und Obst.
- Ein Gemüsemesser mit einer Klingenlänge von 9 cm. Einsetzbar beispielsweise zum Zerkleinern von Knoblauch oder Schneiden von Erdbeeren.
- Ein Wellenschliffmesser mit Sägezähnen. Dient vor allem zum Schneiden von Brot, kann aber auch zum Schneiden von Zitrusfrüchten, Ananas und Melonen und anderen Lebensmitteln mit festen Oberflächen verwendet werden.

Mein Vater lehrte mich auch, meine Messer regelmäßig zu schärfen, damit sie immer einsatzbereit sind.

Gemüsehobel: Wenn Sie ein kleiner Küchenprofi sind und sehr gut mit einem Messer umgehen können, schneiden Sie damit auch gleichmäßige, hauchdünne Scheiben von Süßkartoffeln, Rosenkohl, Gurken, Äpfeln, Zwiebeln und anderem Obst und Gemüse. Für »Amateure« gibt es preiswerte Gemüsehobel in Haushaltswarenläden und im Internet, die das Schneiden vereinfachen und schneller machen. Achten Sie unbedingt darauf, dass Sie die Fingerschutzvorrichtung verwenden. Mit so einem Hobel haben Sie im Handumdrehen eine große Menge gleichmäßig geschnittenes Gemüse.

Backpapier: In vielen Rezepten gebe ich an, dass Sie ein Backblech mit Backpapier auslegen sollen. Dies empfehle ich vor allem, weil dann die Reinigung viel leichter ist. Wenn das Essen gar ist, werfen Sie einfach das Backpapier weg und wischen nur noch schnell über das Blech. Achten Sie darauf, unbehandeltes, chlorfreies Backpapier zu kaufen; mit Chlor behandeltes ist hellweiß, während unbehandeltes seine natürliche braune Farbe behalten hat.

Spiralschneider: Mit diesem nützlichen Küchenwerkzeug können Sie Äpfel und Birnen, Kürbis, Zucchini, Rüben, Gurken, Brokkolistiele, Süßkartoffeln und vieles mehr in hundertprozentig glutenfreie »Nudeln« verwandeln. Diese Nudeln können Sie dann kochen oder roh als Zutat zu Salaten und anderen Gerichten verwenden. Zum Schneiden fixieren Sie das Obst oder Gemüse auf der drehbaren Scheibe des Spiralschneiders und führen es mittels der Handkurbel rotierend an den feststehenden Klingen entlang. Das Ergebnis sind schön dünne, symmetrisch geschnittene Nudeln. Sie können Gemüse natürlich auch von Hand zu Nudeln schneiden, aber das dauert länger und die Nudeln werden dann eher bandförmiger. Gute Spiralschneider bekommen Sie schon ab 25 Euro.

Backblech: Diese rechteckigen Bleche mit erhöhtem Rand sind in meiner Küche unverzichtbar. Ich lege sie mit Backpapier aus und benutze sie zum Garen von Gemüse, Süßkartoffeln, Fisch und Huhn oder um Kekse zu backen. Da die Abmessungen der Backröhre von Haushaltsbacköfen nicht genormt sind, hat jeder Hersteller seine eigene Backblechgröße. Es gibt auch in der Breite verstellbare Universalbackbleche, die aber nicht besonders stabil sind.

Fleischthermometer: Ein Fleischthermometer garantiert, dass Sie ohne Unsicherheiten ein perfektes Stück Fleisch oder Geflügel servieren können. Billige Fleischthermometer sind vielfach von schlechter Qualität und ungenau. Es lohnt sich deshalb, etwas mehr Geld für ein hochwertiges Thermometer auszugeben. Gehen Sie kein Risiko ein und halten Sie sich beim Kochen von Fleisch und Geflügel an die empfohlenen Richtlinien auf Seite 59. Entfernen Sie das Fleisch aus dem Backofen, wenn es einige Grad unter der empfohlenen Kerntemperatur liegt, und lassen Sie es ruhen. Die Temperatur wird während dieser Zeit noch weiter steigen.

Teil III

Ernährung für Sie und Ihre Familie

4

Frühstück

Beginnen Sie Ihren Tag mit einem wohlschmeckenden Frühstück mit nährenden Inhaltsstoffen, die Sie bis zum Mittagessen satt, konzentriert und energiegeladen halten! Verabschieden Sie sich von zuckerhaltigen Fertigmüslis und entzündungsfördernden Eierspeisen und verwöhnen Sie Ihre Augen und Ihre Geschmacksnerven mit einer meiner süßen, schmackhaften und sättigenden Frühstücksoptionen, die Ihre Gesundheit vom Anfang des Tages an unterstützen.

Egal, wie Sie es bisher mit dem Morgenessen gehalten haben, mit meinen Rezepten wird sich Ihnen eine ganz neue Welt von Frühstücksideen eröffnen. Daneben finden Sie in diesem Kapitel auch Frühstücksklassiker in autoimmunfreundlichen Varianten.

Dank der zunehmenden Beliebtheit und Verfügbarkeit von wurzelbasierten Mehlen wie Maniok- und Erdmandelmehl freue ich mich, nun auch Rezepte für sonntägliche Favoriten wie Waffeln, Pfannkuchen, Kekse und Muffins anbieten zu können. Wenn Sie diese süßen und luftigen Gerichte genießen, denken Sie daran, sie mit einer hochwertigen Proteinquelle zu kombinieren, die Ihr Immunsystem unterstützt und Ihren Blutzuckerspiegel stabil hält. Falls Sie an Hefepilz-Überwucherung oder Dünndarmfehlbesiedlung/DDFB leiden (mit meinem Fragebogen unter amymd.io/quiz, können Sie das herausfinden), sollten Sie nur

Ihre Familie mit diesen Sonntagsklassikern verwöhnen und selbst erst einmal Abstand davon nehmen, bis die Infektionen behoben sind.

Zusätzlich zu meinen mit Spannung erwarteten Mehlspeisen habe ich in diese Rezeptreihe auch wieder einige meiner Allzeitfavoriten aufgenommen, die Sie vielleicht schon aus meinen Büchern oder meiner Website kennen, wie zum Beispiel die Frühstücksfrikadellen (Seite 106) oder Erdmandelflocken (Seite 112), sowie viele andere Gerichte, die sich auch bei Ihnen zu Hause bald großer Beliebtheit erfreuen werden!

SHS-Tacos

Für 2 Personen

Sie können sich vielleicht vorstellen, dass wenn man in Texas lebt und mit einem Mann mit dem Nachnamen García verheiratet ist, ein Sonntagsfrühstück ohne Tacos undenkbar ist. Was sind nun SHS-Tacos? SHS steht für Speck, Hähnchenfleisch und Salat: einige Streifen Speck und Reste von Hähnchenfleisch, umhüllt von großen Salatblättern oder Manioktortillas (Seite 114). Ein paar Süßkartoffelstücke und Avocado runden diese Frühstücksspeise ab, die Sie bequem aus der Hand essen können.

- 1 Süßkartoffel, geschält und in etwa 1 cm große Stücke geschnitten
- 1 EL Avocadoöl
- 4 Scheiben nitratfreier Speck von Schwein aus Weidehaltung
- 50 g fein gehackte Zwiebel
- ¼ TL gemahlener Zimt
- Feines Meersalz und frisch gemahlener schwarzer Pfeffer, nach Belieben
- 160 g gekochtes und zerkleinertes Hühnerfleisch oder übrig gebliebenes Kräuterbrathähnchen (Seite 168)
- 4 große Römersalatblätter oder 4 Maniok-Tortillas (Seite 114)
- ½ Avocado, in Scheiben geschnitten

Den Ofen auf 220 °C vorheizen. Süßkartoffelstücke auf ein mit Backpapier ausgelegtes Backblech legen, mit dem Avocadoöl vermischen und 30 Minuten backen.

Speck in eine kalte Pfanne geben. Bei mittlerer bis starker Hitze etwa 3 Minuten lang braten, dann wenden und fertig braten. Speck zum Abtropfen auf Küchenpapier legen. Zwiebel und Süßkartoffeln in die Pfanne geben. Mit Zimt, Salz und Pfeffer würzen. Garen, bis die Zwiebel weich ist. Hühnerfleisch in die Pfanne dazugeben, um es zu erwärmen.

Die Mischung auf Salatblätter oder Tortillas verteilen und abschließend mit den Avocadoscheiben belegen. Zu Tacos formen und servieren.

Haschee aus Putenhackfleisch und Butternusskürbis

Für 2 Personen

Mit Hackfleisch als Zutat können Sie immer irgendetwas zaubern, je nachdem, was gerade in Ihrem Kühlschrank ist. Auch dieses Frühstücksrezept lässt sich abwandeln. Wenn Sie gerade kein Putenhackfleisch im Haus haben, nehmen Sie zum Beispiel Reste von gekochtem Hühnerfleisch oder ein klein geschnittenes Steak. Statt Kürbis können Sie Süßkartoffel verwenden und statt Grünkohl gerne auch Spinat oder Mangold. Dieses Haschee, einige Süßkartoffelbrötchen (Seite 116), Kräutertee und Schalen mit frischen Beeren sorgen für den perfekten Wochenendbrunch.

- 1 EL Avocadoöl
- 1 Zwiebel, gehackt
- 1 Knoblauchzehe, gehackt
- 1 Butternusskürbis, gehackt
- 1 Apfel, entkernt und gehackt
- 1 Pfund Bio-Putenhackfleisch
- 350 g Grünkohlblätter
- Feines Meersalz und frisch gemahlener schwarzer Pfeffer, nach Belieben

In einer Pfanne das Avocadoöl, die Zwiebel und den Knoblauch bei mittlerer Temperatur erhitzen. Die Zwiebel und den Knoblauch anbraten, bis sie weich sind.

Den Kürbis und den Apfel dazugeben. Unter gelegentlichem Rühren 5 bis 7 Minuten kochen lassen, bis die Äpfel durchgegart sind und der Kürbis weich ist. Danach das Ganze auf eine Seite der Pfanne schieben. Putenhack hinzufügen und garen, bis das Fleisch seine rosa Farbe verloren hat.

Den Grünkohl dazugeben, gut vermischen und abdecken. Etwa 5 Minuten garen, bis die Grünkohlblätter zusammengefallen sind. Vor dem Servieren mit Salz und Pfeffer würzen.

Süßkartoffel-Speck-Haschee mit Avocadocreme

Für 2 Personen

Dieses Haschee bietet mit diversen Gewürzen, Korianderblättern und Avocado den Geschmack typischer Gerichte der südwestlichen Ecke der USA, kommt dabei aber ohne Nachtschattengemüse (Tomaten und Paprika) aus. Wenn Sie Reste von Süßkartoffeln haben, können Sie sie mit diesem Rezept gut verwerten.

- 2 Süßkartoffeln, geschält und in etwa 1 cm große Würfel geschnitten
- 2 EL Avocadoöl
- 4 Scheiben nitratfreier Speck von Schwein aus Weidehaltung
- 1 kleine rote Zwiebel, gewürfelt
- 1 Knoblauchzehe, gehackt
- 1 TL gemahlener Kreuzkümmel
- ½ TL gemahlener Koriander
- ½ TL getrockneter Oregano
- 30 g gehackte Korianderblätter
- Feines Meersalz und frisch gemahlener schwarzer Pfeffer, nach Belieben
- 1 Avocado, entkernt und geschält
- 1 Limette, in Keile geschnitten

Den Ofen auf 220 °C vorheizen. Süßkartoffeln auf ein mit Backpapier ausgelegtes Backblech legen. Mit Avocadoöl beträufeln und 30 Minuten backen.

Währenddessen Speck in eine kalte Pfanne geben. Bei mittlerer Hitze auf beiden Seiten knusprig braten und zum Abtropfen auf Küchenpapier legen. Zwiebel, Knoblauch, Kreuzkümmel, Koriander, Oregano und die Hälfte der Korianderblätter in die Pfanne geben und etwa 5 Minuten garen, bis die Zwiebeln weich sind.

Die Süßkartoffeln in die Pfanne geben. Mit Salz und Pfeffer würzen und unter gelegentlichem Rühren 5 Minuten lang garen.

In einer Schüssel die Avocado zerdrücken. Einen Schuss Limettensaft hinzufügen und mischen.

Das Haschee auf zwei Teller aufteilen und den Speck darüber zerbröckeln. Die restlichen Korianderblätter darüber streuen. Einen Klacks Avocadopüree darauf geben und mit Limettenschnitzen garnieren.

Spaghettikürbispuffer

Ergibt 24 Puffer, jeweils etwa 7 cm groß

Je dünner die Puffer, desto knackiger werden sie. Servieren Sie sie zum Beispiel mit einer Frühstücksfrikadelle (Seite 106) und Avocadoscheiben. Den Knoblauch können Sie mit einer Knoblauchpresse oder der flachen Seite eines Kochmessers zerdrücken.

- 1 Spaghettikürbis, längs halbiert, entkernt
- 2 zerdrückte Knoblauchzehen
- 1 TL frisch gemahlener schwarzer Pfeffer
- ½ TL feines Meersalz
- 1 EL ausgelassener Speck

Den Ofen auf 230 °C vorheizen. Ein Backblech mit Backpapier auslegen.

Die Kürbishälften mit der Schnittfläche nach unten auf das Blech legen und etwa 45 Minuten backen, bis Sie den Kürbis leicht mit einer Gabel durchstechen können.

Kürbis aus dem Ofen nehmen, etwas auskühlen lassen und dann mit einer Gabel das Kürbisfleisch herausholen und auf ein sauberes Handtuch geben. Handtuch über dem Kürbisfleisch zusammenfalten und so viel Wasser wie möglich herausdrücken. Den Rest in eine Schüssel geben und mit Knoblauch, Pfeffer und Salz würzen. Mit angefeuchteten Händen gut vermischen und dabei auch noch den Knoblauch in die Mischung hineinarbeiten.

In einer Pfanne den ausgelassenen Speck bei mittlerer bis starker Temperatur erhitzen. Die Mischung in 24 runde Puffer formen und etwa 8 Minuten auf jeder Seite knusprig braten.

Süßkartoffel-Bagels mit Räucherlachs

Für 2 Personen

Gebackene Süßkartoffelscheiben sind ein guter Ersatz für Bagels. Sie werden mit Räucherlachs und Avocado belegt und dann noch mit roten Zwiebeln und Kapern garniert. Ideal für den Sonntagsbrunch oder einen ersten Gang für eine Party. Wenn Sie die Bagels als Hauptgang servieren, arrangieren Sie sie auf einem Bett aus Salatgrün mit einer Vinaigrette Ihrer Wahl.

- 1 Süßkartoffel, geschält und in 0,5 cm dicke Scheiben geschnitten
- 1 Avocado, dünn geschnitten
- 400 g in Scheiben geschnittener Wildlachs, geräuchert
- ¼ rote Zwiebel, dünn geschnitten
- 2 EL Kapern, gespült und abgetropft

Den Ofen auf 180 °C vorheizen. Ein Backblech mit Backpapier auslegen.

Die Süßkartoffelscheiben auf das vorbereitete Blech legen und 10 Minuten backen; dann wenden und weitere 10 Minuten backen, bis sie weich sind (zur Probe mit dem Messer durchstechen). Dann die Scheiben in einem Tischbackofen (Mini-Backofen) platzieren, um sie etwa 5 Minuten lang knusprig zu machen. Optional können die Kartoffelscheiben auch ausschließlich im Tischbackofen gegart werden (etwa 15 Minuten lang, nach der Hälfte der Zeit umdrehen).

Die Süßkartoffelscheiben auf zwei Teller verteilen und mit Avocado, Räucherlachs, roten Zwiebeln und Kapern belegen.

Schmackhafte Frühstücksfrikadellen

Für 4 Personen (ergibt 8 Frikadellen)

Wenn Sie Die Autoimmun-Lösung gelesen haben, dann kennen Sie diese großartigen Frühstücksfrikadellen bereits und wissen, warum ich das Rezept auch in dieses Buch aufgenommen habe. Normalerweise verdopple oder verdreifache ich das Rezept und friere die restlichen Frikadellen ein, damit ich sie bei Bedarf schnell zum Frühstück zur Hand habe. Sobald sie nach dem Braten abgekühlt sind, können Sie sie einzeln in Backpapier einwickeln und bis zu einem Monat einfrieren. Bei Bedarf im Kühlschrank über Nacht auftauen und im Ofen oder in einer Pfanne mit einem Schuss Avocadoöl aufwärmen.

Diese Frikadellen können Sie zu jeder Mahlzeit auf den Tisch bringen. Sie sind auch ein toller Snack zum Mitnehmen. Genießen Sie sie mit grünem Blattgemüse mit Speck (Seite 209) und einem oder zwei Löffeln Spinat-Grünkohl-Pesto (Seite 212). Unten auf der Seite finden Sie außerdem eine süßere Variante mit Äpfeln, Zimt und Muskatnuss.

- 500 g Bio-Hühner- oder Putenhackfleisch
- 2 EL fein gehackte rote Zwiebel
- 1 TL gehackter Knoblauch
- ¼ TL feines Meersalz
- Prise Senfmehl
- Prise gemahlener Kreuzkümmel
- Prise frisch gemahlener schwarzer Pfeffer
- 1 EL Avocadoöl
- 2 EL Heilende Brühe für den Darm (Seite 83) oder gefiltertes Wasser

Fleisch, Zwiebel, Knoblauch und Gewürze in eine große Schüssel geben. Mit den Händen gut vermischen und 8 Frikadellen daraus formen.

Das Avocadoöl in einer Pfanne bei mittlerer bis starker Temperatur erhitzen. Das Fleisch darin unter Wenden von beiden Seiten etwa 5 Minuten braun braten. Brühe oder Wasser zugeben und zugedeckt weitere 3 bis 5 Minuten garen.

Süße Frühstücksfrikadellen mit Apfel: Zwiebel, Knoblauch, Senf, Kreuzkümmel und schwarzen Pfeffer weglassen und durch ½ Teelöffel gemahlenen Zimt und ¼ Teelöffel gemahlene Muskatnuss ersetzen. Zimt und Muskatnuss sowie ¼ Teelöffel feines Meersalz (wie oben) und außerdem ½ fein gehackten grünen Apfel (zum Beispiel Granny Smith) mit dem Hackfleisch vermischen. Zu Frikadellen formen und wie oben beschrieben vorgehen.

Knuspermüsli mit Ahornsirup

Für 2 Personen

In meiner Kindheit war in unserer Küche ganz sicher immer ein riesiges Glas des hausgemachten Müslis meiner Mutter zu finden. Ich war sehr enttäuscht, als ich erfuhr, dass ich wegen meiner Autoimmunkrankheit kein Müsli mehr essen durfte. Aber zum Glück sind inzwischen in jedem Bio-Laden oder -Supermarkt Erdmandeln erhältlich! Fügen Sie eine kleine Menge dieses Müslis zu Ihrem Kokosjoghurt (Seite 82) oder Acaibeerensmoothie (Seite 113) hinzu. Wenn Sie tagsüber im Büro oder auf Reisen von Hungergefühlen geplagt werden, essen Sie einfach eine Handvoll des Müslis pur.

- 40 g gehobelte Erdmandelblättchen
- 40 g ungesüßte Kokosflocken
- 50 g ungesüßte Kokosraspel
- 2 bis 4 EL Ahornsirup
- 1 TL gemahlener Zimt
- ½ TL gemahlene Muskatnuss
- ¼ TL feines Meersalz
- 80 g gehackte getrocknete Kirschen, Preiselbeeren, Äpfel oder Heidelbeeren

Den Ofen auf 150 °C vorheizen. Ein Backblech mit Backpapier auslegen.

Alle Zutaten in einer Schüssel gut vermischen. Das Müsli gleichmäßig auf dem vorbereiteten Backblech verteilen und 10 bis 12 Minuten backen, bis die Kokosnussstückchen geröstet sind (achten Sie darauf, dass sie nicht anbrennen!). Vollständig abkühlen lassen und in einem Glasgefäß bei Raumtemperatur aufbewahren.

Erdmandelwaffeln

Zutaten für 2 Waffeln

Wenn Sie schon dachten, dass Sie Ihr Waffeleisen jetzt ja eigentlich entsorgen könnten, dann habe ich gute Nachrichten für Sie. Waffeln aus getreidefreiem Erdmandelmehl können auch Ihren Speisezettel bereichern. Der Teig muss in einer Küchenmaschine oder einem Mixer gemischt werden, um die Kochbanane zu pürieren. Wenn Sie sich sowieso ein neues Waffeleisen zulegen möchten, dann nehmen Sie eines mit Keramik- und nicht mit Teflonbeschichtung. Als süße Beigabe dürfen Sie auf die fertigen Waffeln ein wenig Ahornsirup, rohen Honig oder Fruchtkompott (Seite 227) geben.

- 2 EL Kokosöl
- 85 g Erdmandelmehl
- 30 g Pfeilwurzelmehl
- 1/3 grüne Kochbanane
- ½ TL feines Meersalz
- ½ TL Weinsteincreme
- ¼ TL Backpulver
- 1 TL gemahlener Zimt
- 1 EL Ahornsirup
- 1 EL reiner Vanilleextrakt
- 120 ml gefiltertes Wasser

Ein Waffeleisen mit 1 Esslöffel Kokosöl leicht einölen, dann nach den Anweisungen des Herstellers erhitzen.

Alle Zutaten und den restlichen 1 Esslöffel Öl in einer Küchenmaschine oder einem Mixer gut mischen. Während die Küchenmaschine läuft, langsam bis zu 120 ml Wasser durch das Zuführrohr hinzugeben, bis die Mischung die Konsistenz von dickem Teig hat.

Etwa 120 ml Teig auf das Waffeleisen geben. Das Waffeleisen schließen und Teig ausbacken (die fertige Waffel sollte goldbraun sein). Wenn die erste Waffel fertig ist, auf eine warme Platte legen und die zweite backen.

Kürbispfannkuchen

Zutaten für 4 Pfannkuchen

Diese Pfannkuchen sind ein Wochenendfavorit von mir. Kürbisse enthalten viel Betacarotin, das für eine optimale Immun- und Schilddrüsenfunktion notwendig ist. Kürbispüree im Glas in Bio-Qualität ist solchem aus der Dose vorzuziehen.

- 2 EL Kokosöl
- 30 g Erdmandelmehl
- 85 g Pfeilwurzelmehl
- 2 EL Kokosmehl
- 1 EL The Myers Way Gelatin (oder ähnliche Gelatine)
- ½ TL feines Meersalz
- ½ TL Weinsteincreme
- ¼ TL Backpulver
- 1 EL Kürbiskuchengewürz
- 60 ml fertig gekauftes Kürbispüree
- 2 EL vollfette Kokosmilch
- 1 EL reiner Ahornsirup
- 1 EL reiner Vanilleextrakt

In einer Pfanne bei mittlerer Hitze das Kokosfett schmelzen. 1 Esslöffel geschmolzenes Öl herausnehmen und in eine Schüssel geben.

Erdmandelmehl, Pfeilwurzelmehl, Kokosmehl, Gelatine, Salz, Weinsteincreme, Backpulver und Kürbiskuchengewürz in eine Schüssel geben und verrühren. Kürbispüree, Kokosmilch, Ahornsirup, Vanille und den Esslöffel Öl dazugeben. Mit dem Rührbesen alles gut vermischen, um einen dicken Teig zu bekommen.

Für jeden Pfannkuchen etwa 60 ml Teig in die Pfanne geben und backen. Wenn auf der Oberfläche Blasen entstehen, sofort den Pfannkuchen wenden. Er sollte am Ende auf beiden Seiten goldbraun sein.

Zucchini-Muffins

Ergibt 12 Muffins

Diese leckeren Muffins, die nach Zimt und Muskatnuss duften, passen hervorragend zu Erdmandelbutter (Seite 235) und einer Tasse Kräutertee. Sie sind ideal, wenn Sie Freunde oder Familie zum Frühstück einladen.

- 240 g Erdmandelmehl
- 60 g Maniokmehl
- 2 TL gemahlener Zimt
- ½ TL gemahlene Muskatnuss
- 1 TL Backnatron
- 1 TL aluminiumfreies Backpulver
- 1 EL The Myers Way Gelatin (oder ähnliche Gelatine)
- 2 reife Bananen, zerdrückt
- 120 ml Kokosöl
- 60 ml Honig
- 2 EL frisch gepresster Zitronensaft
- 3 EL gefiltertes Wasser
- 2 Zucchini, ausgepresst und gerieben

Den Backofen auf 175 °C vorheizen. Eine Muffinform mit zwölf Einweg-Backförmchen (Muffinbecher) bestücken. In einer Mixerschüssel Erdmandelmehl, Maniokmehl, Zimt, Muskatnuss, Natron, Backpulver und Gelatine mischen.

Die zerdrückten Bananen, das Kokosöl, den Honig, den Zitronensaft und das gefilterte Wasser in die Rührschüssel dazugeben und alles vermischen.

Die geriebenen Zucchini mit einem Teigspatel sanft unterheben. Den Teig gleichmäßig auf die Muffinbecher verteilen. Etwa 25 bis 30 Minuten lang backen (Zahnstocherprobe machen!). Muffins im Becher aus der Form herausnehmen und abkühlen lassen.

Erdmandelflocken

Für 2 Personen

Erdmandeln sind auch die Rettung für Sie, wenn Sie nicht auf Ihren gewohnten Frühstücksbrei verzichten wollen. Das zugesetzte Kollagen- und Proteinpulver helfen, den Blutzuckerspiegel auszugleichen und den Darm zu heilen. Bei dieser Speise gibt es mehrere Varianten.

- 80 g gehobelte Erdmandelblättchen
- 100 g ungesüßte Kokosraspel
- 2 mittelgroße Bananen, zerdrückt
- 240 ml vollfette Kokosmilch
- 1 TL gemahlener Zimt
- 1 Messlöffel The Myers Way Collagen Protein (oder ähnliches Kollagenpulver)
- 1 Messlöffel The Myers Way Vanilla Paleo Protein (oder ähnliches Proteinpulver)
- 0,25 l gefiltertes Wasser

In einer Schüssel alle Zutaten vermengen. Abdecken und über Nacht in den Kühlschrank stellen.

Die Mischung in eine Küchenmaschine oder einen Mixer geben und durch Betätigen des Impulsschalters mixen, bis die Mischung die Konsistenz eines Haferbreis hat. Brei kalt genießen oder in einen Topf geben und auf niedriger Stufe erhitzen.

Zusätze

Beeren und Sahne: Vor dem Kühlen 120 g gemischte Beeren und 2 Esslöffel Kokossahne unterrühren. Auf Wunsch vor dem Servieren noch ein wenig Kokossahne über die Mischung geben.
Tropische Erdmandelflocken: Vor dem Kühlen 40 g Ananas unterrühren.
Karottenkuchen: Vor dem Kühlen 60 g geriebene Möhren und 2 Teelöffel Ahornsirup unterrühren.

Acai-Smoothie

Für 2 Personen

Acai- (korrekt geschrieben eigentlich Açaí, gesprochen Assa-i) Beeren wachsen im Amazonasgebiet in Brasilien. Sie enthalten zahlreiche Antioxidantien, die Ihr Immunsystem unterstützen und Ihre Zellen vor Schäden durch freie Radikale schützen können. In Bio-Supermärkten finden Sie tiefgefrorenes Acai-Püree. Den nachfolgend beschriebenen Smoothie können Sie genau in dieser Form genießen oder noch Kokosraspel, Bananenscheiben, Beeren, Kokosbutter (Seite 80), Knuspermüsli (Seite 108), Granatapfelkerne oder gehobelte Erdmandelblättchen darauf geben.

- 400-450 g ungesüßtes, tiefgefrorenes Acai-Püree
- 1 Banane, in Scheiben geschnitten
- 80 g frische Heidelbeeren
- 2 Messlöffel The Myers Way Collagen Protein (oder ähnliches Kollagen)
- 120 ml vollfette Kokosmilch

Acai-Püree, Banane, Heidelbeeren und Kollagenpulver in einem Mixer vermischen.

Durch die Öffnung im Deckel des Mixers langsam Kokosmilch bis zur gewünschten Konsistenz hinzufügen. Vielleicht mögen Sie den Smoothie ja eher dickflüssiger, um ihn aus einer Schüssel zu löffeln, dann verwenden Sie nicht die gesamte Kokosmilch. Nach Belieben mit Toppings wie oben beschrieben garnieren.

Manioktortillas

Ergibt 8 Tortillas

Einem Ehemann mit dem Nachnamen García beizubringen, dass zu Hause keine mexikanischen Maistortillas mehr auf den Tisch kommen werden, hört sich wie eine schwierige Aufgabe an. Aber meine Tortillas aus Maniokmehl haben ihn glücklicherweise schnell überzeugt. Sie lassen sich ebenso leicht zusammenrollen wie die klassischen Maismehl-Tortillas. Manioktortillas können Sie mit gebratenem Gemüse, knackigen Salaten sowie gegrilltem Fisch oder Huhn für Tacos füllen. Ein Nudelholz eignet sich gut, um die Tortillas in die Fladenbrotform zu bringen. Daneben gibt es auch spezielle Tortillapressen für diesen Zweck.

- 85 g Maniokmehl
- 2 EL Kokosmehl
- 1 EL Kokosöl
- ½ EL Apfelessig
- Prise feines Meersalz
- 180 ml gefiltertes Wasser
- Pfeilwurzstärke, zum Bestreuen

Maniokmehl, Kokosmehl, Öl, Essig, Salz und Wasser in eine Schüssel geben. Gut verrühren, bis sich ein Teig bildet. Den Teig zu acht Kugeln formen.

Einen Bogen Backpapier auf eine Arbeitsfläche legen und mit Pfeilwurzelstärke bestreuen, um ein Ankleben der Teiglinge zu verhindern. Eine Teigkugel auf das Pergamentpapier setzen und mit einem weiteren Backpapier bedecken. Nun mit der Nudelrolle die Kugel vorsichtig zu einem runden Fladenbrot von etwa 10 bis 12 cm Durchmesser rollen. Mit den verbleibenden Teigkugeln wiederholen.

Eine Pfanne bei mittlerer Temperatur erhitzen. Eine Tortilla hineingeben und auf jeder Seite circa 3 Minuten backen. Mit den restlichen Tortillas wiederholen.

Kokosjoghurtparfaits

Für 2 Personen

Für ein sättigendes Frühstück, einen Nachmittagssnack oder ein Dessert schichten Sie Kokosjoghurt (Seite 82), Beeren und selbst gemachtes Knuspermüsli in ein Glas. Statt der gemischten Beeren können Sie je nach Saison auch andere Früchte verwenden.

- 240 ml Kokosjoghurt (Seite 82)
- 160 g gemischte frische Beeren
- 80 g Knuspermüsli (Seite 108)

Um die Parfaits herzustellen, 60 ml Joghurt, gefolgt von 40 g Obst und 20 g Müsli in ein Glas schichten. Einmal wiederholen (es gibt also insgesamt sechs Schichten im Glas).

Süßkartoffelbrötchen

Ergibt 12 Brötchen

Ich komme aus dem amerikanischen Süden, wo jeder darauf besteht, dass seine Mutter die besten weichen Brötchen bäckt. Wenn Sie die Brötchen lieber etwas herzhafter mögen, mischen Sie 1 Esslöffel gehackte Rosmarinblätter in den Teig. Genießen Sie die Brötchen aufgeschnitten wie einen Burger mit einer Frühstücksfrikadelle (Seite 106). Wenn Sie sie lieber als Dessert servieren möchten, können Sie sie auch halbieren und auf jede Hälfte Beeren sowie etwas Kokosschokoladenmousse (Seite 261) geben.

- 1 bis 2 Süßkartoffeln
- 120 ml vollfette Kokosmilch
- 30 g Maniokmehl
- 60 g Pfeilwurzelmehl
- 30 g Kokosmehl
- 1 EL aluminiumfreies Backpulver
- 1 TL feines Meersalz
- 75 g Palmin soft

Den Backofen auf 220 °C vorheizen. Die Süßkartoffeln mit einer Gabel überall einstechen. Im Ofen 45 Minuten bis 1 Stunde backen, bis sich die Kartoffeln mit einem Messer ganz leicht durchstechen lassen. Etwas abkühlen lassen, dann aufschneiden und das Fruchtfleisch in eine Schüssel löffeln und dort mit einer Gabel zerdrücken. Der Ofen bleibt eingeschaltet.

Ein Backblech mit Backpaper auslegen.

Die zerdrückten Süßkartoffeln mit der Kokosmilch verrühren. Maniokmehl, Pfeilwurzelmehl, Kokosmehl, Backpulver, Salz und Palmin soft dazugeben und gut verrühren, bis alle Zutaten vermischt sind.

Mit einem Löffel 12 Teigportionen auf das vorbereitete Backblech geben. Mit der Handfläche die einzelnen Kugeln sanft nach unten drücken, damit sie etwas flacher werden. 14 bis 16 Minuten backen. Die Brötchen vor dem Servieren einige Minuten abkühlen lassen.

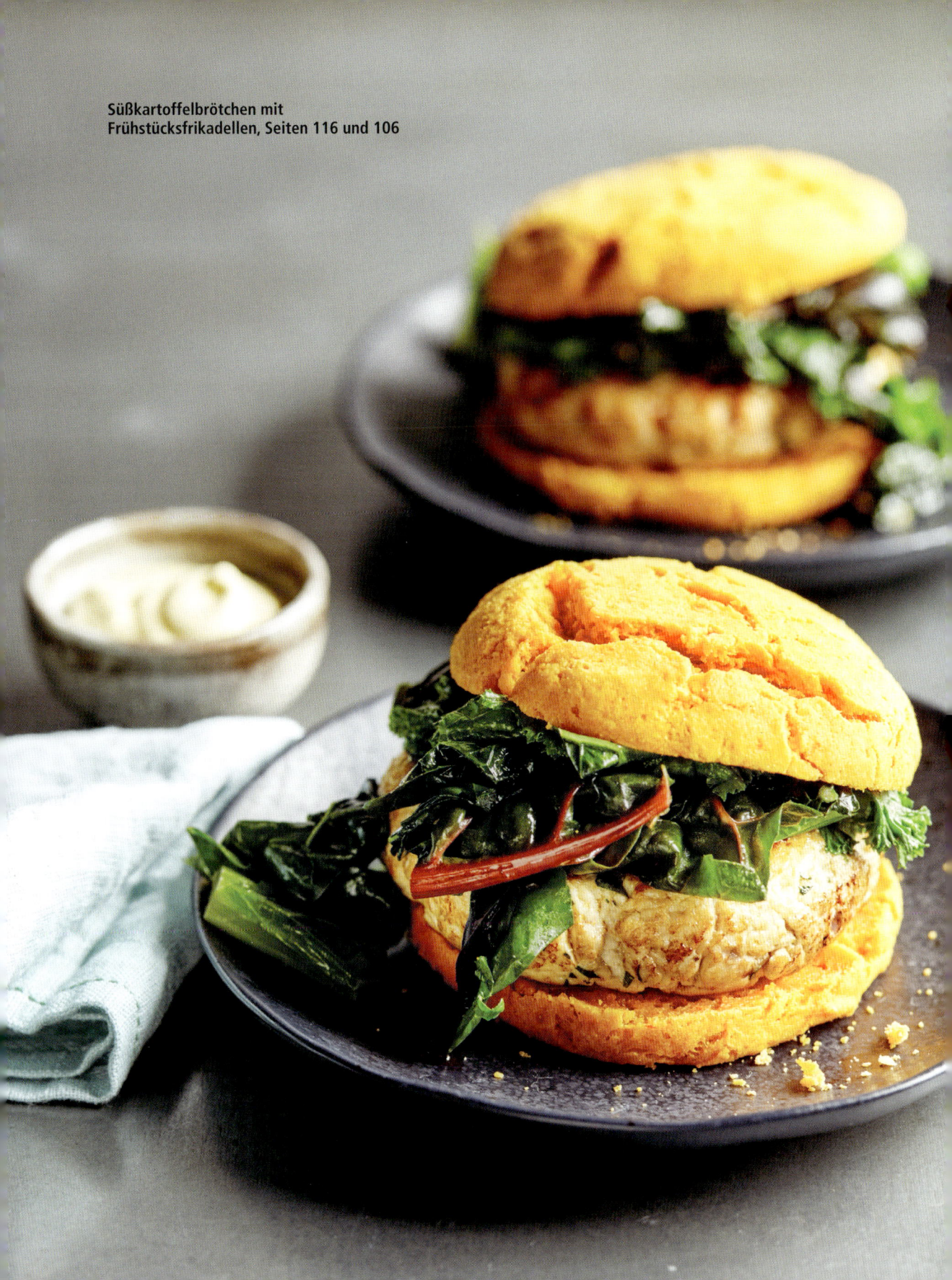

Süßkartoffelbrötchen mit Frühstücksfrikadellen, Seiten 116 und 106

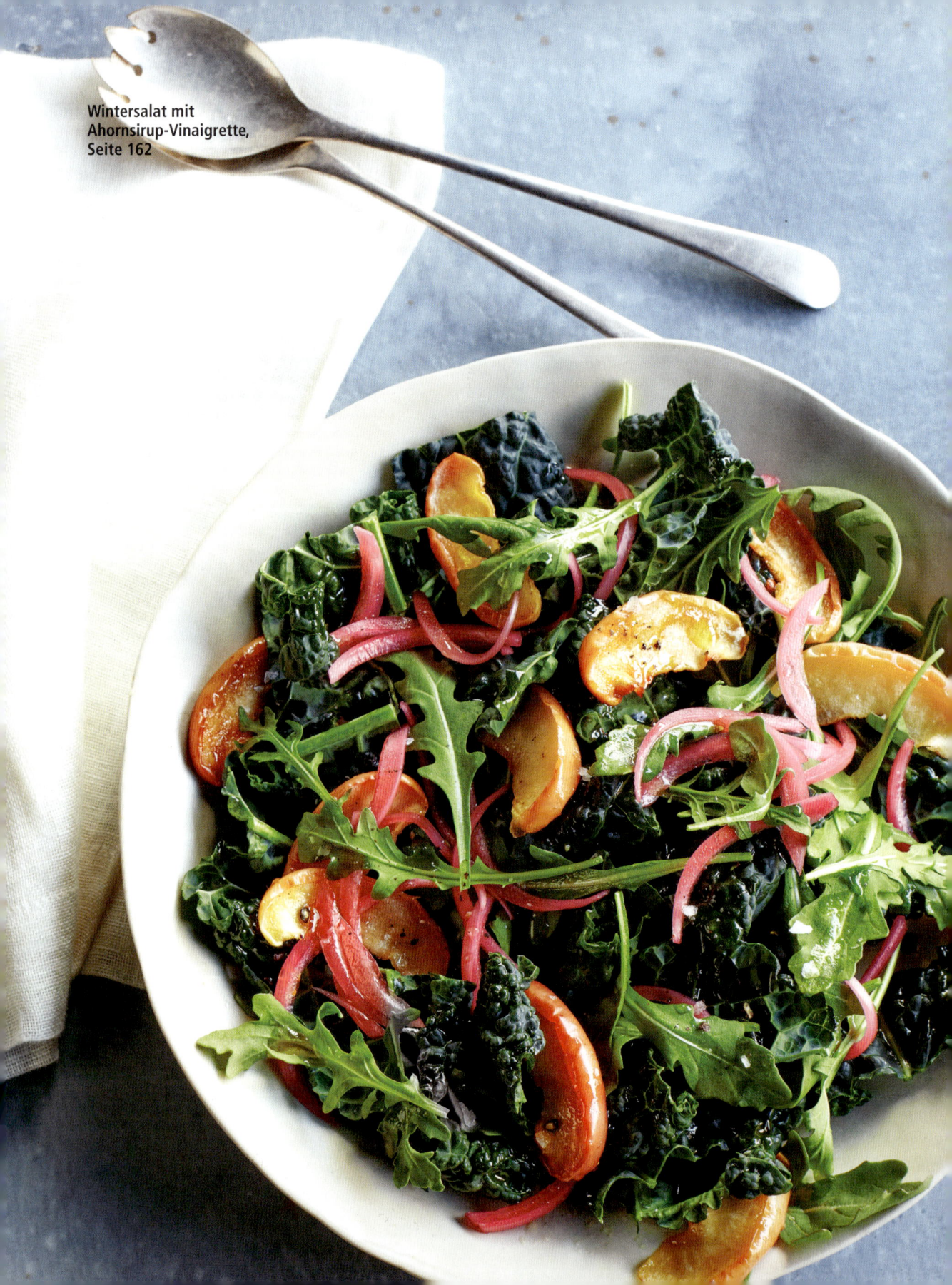

Wintersalat mit Ahornsirup-Vinaigrette, Seite 162

Hähnchenfleisch-Satay mit »Erdnuss«-Sauce, Seiten 242 und 217

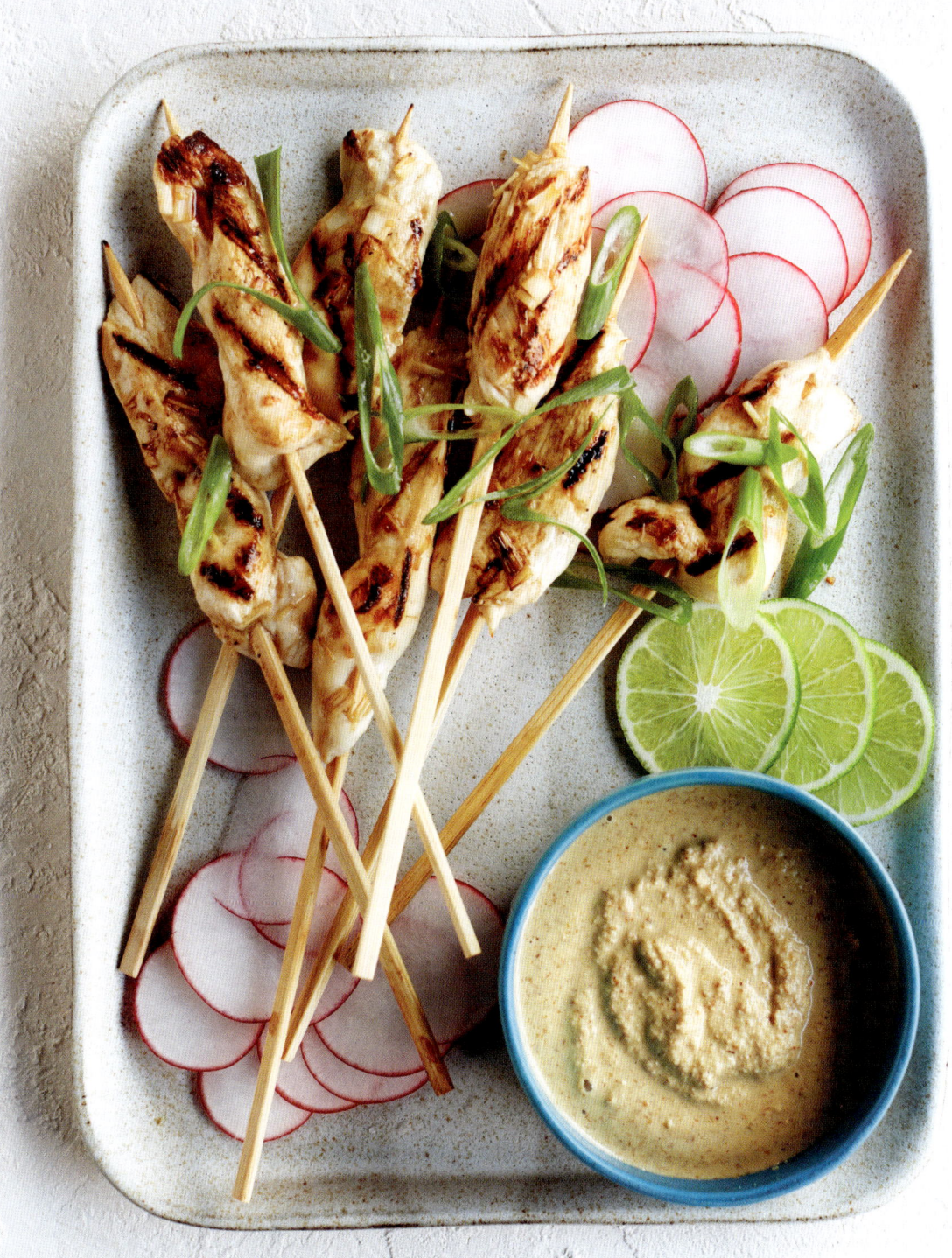

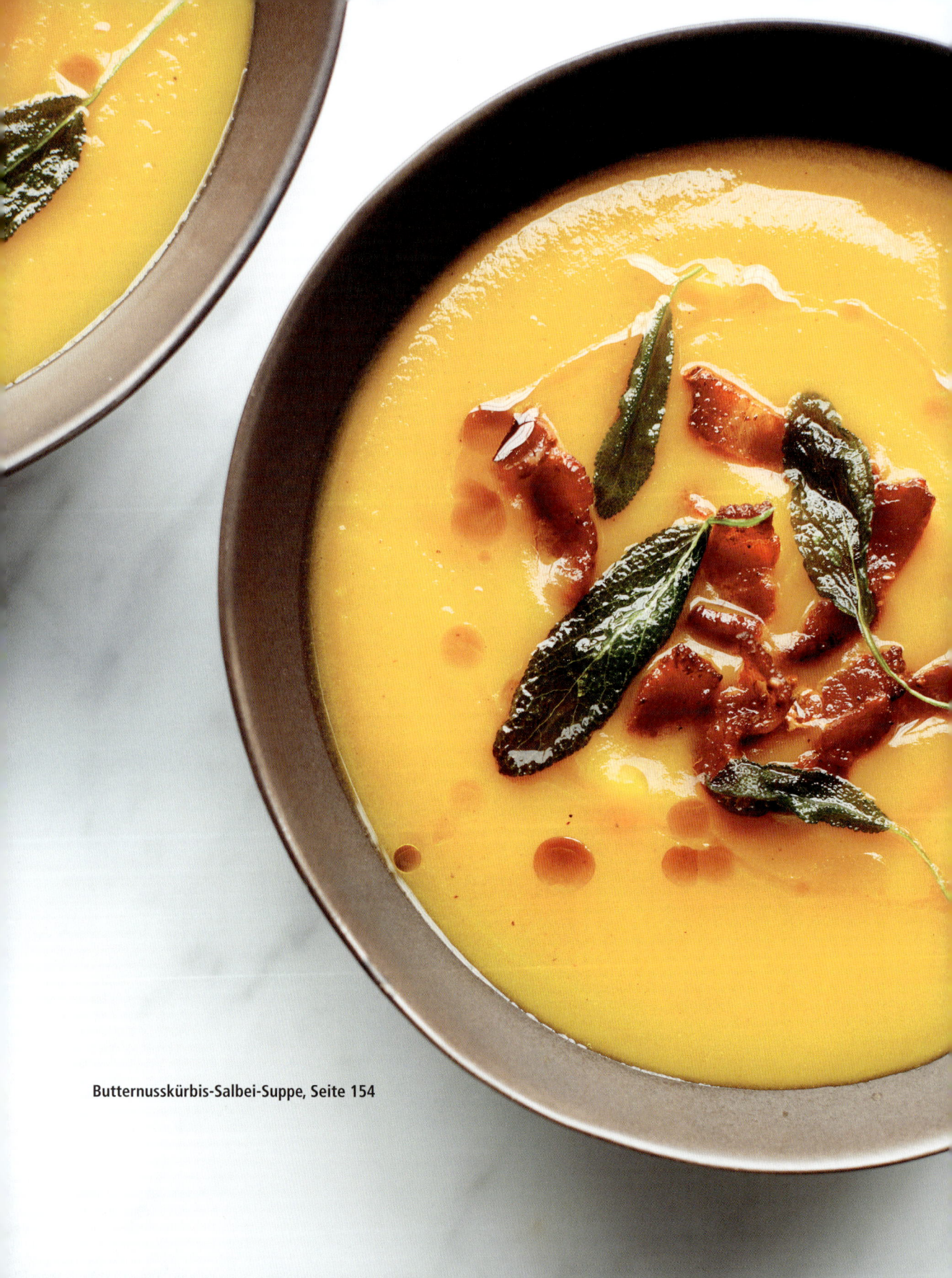

Butternusskürbis-Salbei-Suppe, Seite 154

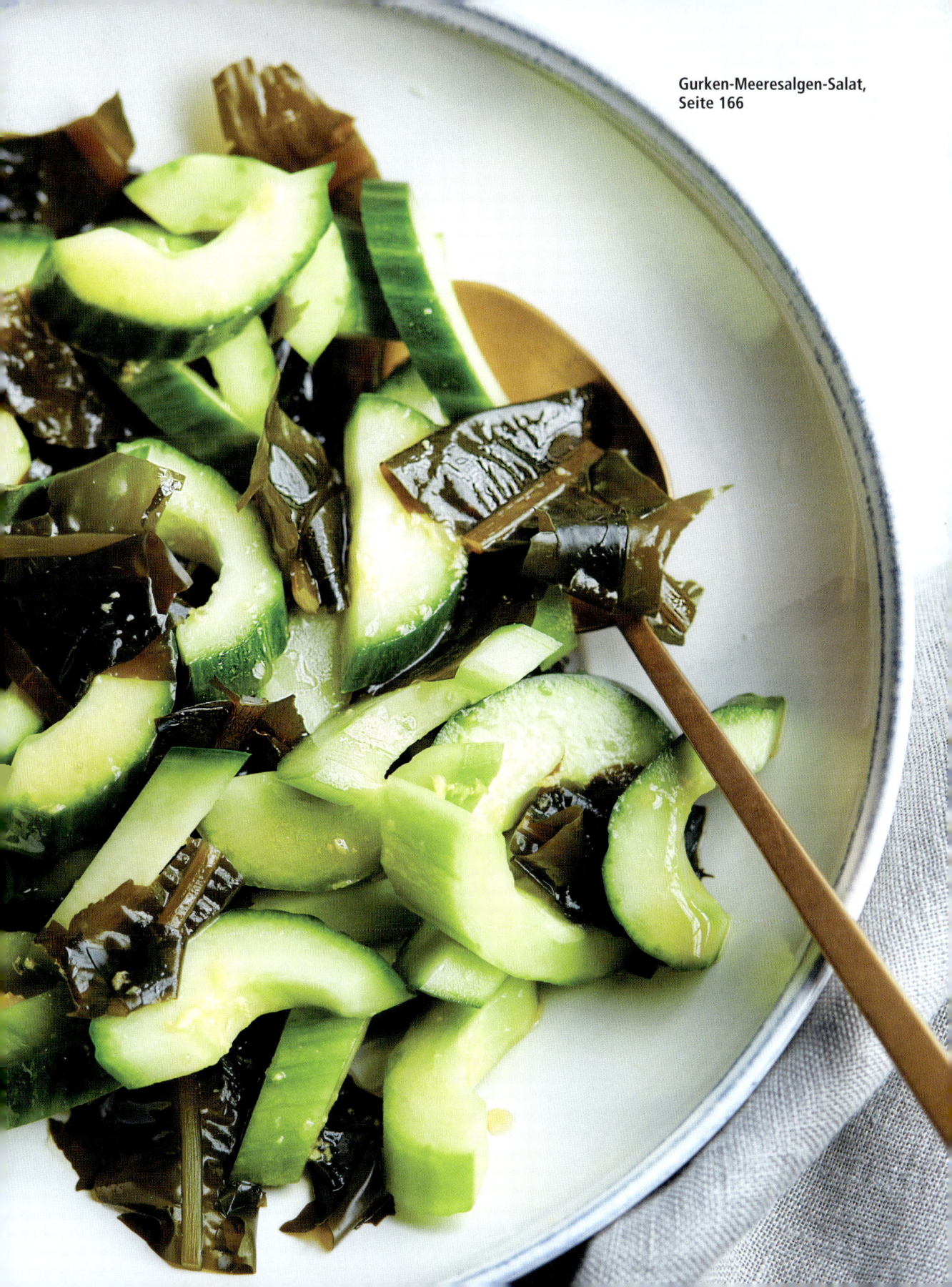

Gurken-Meeresalgen-Salat, Seite 166

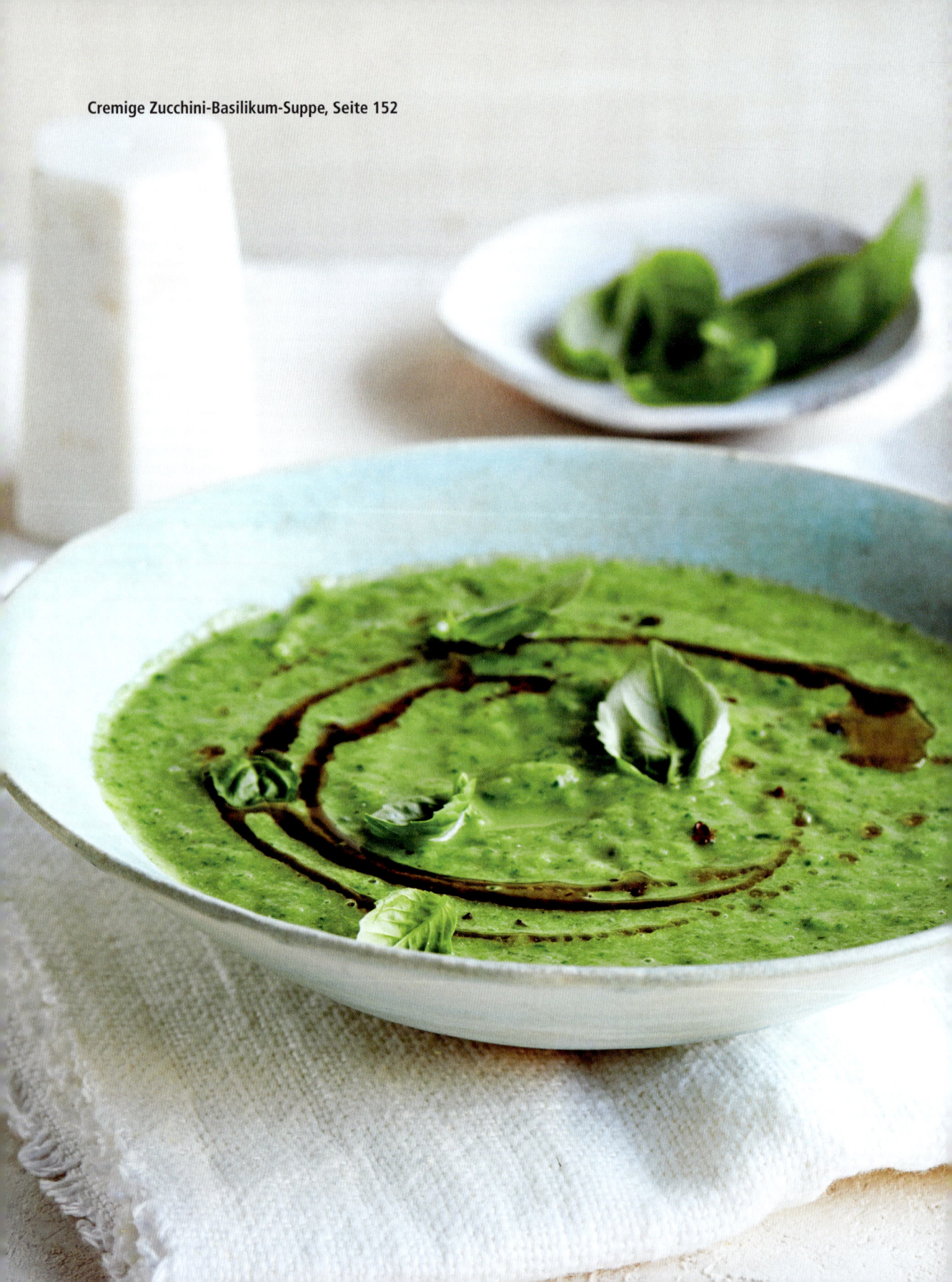

Cremige Zucchini-Basilikum-Suppe, Seite 152

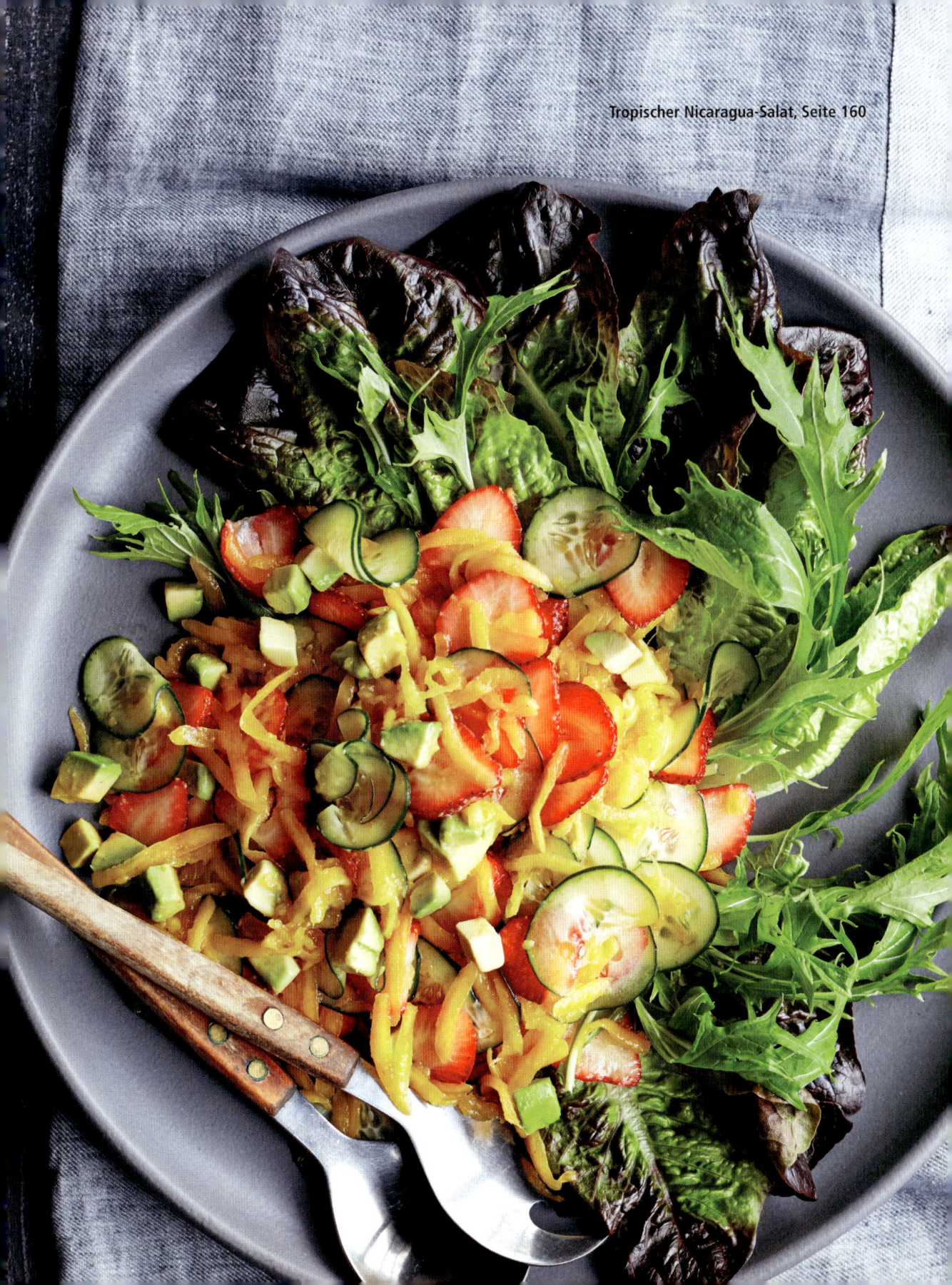

Tropischer Nicaragua-Salat, Seite 160

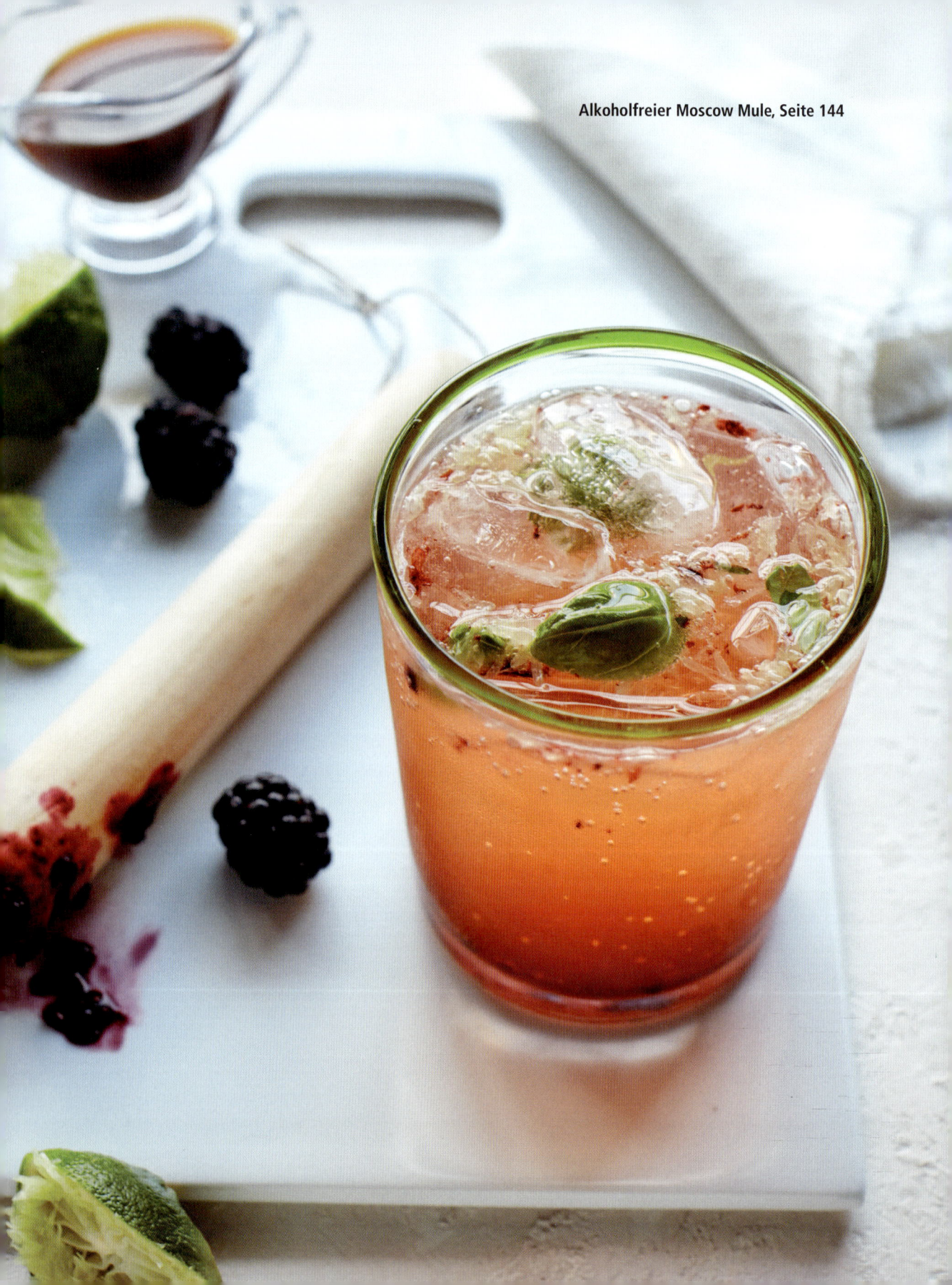

Alkoholfreier Moscow Mule, Seite 144

5

Smoothies, Säfte und andere Getränke

SMOOTHIES

Smoothies sind meine Lieblingsmethode, um einen köstlichen, darmheilenden, immununterstützenden Schub ohne großen Aufwand zu erhalten. Ich habe immer viele frische Bio-Früchte in der Obstschale, ein Superfood-Grüngemisch im Gefrierschrank und eine Packung The Myers Way Paleo Protein im Küchenregal, sodass ich jederzeit bereit bin, einen energetisierenden und sättigenden Smoothie herzustellen.

Smoothies sind wunderbar für jeden, der mit einem durchlässigen Darm oder einer schlechten Verdauung zu kämpfen hat, denn durch das Zerkleinern werden die Früchte und das Gemüse leichter verdaulich, und die Nährstoffe können vom Körper besser aufgenommen werden. Durch die Zugabe eines Proteinpulvers stellen Sie sicher, dass Sie die notwendigen essenziellen Aminosäuren in einer Form erhalten, die Ihr Körper problemlos verwerten kann. Wenn Sie dann noch etwas Kollagenpulver (wie zum Beispiel The Myers Way Collagen Protein) in den Smoothie hineingeben, haben Sie ein darmheilendes und haar-, haut- und nagelunterstützendes Kraftpaket.

Nachstehend finden Sie allgemeine Anweisungen für die Zubereitung eines köstlichen, heilenden Smoothies und auf den folgenden Seiten meine Lieblingsgeschmackskombinationen.

- 100–160 g Früchte, vorzugsweise Beeren
- 50–120 g grob gehacktes Gemüse (optional), zum Beispiel grünes Blattgemüse; gekochte Süßkartoffeln, Butternusskürbis oder Kürbis; Sommerkürbis
- 120 bis 250 ml Flüssigkeit, wie Kokosmilch, Kokoswasser oder Erdmandelmilch
- 1 Esslöffel gesundes Fett, wie Kokosfett, Avocado- oder Leinöl
- Je 1 Messlöffel The Myers Way Paleo Protein (oder ähnliches Proteinpulver) und The Myers Way Collagen Protein (oder ähnliches Kollagenpulver).

Bereiten Sie Ihren Smoothie wie folgt zu: Einfach alle Zutaten in einen Hochgeschwindigkeitsmixer geben und glatt rühren. Mixen Sie am besten zweimal: Lassen Sie den Mixer 20 Sekunden lang laufen und danach den Inhalt kurz ruhen. Wenn Sie dann nochmals für weitere 20 Sekunden mixen, erhalten Sie einen besonders cremigen Smoothie. In ein Glas gießen und genießen!

Kirschsmoothie Sunrise

Für 1 Person

Kirschen sind besonders reich an Antioxidantien, was sie zu einem entzündungshemmenden Kraftpaket macht. Frische Süßkirschen sind nur eine begrenzte Zeit erhältlich, weshalb Sie sich einen Vorrat an tiefgefrorenen Bio-Kirschen zulegen sollten. Sie eignen sich ideal als Zutat für Säfte und Smoothies und als Zugabe zu Salaten.

- 50 g gefrorene entkernte Kirschen
- 50 g gefrorene Mangowürfel
- 120 ml Vollfett-Kokosmilch oder gefiltertes Wasser
- 50 g Spinat (roh)
- 1 EL Kokosöl
- 1 Messlöffel The Myers Way Vanilla Paleo Protein (oder ähnliches Proteinpulver)
- 1 Messlöffel The Myers Way Collagen Protein (oder ähnliches Kollagenpulver), optional

Befolgen Sie die Anweisungen auf Seite 118.

Beerensmoothie

Für 1 Person

Wenn Sie ganz besonders auf Ihren Blutzuckerspiegel achten, kann gedämpfter Blumenkohl ein gesunder Ersatz für Bananen in Smoothies sein. Blumenkohl sorgt ebenfalls dafür, dass die Smoothies schön cremig werden. Ich dämpfe jeweils eine größere Menge, lasse sie abkühlen und friere sie dann ein, um bei Bedarf immer ausreichend Blumenkohl zur Hand zu haben. Blumenkohl ist frei von Zucker, und wenn er gedämpft wird, schmeckt man ihn aus dem Smoothie kaum noch heraus. Er wirkt hormonausgleichend und beeinträchtigt die Schilddrüse in keinster Weise. Sowohl Blumenkohl als auch Beeren glänzen außerdem durch ihren hohen Anteil an Antioxidantien, die eine wichtige Rolle in Ihrem Immunsystem spielen.

- 40 g gefrorene Himbeeren
- 40 g gefrorene Brombeeren
- 40 g gefrorene Heidelbeeren
- 50 g Blumenkohl, gedämpft und dann eingefroren
- 120 ml Vollfett-Kokosmilch
- 1 Messlöffel The Myers Way Vanilla Paleo Protein (oder ähnliches Proteinpulver)
- 1 Messlöffel The Myers Way Collagen Protein (oder ähnliches Kollagenpulver), optional

Befolgen Sie die Anweisungen auf Seite 118.

BANANEN FÜR SMOOTHIES

Die besten Smoothie-Bananen sind überreif, mit bräunlicher Schale. Das gilt auch, wenn Sie sie einfrieren. Mit gefrorenen Bananen werden Smoothies noch cremiger. Schälen Sie die Bananen vor dem Einfrieren und schneiden Sie sie in Hälften oder noch kleinere Stücke, um das Mixen zu erleichtern. Frieren Sie sie portionsweise ein. Tiefgekühlt sind Bananen etwa sechs Wochen haltbar.

Grüner Tropensmoothie

Für 1 Person

Diesen Smoothie habe ich mir nach einer Nicaragua-Reise ausgedacht. Die frische Ananas und die Mango lassen mich wieder von rauschenden Meereswellen und weißen Sandstränden träumen. Die gefrorene Avocado macht diesen Smoothie so cremig, er wird fast wie Eiscreme. Und das gesunde Fett aus der Avocado sorgt dafür, dass Sie stundenlang satt bleiben.

- 70 g gefrorene Ananaswürfel
- 40 g gefrorene Banane
- 30 g gefrorene Mangowürfel
- 60 g frische Spinatblätter
- 120 ml ungesüßtes Kokoswasser
- ¼ gefrorene Avocado
- 1 Messlöffel The Myers Way Vanilla Paleo Protein (oder ähnliches Proteinpulver)
- 1 Messlöffel The Myers Way Collagen Protein (oder ähnliches Kollagenpulver), optional

Befolgen Sie die Anweisungen auf Seite 118.

Kühner grüner Smoothie

Für 1 Person

Dies ist die Smoothie-Version meines grünen Lieblingssaftes. Er ist vollgepackt mit B-Vitaminen und gesunden Fetten, um das Immunsystem und die Nebennieren zu unterstützen.

- 30 g Spinat
- 20 g Gurkenwürfel
- ¼ gefrorene Avocado
- ½ Kiwi, geschält
- ¼ gefrorene Banane
- 60 ml gefiltertes Wasser
- 1 Messlöffel The Myers Way Vanilla Paleo Protein (oder ähnliches Proteinpulver)
- 1 Messlöffel The Myers Way Collagen Protein (oder ähnliches Kollagenpulver), optional

Befolgen Sie die Anweisungen auf Seite 118.

Smoothie mit Grünkohl, Minze und Zitronengras

Für 1 Person

Dieser Smoothie kombiniert zwei meiner Lieblingskräuter – Zitronengras und Minze – zu einem leichten und erfrischenden Getränk.

- ¼ gefrorene Banane
- 60 g Babykohlblätter
- 3 Minzblätter
- 1 cm großes Stück Zitronengras vom unteren Teil des Stiels
- 1 Messlöffel The Myers Way Vanilla Paleo Protein (oder ähnliches Proteinpulver)
- 1 Messlöffel The Myers Way Collagen Protein (oder ähnliches Kollagenpulver), optional

Befolgen Sie die Anweisungen auf Seite 118.

Schokoladen-Kirschen-Smoothie

Für 1 Person

Wenn Sie sich nach schokoladenüberzogenen Früchten sehnen, werden Sie diesen gehaltvollen und fast dekadenten Smoothie lieben.

- 120 ml Vollfett-Kokosmilch
- 100 g gefrorene Kirschen
- 1 Messlöffel The Myers Way Chocolate Paleo Protein (oder ähnliches Proteinpulver)
- ¼ TL gemahlener Zimt
- 1 Messlöffel The Myers Way Collagen Protein (oder ähnliches Kollagenpulver), optional

Befolgen Sie die Anweisungen auf Seite 118.

Chai-Smoothie

Für 1 Person

Auf meinen Reisen in Indien habe ich mich in den Chai-Tee verliebt. Dieser Smoothie enthält all die entzündungshemmenden Gewürze eines Chai Latte und beglückt Sie mit seinen wärmenden und beruhigenden Aromen.

- 240 ml Vollfett-Kokosmilch
- ½ gefrorene Banane
- 1 Messlöffel The Myers Way Vanilla Paleo Protein (oder ähnliches Proteinpulver)
- 1 Messlöffel The Myers Way Collagen Protein (oder ähnliches Kollagenpulver), optional
- ½ TL gemahlener Zimt
- ½ TL gemahlener Kardamom
- ½ TL geriebener oder gehackter Ingwer
- ½ TL gemahlene Kurkuma
- ¼ TL gemahlene Muskatnuss
- ¼ TL gemahlene Nelken

Befolgen Sie die Anweisungen auf Seite 118.

Erdbeer-Cheesecake-Smoothie

Für 1 Person

Ihnen fehlt der Käsekuchen? Nun, jetzt nicht mehr! Dieser nährstoffreiche, dessertähnliche Smoothie schmeckt wie das Original ohne die entzündungsfördernden Zutaten Milch und Zucker. Sie können diesen Smoothie mit seinen immununterstützenden Proteinen und Fetten auch zum Frühstück trinken und sind dann bis zum Mittagessen satt.

- 140 g gefrorene Erdbeeren
- 120 ml Vollfett-Kokosmilch
- 1 EL Kokosbutter
- 1 Messlöffel The Myers Way Vanilla Paleo Protein (oder ähnliches Proteinpulver)
- 1 Messlöffel The Myers Way Collagen Protein (oder ähnliches Kollagenpulver), optional

Befolgen Sie die Anweisungen auf Seite 118.

Minz-Schokoladensplitter-Smoothie

Für 1 Person

Dieser eiscremartige Smoothie ist so gehaltvoll und köstlich, dass Sie kleinere Portionen als Dessert servieren können. Der Spinat gibt einen Schub an Eisen, Vitamin B und Antioxidantien. Wenn Sie Minzblätter anstelle von ätherischem Öl verwenden, schmeckt der Smoothie eher zitrusartig als minzig.

- 60 g Spinatblätter
- 1 Tropfen ätherisches Pfefferminzöl oder 3 bis 4 große Minzblätter
- 120 ml Vollfett-Kokosmilch
- 1 oder 2 EL Kakaonibs
- 1 Messlöffel The Myers Way Vanilla Paleo Protein (oder ähnliches Proteinpulver)
- 1 Messlöffel The Myers Way Collagen Protein (oder ähnliches Kollagenpulver), optional
- ½ gefrorene Banane

Befolgen Sie die Anweisungen auf Seite 118.

Lebkuchensmoothie

Für 1 Person

Dieser Smoothie führt mich zurück in meine Kindertage und erinnert mich an meine Mutter und an unsere Weihnachtsfeste. Er schmeckt wie ein flüssiger Lebkuchen. Ideal zum Frühstück, Dessert oder anstelle von Eierlikör auf einer Feiertagsparty.

- 120 ml Vollfett-Kokosmilch
- ¼ gefrorene Banane
- ¼ TL gemahlene Muskatnuss
- ½ TL gemahlener Zimt
- ¼ TL gemahlener Ingwer
- ⅛ TL gemahlene Nelken
- ½ TL Melasse
- 1 Messlöffel The Myers Way Vanilla Paleo Protein (oder ähnliches Proteinpulver)
- 1 Messlöffel The Myers Way Collagen Protein (oder ähnliches Kollagenpulver), optional

Befolgen Sie die Anweisungen auf Seite 118.

Pumpkin Spice-Smoothie

Für 1 Person

Lassen Sie den zuckerhaltigen »Pumpkin Spice Latte« mit künstlichen Zusatzstoffen, wie er in diversen Coffeeshops angeboten wird, weg und greifen Sie stattdessen zu diesem Smoothie! Sie können ihn zu allen Tageszeiten genießen, ob zum Frühstück oder zum Abendessen als Dessert.

- 120 ml Vollfett-Kokosmilch
- ½ gefrorene Banane
- 1 Messlöffel The Myers Way Vanilla Paleo Protein (oder ähnliches Proteinpulver)
- 1 Messlöffel The Myers Way Collagen Protein (oder ähnliches Kollagenpulver), optional
- 60 ml Kürbispüree aus dem Glas (oder Dose)
- ½ TL Kürbiskuchengewürz
- ¼ TL gemahlener Ingwer

Befolgen Sie die Anweisungen auf Seite 118.

SÄFTE

Säfte sind eine wunderbare Möglichkeit, Ihrer Ernährung mehr von den essenziellen Vitaminen und Mineralien in Obst und Gemüse hinzuzufügen und gleichzeitig ein erfrischendes Getränk zu genießen. Wenn Sie es lieben, Ihren Tag mit frischem Saft zu beginnen, empfehle ich Ihnen, Früchte und Gemüse schon am Abend zuvor vorzubereiten, damit Sie morgens nicht in Hektik kommen. Schälen Sie Kiwis, Zitrusfrüchte (entfernen Sie auch das bittere weiße Unterhäutchen) und alle anderen Früchte und Gemüse, deren Schale die Konsistenz oder den Geschmack Ihres Saftes beeinträchtigen könnte.

Denken Sie daran, dass Sie zu jedem Saft ein Kollagenpulver (zum Beispiel das The Myers Way Collagen Protein) hinzugeben können. Einfach einrühren, wenn Sie den Saft fertig zubereitet haben – das Pulver löst sich schnell auf und ist geschmacklos. Kollagen verleiht Ihrem Saft zusätzliche darmheilende Eigenschaften, und das Protein ist ein guter Ausgleich zum Fruchtzucker.

Sobald Ihr Saft fertig ist, genießen Sie ihn sofort, damit sich das Fruchtfleisch nicht unten absetzt oder der Saft durch Oxidation seinen Nährwert verliert. Und hier noch ein Tipp aus eigener Erfahrung: Reinigen Sie Ihren Entsafter gleich nach Gebrauch, dann geht es am einfachsten. Sie wollen ja schließlich, dass er sofort einsatzbereit ist, wenn Sie das nächste Mal das Bedürfnis nach einem energiereichen Saft haben.

Bereiten Sie Ihren Saft wie folgt zu: Nachdem Sie den Entsafter eingeschaltet haben, geben Sie jede der Zutaten einzeln in den Einfüllschacht. Verwenden Sie zu Ihrer eigenen Sicherheit den Stößel, um das Entsaftgut langsam in den Schacht zu drücken. Während der Saft ins Saftbehältnis fließt, landet der Trester (Fruchtfleischrückstände) in einem separaten Behälter.

Ein Spritzer Sonnenschein

Für 1 Person

Dieser mit immununterstützendem Betacarotin, energieverstärkenden B-Vitaminen und entzündungshemmendem Ingwer vollgepackte Saft ist ein großartiger Ersatz für gekauften Orangensaft. An einem regnerischen Tag können Sie sich damit den Sonnenschein in flüssiger Form zuführen.

- ½ Ananas, geschält, entkernt und in Stücke geschnitten
- 2 Karotten
- 1 Süßkartoffel, in mehrere Stücke geschnitten
- 2–3 cm frischer Ingwer

Befolgen Sie die Anweisungen auf Seite 130.

Violette Perfektion

Für 1 Person

Über diesen Saft mit seinen vielen Antioxidantien – Carotinoide (wie Lutein und Zeaxanthin), Flavonoide (wie Rutin, Resveratrol und Quercetin), Selen, Zink, Phosphor und die Vitamine A, C und E – wird Ihr Immunsystem sehr erfreut sein. Kinder lieben sowohl die violette Farbe als auch den Geschmack des Saftes.

- 7 violette Rüben
- 40 g Heidelbeeren
- 1 Apfel, entkernt und zerkleinert
- ½ Gurke
- ½ Rote Bete
- ½ Zitrone

Befolgen Sie die Anweisungen auf Seite 130.

Klassischer grüner Entgiftungssaft

Für 1 Person

Mit diesem Saft stärken Sie Ihr Immunsystem und entgiften Ihren Körper. Chlorophyll, das grüne Pigment in Pflanzen, erhöht nachweislich die Anzahl der roten Blutkörperchen und beruhigt Entzündungen. Koriander hilft, die Toxine im Körper zu reduzieren, indem es Schwermetalle bindet und die Entgiftung unterstützt. Mit der Zitrone spülen Sie Ihr Lymphsystem durch. Und bioaktive Substanzen im Ingwer mildern Entzündungen und Infektionen.

- 1 Handvoll Grünkohl und/oder Spinatblätter
- 1 Gurke
- 1 Birne, geschält und zerkleinert
- 4 Selleriestangen
- 1 Zitrone, geschält
- 0,5 cm frischer Ingwer
- 1 Handvoll Koriandergrün

Befolgen Sie die Anweisungen auf Seite 130.

Freie-Radikale-Fänger

Für 1 Person

Freie Radikale überfordern unseren Körper und können zu vorzeitiger Alterung führen. Obst und Gemüse, die so wie die in diesem Saft reich an Antioxidantien sind, stärken unsere Verteidigungslinien. Lassen Sie sich diesen Saft am besten nachmittags schmecken und spülen Sie damit die sich bis dahin akkumulierten freien Radikale weg.

- 2 Äpfel, geschält und zerkleinert
- 1 Gurke
- 150 g Heidelbeeren
- 350 g Trauben (rot oder weiß)
- 60 g Spinat
- 2–3 cm frischer Ingwer

Befolgen Sie die Anweisungen auf Seite 130.

Grüner Margarita-Saft

Für 1 Person

Diesen Saft trinke ich oft gleich nach dem Aufstehen und schwemme so mithilfe des Korianders die nachts angesammelten Giftstoffe aus. Außerdem eignet er sich hervorragend als Erfrischungsgetränk nach einer Trainingseinheit. Wenn Sie Freunde zu einem mexikanisch angehauchten Abendessen einladen, können Sie den Saft in Schnapsgläsern als kleinen Aperitif zusammen mit der Vorspeise servieren.

- 150 g Babyspinat
- 1 Limette
- 1 Apfel (Gala)
- 1 Gurke
- 1 Handvoll Koriander

Befolgen Sie die Anweisungen auf Seite 130.

ANDERE GETRÄNKE

Smoothies und Säfte sind nicht die einzigen köstlichen Getränke, die Ihre Gesundheit unterstützen können. Von der entzündungshemmenden Goldenen Milch (Seite 137) bis hin zu alkoholfreien Cocktails gibt es viele kreative Getränkeideen für jede Jahreszeit.

Wenn Sie mit diesen schmackhaften Drinks nicht nur Haare, Haut und Nägel verschönern , sondern auch gleich noch den Darm reparieren wollen, fügen Sie einfach einen Messlöffel The Myers Way Collagen Protein hinzu.

Egal, ob Sie sich mit einem autoimmunfreundlichen Kürbisgewürz-Milchkaffee (Seite 139) unter eine warme Decke kuscheln oder einen alkoholfreien Moscow Mule (Seite 144) am Pool genießen, denken Sie daran, sich zu entspannen und den Moment zu genießen – schließlich ist »Stress abbauen« ein Teil der vierten Säule der Myers-Methode.

Goldene Milch

Für 2 Personen

Die Kurkuma in diesem wärmenden Getränk verleiht ihm die goldene Farbe. Der Wirkstoff in der Kurkuma, das Curcumin, ist ein starkes Antioxidans, das zur Verringerung von Entzündungen und Schmerzen bei Autoimmunität und anderen chronischen Gesundheitsbeschwerden beiträgt. Curcumin wird am besten in Verbindung mit etwas Fett (zum Beispiel aus Kokosöl) und schwarzem Pfeffer aufgenommen.

- 0,5 l ungesüßte Kokosmilch
- 2,5 cm frische Kurkuma, in Scheiben geschnitten
- 1 Zimtstange
- 1 cm frischer Ingwer, in Scheiben geschnitten
- Prise frisch gemahlener schwarzer Pfeffer
- 1 Messlöffel The Myers Way Collagen Protein (oder ähnliches Kollagenpulver)
- 2 EL Kokosöl

Kokosmilch mit Kurkuma, Zimtstange, Ingwer und schwarzem Pfeffer aufkochen und dann noch etwa 10 Minuten köcheln lassen. Die Mischung abseihen und in den Mixer oder die Küchenmaschine geben. Kollagen (falls gewünscht) und Kokosöl hinzufügen und schaumig mixen.

Heiße Pfefferminzschokolade

Für 2 Personen

Ungesüßtes Kakaopulver enthält zahlreiche Nährstoffe wie Eisen, Mangan, Magnesium und Zink. Eisen und Zink sind für die Aufrechterhaltung einer optimalen Immunfunktion unerlässlich. Die Flavonoide im Kakao wirken als Antioxidantien, die helfen, systemische Entzündungen zu verhindern. Dieses Getränk ist weich und cremig, mit einem minzigen Geschmack, und wird Sie an kalten Abenden aufwärmen.

- 3 EL ungesüßtes Kakaopulver
- 3 EL gefiltertes Wasser
- 1 Dose vollfette Kokosmilch
- 1 Tropfen ätherisches Pfefferminzöl

Kakaopulver und Wasser in einer Schüssel vermischen. Die Kokosmilch in einen Topf gießen und zum Kochen bringen. Vom Herd nehmen, 1 bis 2 Minuten abkühlen lassen und in einen Hochgeschwindigkeitsmixer geben. Die Kakaopulvermischung und das Pfefferminzöl hinzufügen. Etwa 20 Sekunden schaumig mixen und sofort servieren.

Kürbisgewürz-Milchkaffee (Pumpkin Spice Latte)

Für 2 Personen

Sparen Sie sich das Geld für einen Pumpkin Spice Latte im Coffeeshop einer bekannten Kaffeekette und ersparen Sie sich damit auch einen Haufen Zucker und künstliche Zusatzstoffe. Meine Variante, die Sie sich selbst zubereiten können, ist die gesündere! Wenn Sie Kürbiskuchengewürz in Ihrer Küchenschublade haben, nehmen Sie 2 Teelöffel davon und ersetzen damit die Zutaten Zimt, Ingwer, Muskatnuss und Nelke. Darüber hinaus können Sie einen Messlöffel The Myers Way Collagen Protein hinzufügen und von zusätzlichen darmreparierenden Eigenschaften profitieren.

- 120 ml Kürbispüree
- 1 TL gemahlener Zimt
- ½ TL gemahlener Ingwer
- ½ TL gemahlene Muskatnuss
- ½ TL gemahlene Nelke
- 2 EL Ahornsirup oder Kokoszucker
- 500 ml vollfette Kokosmilch
- 2 EL reiner Vanilleextrakt
- 1 Messlöffel The Myers Way Collagen Protein (oder ähnliches Kollagenpulver)
- 3 EL ungesüßtes Kakaopulver
- 3 EL gefiltertes Wasser
- 1 Dose vollfette Kokosmilch
- 1 Tropfen ätherisches Pfefferminzöl

In einem Topf bei mittlerer Hitze Kürbispüree, Gewürze und Ahornsirup/Kokoszucker verrühren und 2 Minuten lang erhitzen, bis es duftet. Kokosmilch und Vanille dazugeben. Zum Kochen bringen. In eine Küchenmaschine geben und etwas 20 Sekunden schaumig mixen. In zwei Tassen gießen und servieren.

Chai Tea Latte (verbessert)

Für 2 Personen

Dieser Latte besticht durch seine entzündungshemmenden Gewürze und wärmenden und beruhigenden Aromen. Der Löwenzahnwurzeltee enthält kein Koffein, schmeckt aber ähnlich wie Kaffee. Die »geröstete« Variante des Löwenzahnwurzeltees ist geschmacksintensiver. Durch das The Myers Way Collagen Protein als weitere Zutat tut dieser Tee auch Ihrem Darm gut.

- 8 Kardamomsamen
- 8 Nelken
- 4 schwarze Pfefferkörner
- 2 ganze Zimtstangen
- 2-3 cm frischer Ingwer, geschält
- 240 ml Kokosmilch
- 2 entsteinte Datteln, gehackt
- 0,25 l gefiltertes Wasser
- 2 Messlöffel The Myers Way Collagen Protein (oder ähnliches Kollagenpulver)
- 4 Teebeutel Löwenzahnwurzeltee

Alle Zutaten mit Ausnahme von Kollagen und Teebeuteln in einen Topf geben und zum Kochen bringen. Dann die Hitze reduzieren und noch 10 Minuten köcheln lassen. Vom Herd nehmen.

Das Kollagen einrühren und die Teebeutel hinzufügen; 10 Minuten ziehen lassen.

Den Latte in zwei Tassen abseihen.

Französischer Vanille-Kaffeeweißer

Ergibt 16 Esslöffel

Dieser Kaffeeweißer ist ein großartiger Ersatz für klassischen, gekauften Kaffeeweißer, der in der Regel reich an unnötigen Zutaten ist und teilweise sogar Zucker enthält (das gilt auch für milchfreie Produkte). Wenn Sie einen intensiveren Vanillegeschmack wünschen, verwenden Sie statt des Extraktes frische Vanilleschoten.

- 240 ml vollfette Kokosmilch
- 1 Messlöffel The Myers Way Collagen Protein (oder ähnliches Kollagenpulver)
- $1/8$ TL Stevia
- 1 TL reiner Vanilleextrakt

In einem Topf Kokosmilch zum Kochen bringen und dann vom Herd nehmen.

Kollagen, Stevia und Vanilleextrakt einrühren.

In einen Glasvorratsbehälter gießen und abkühlen lassen, dabei gelegentlich umrühren, um ein Verfestigen der »Kaffeesahne« zu verhindern.

Im Kühlschrank aufbewahren.

Cremige heiße Schokolade

Für 2 Personen

Achten Sie bei der der Zubereitung von heißer Schokolade darauf, reines, ungesüßtes Kakaopulver anstelle von zuckerhaltigen, verarbeiteten Kakaomischungen zu verwenden. Mit dem The Myers Way Chocolate Paleo Protein steigern Sie den Nährwert dieses Winterklassikers noch.

- 500 ml vollfette Kokosmilch
- 2 Messlöffel The Myers Way Chocolate Paleo Protein Powder (oder ähnliches Proteinpulver)
- ½ TL gemahlener Zimt

In einem Topf Kokosmilch zum Kochen bringen und dann vom Herd nehmen.

Schokoladen-Proteinpulver und Zimt einrühren und in zwei Tassen servieren.

Darmheilungs-Kollagentee

Für 2 Personen

Wenn Sie keine Zeit haben, Heilende Brühe für den Darm (Seite 83) zuzubereiten, ist dieser Kollagentee eine superschnelle Alternative. Er hilft bei der Reparatur eines durchlässigen Darms, kräftigt Haare, Haut und Nägel und verbessert die Leberfunktion. Geschmackneutrales und farbloses Kollagen erfüllt seine Aufgabe, wenn es in eine Tasse Tee eingerührt wird. Der Ingwer bekämpft Entzündungen, und die Zitrone entgiftet.

- 500 ml gefiltertes Wasser
- 1 cm Ingwer, geschält und in zwei Hälften geschnitten
- 1 EL Zitronensaft
- 2 Messlöffel The Myers Way Collagen Protein (oder ähnliches Kollagenpulver)

Das Wasser zum Kochen bringen und dann vom Herd nehmen.

Je ein Stück Ingwer und die Hälfte des Zitronensaftes in zwei Teetassen geben. Heißes Wasser in die Tassen gießen und 10 Minuten ziehen lassen.

Vor dem Trinken 1 Messlöffel Kollagen in jede Tasse einrühren.

Alkoholfreier Moscow Mule

Für 2 Personen

Dieser Brombeer-Basilikum-Drink ist eine leckere Variante des klassischen »Moscow Mule«, eines Cocktails mit Ingwergeschmack. In manchen Getränkerezepten, so wie auch wie in diesem, wird verlangt, dass Kräuter oder Früchte im Glas »ausgedrückt« werden. Dazu drückt man mit einem Stößel oder mit dem dünnen Ende eines Holzlöffels die jeweiligen Zutaten auf den Glasboden, um ätherische Öle und Säfte freizusetzen.

- 200 g geschnittener Ingwer
- 120 g Kokoszucker
- 180 ml gefiltertes Wasser
- 160 g Brombeeren
- 3 frische Basilikumblätter, gehackt
- 1 Limette
- 0,25 l Mineralwasser

Um Ingwerkonzentrat herzustellen, Ingwer, Kokoszucker und Wasser in einen Topf geben, aufkochen, Hitze reduzieren und 10 Minuten köcheln lassen. Vom Herd nehmen und 1 Stunde abkühlen lassen. Den Ingwer herausnehmen.

Brombeeren und Basilikum in zwei Gläser aufteilen. In jedem Glas ½ Limette zerdrücken. Je 3 Esslöffel Ingwerkonzentrat in jedes Glas geben, mit Mineralwasser auffüllen und umrühren.

Erdbeer-Mojito

Für 2 Personen

Minze ist eine problemlose Pflanze. Sie können sich Minze in einem kleinen Topf auf dem Balkon ziehen oder sie im Garten anpflanzen. Was Sie dann mit der ganzen frischen Minze machen sollen? Na, zum Beispiel Erdbeer-Mojitos! Außerdem können Sie sie für die Fünf-Gemüse-Guacamole (Seite 236) und die Manioktortillas (Seite 114) gebrauchen.

- 20 frische Minzblätter
- 10 frische Erdbeeren, Spitzen entfernt
- Saft aus 1 Limette
- 2 TL Kokoszucker (optional)
- 0,25 l Mineralwasser

Minzblätter und Erdbeeren auf zwei Gläser aufteilen und mit einem Stößel auf dem Glasboden zerdrücken. Bei Bedarf Eis in die Gläser geben.

Die restlichen Zutaten hinzufügen, umrühren und servieren.

Rosmarin-Zitrone-Schorle

Für 2 Personen

Rosmarin ist sehr einfach anzupflanzen und benötigt nicht viel Platz. Wir haben einen großen Busch vor unserer Haustür. Im Sommer bereite ich oft die doppelte oder dreifache Menge des Rosmarin-Zitronen-Konzentrats zu und bewahre etwas im Kühlschrank auf, um jederzeit eine erfrischende Schorle zubereiten zu können.

- 0,25 l frisch gepresster Zitronensaft
- 1 Zweig frischer Rosmarin
- $1/8$ TL Stevia (optional)
- 0,5 l Mineralwasser

In einem Topf Zitronensaft, Rosmarin und Stevia zum Kochen bringen; dann die Hitze reduzieren und 3 Minuten köcheln lassen.

In einen Behälter geben und im Kühlschrank 1 Stunde abkühlen lassen.

Mischung abseihen.

Jedes Glas mit 0,25 l Mineralwasser befüllen. Dann je 6 Esslöffel des Rosmarin-Zitronen-Konzentrats einrühren und servieren.

Sangria

Für 2 Personen

Meine Version dieses spanischen Klassikers hat genau den richtigen Hauch von Süße, ohne dass Sie einen Kater befürchten müssen. Genießen Sie ihn in einer heißen Sommernacht mit Hähnchen-Burritos (Seite 174) oder Fünf-Gemüse-Guacamole (Seite 236) und Manioktortillas (Seite 114).

- ½ Apfel, klein gehackt
- ½ Birne, klein gehackt
- 0,25 l ungesüßter Cranberry-Traubensaft
- 2 EL frisch gepresster Zitronensaft
- 0,25 l Mineralwasser

Äpfel, Birnen, Cranberry-Traubensaft und Zitronensaft in einem Glasgefäß verrühren. Verschließen und wie ein Mixgetränk schütteln.

Mindestens 1 Stunde oder über Nacht ruhen lassen.

Nochmals schütteln und dann auf zwei Gläser verteilen. Mit Mineralwasser auffüllen und im Glas umrühren.

Agua Fresca

Für 4 Personen

Das ist mein Wochenendgetränk an heißen texanischen Sommertagen. Es ist leicht, süß und erfrischend – und eine weitere gute Möglichkeit, frische Minze zu verwenden.

- 650 g Wassermelone oder andere Frucht
- 375 ml Mineralwasser
- Saft von 1 Zitrone
- 16 Minzblätter

Wassermelone im Mixer oder in der Küchenmaschine pürieren. Optional das Fruchtfleisch mit einem feinen Sieb abseihen, muss aber nicht sein.

In einem Glaskrug Melonenpüree, Mineralwasser und Zitronensaft verrühren. In Gläser füllen und mit Minzblättern garnieren.

6

Suppen und Salate

Suppen gehören zu meinen Lieblingsspeisen zur Darmheilung und Immununterstützung. Eine Tasse Heilende Brühe für den Darm (Seite 83) ist beruhigend, nährend und vor allem ganz einfach zuzubereiten! Im Winter sind unsere Lieblingsgerichte Currykarottensuppe (Seite 153) und Suppe aus geröstetem Gemüse (Seite 155), und ich finde ständig neue kreative Wege, um die heilenden Eigenschaften von wohltuenden Suppen zu genießen. Ich habe eine Vielzahl von Suppenspezialitäten aus aller Welt an meine und Ihre Bedürfnisse angepasst – mexikanische Tortillasuppe, thailändische Fleischklößchensuppe und sämige Fischsuppe.

Als ausgesprochene Salatliebhaberin hatte ich bei Salaten sogar noch mehr Ideen. Ich liebe knackige Salatblätter und kräftige Salataromen. In meiner Kinderzeit stand jeden Abend ein Salat auf dem Esstisch und ich setze diese Tradition mit meiner eigenen Familie fort. Wenn ich dunkles Blattgrün auf meinem Tisch sehe, wie Spinat, Babykohl, Rucola oder Brunnenkresse, läuft mir das Wasser im Munde zusammen, erst recht weil ich weiß, dass ich nun gleich eine köstliche Dosis immununterstützender Vitamine und Folsäure genießen werde.

Es gibt so viele Möglichkeiten und Kombinationen, wenn es um Salate geht, dass es immer etwas Neues auszuprobieren gilt! Versuchen Sie zum Beispiel, Ihr Gemüse in verschiedene Formen zu schneiden, oder verwenden Sie einen Spiralschneider, um aus Zucchini oder Karotten Gemüsenudeln herzustellen.

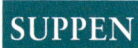
SUPPEN

Hühner-»Nudel«-Suppe

Für 2 Personen

Diese klassische Suppe enthält in meiner abgewandelten Form immununterstützenden Ingwer, Kurkuma und Heilende Brühe für den Darm (Seite 83). Mit einem Spiralschneider geschnittene Zucchini fungieren als Nudeln.

- 1 EL Avocadoöl
- ½ Zwiebel, gehackt
- 1 Knoblauchzehe, klein geschnitten
- 3 Karotten, zerkleinert
- 2 Stangensellerie, zerkleinert
- 1 TL geriebener frischer Ingwer
- 1 l Heilende Brühe für den Darm (Seite 83)
- 1½ EL geriebene frische Kurkuma
- 160 g gegartes und zerkleinertes Hühnerfleisch oder übrig gebliebenes Kräuterbrathähnchen (Seite 168)
- 1 Zucchini, gestiftelt oder mit einem Spiralschneider geschnitten

In einem großen Topf oder einem flachen Bratentopf das Öl, die Zwiebel und den Knoblauch bei mittlerer Temperatur erhitzen und 1 Minute lang anbraten. Karotten, Sellerie und Ingwer hinzufügen. Das Gemüse weich garen.

Knochenbrühe und Kurkuma hinzufügen. Zum Kochen bringen, die Hitze reduzieren und 5 Minuten köcheln lassen.

Hühnerfleisch und Zucchini unterrühren und weitere 3 Minuten durchgaren. Auf zwei Suppentassen oder –teller verteilen und servieren.

Hühner-Tortilla-Suppe

Für 2 Personen

Eigentlich ist diese Suppe ein Klassiker der mexikanischen Küche. In meiner gesünderen Version verleiht Koriandergrün dieser Suppe einen Hauch von Zitrusaroma, Manioktortilla-Chips sorgen für den Knuspereffekt und ein Schuss Limette fügt noch etwas Pep hinzu.

- 250 g Suppenhuhn oder übrig gebliebenes Kräuterbrathähnchen (Seite 168)
- 2 Manioktortillas (Seite 114)
- 1 EL Avocadoöl
- ½ Zwiebel, gehackt
- 2 Knoblauchzehen, klein geschnitten
- 4 Karotten, zerkleinert
- 1 l Heilende Brühe für den Darm (Seite 83)
- 30 g Korianderblätter plus etwas mehr zum Garnieren
- Saft einer ½ Limette
- 1 Avocado, gewürfelt

Huhn im Backofen bei 200 °C 18 bis 20 Minuten (oder bis es ganz durch ist) garen lassen. Herausnehmen und abkühlen lassen. Danach das Hühnerfleisch in Streifen schneiden.

Manioktortillas in Dreiecke oder Streifen schneiden. Auf ein mit Backpapier ausgelegtes Backblech legen und 10 bis 15 Minuten backen, bis die Tortillas knusprig wie Chips geworden sind.

In einem großen Topf Avocadoöl, Zwiebel und Knoblauch erhitzen. Etwa 2 bis 3 Minuten anbraten. Karotten dazugeben und weitere 3 Minuten braten. Die Brühe und das Hühnerfleisch dazugeben. Zum Kochen bringen, dann die Hitze reduzieren und 10 Minuten köcheln lassen.

Koriander, Limette und Avocado in den Topf geben und verrühren. In Suppenteller schöpfen und mit den selbst gemachten Tortillachips servieren.

Cremige Zucchini-Basilikum-Suppe

Für 2 Personen

Zucchini ist reich an Vitamin A, Zink, Folsäure und anderen B-Vitaminen, die für eine optimale Schilddrüsen- und Immunfunktion wichtig sind. Mit diesem Rezept bereiten Sie sich eine kräftige und cremige Suppe zu. Verdoppeln oder verdreifachen Sie die Zutatenmengen und Sie haben eine gute Vorspeise, wenn Sie Freunde einladen.

- 1 EL Avocadoöl
- ½ Zwiebel, fein gehackt
- 2 Zucchini, zerkleinert
- 0,5 l Heilende Brühe für den Darm (Seite 83)
- 15 g Basilikumblätter
- Feines Meersalz und frisch gemahlener schwarzer Pfeffer, nach Belieben
- 60 ml natives Olivenöl extra

In einem Topf das Öl und die Zwiebel bei mittlerer bis hoher Temperatur erhitzen. Dann die Zucchini dazugeben und anbraten, bis das Gemüse weich ist. Zur Seite stellen und 5 Minuten abkühlen lassen.

Zucchini und Zwiebel, Brühe, Basilikum, Knoblauch, Salz und Pfeffer in eine Küchenmaschine geben und gut mischen. Das Olivenöl dazugeben und durch Betätigung des Impulsschalters einmischen.

Die Suppe wieder in den Topf geben und aufwärmen. Auf zwei Suppentassen oder -teller verteilen und servieren.

Currykarottensuppe

Für 2 Personen

Diese Suppe enthält viel Betacarotin und Vitamin A für eine optimale Immun- und Schilddrüsenfunktion sowie Kurkuma, Ingwer und Knochenbrühe, um Entzündungen zu verhindern und den Darm zu heilen. Statt Karotten können Sie auch Süßkartoffeln, Pastinaken, Butternusskürbis oder Blumenkohl oder eine Kombination aus zwei oder drei Gemüsen nehmen. Als Hauptspeise nach dieser Suppe eignet sich gegrillter Fisch mit Mango-Avocado-Salsa (Seite 226).

- 1 EL Avocadoöl
- 6 Karotten, zerkleinert
- ½ Zwiebel, gehackt
- 1 TL geriebener frischer Ingwer
- 350 ml Heilende Brühe für den Darm (Seite 83)
- 1 TL gemahlener Kreuzkümmel
- ½ TL gemahlene Kurkuma
- ½ TL gemahlener schwarzer Pfeffer
- ¼ TL feines Meersalz
- 240 ml vollfette Kokosmilch (oder Kokoscreme für dickere Konsistenz)
- Saft aus ¼ Limette
- 30 g gehackte Korianderblätter, zum Garnieren

In einem großen Topf Avocadoöl, Karotten, Zwiebeln und Ingwer auf mittlerer Stufe erhitzen. Anbraten, bis das Gemüse weich ist.

Knochenbrühe, Kreuzkümmel, Kurkuma, Pfeffer und Salz dazugeben. Flüssigkeit zum Kochen bringen; dann die Hitze reduzieren und 10 Minuten köcheln lassen. Vom Herd nehmen und die Suppe leicht abkühlen lassen.

Die Suppe in einer Küchenmaschine oder einem Mixer pürieren. Dann in den Topf zurückgeben und Kokosmilch und Limettensaft einrühren. Bei schwacher Hitze köcheln lassen, bis die Suppe heiß ist.

Die Suppe auf zwei Suppentassen oder –teller verteilen und mit gehacktem Koriander garnieren.

Butternusskürbis-Salbei-Suppe

Für 2 Personen

Butternusskürbis ist eines meiner Lieblingsgemüse für den Winter. Er ist vollgepackt mit Betacarotin und Vitamin A zur Unterstützung des Immunsystems und sättigt außerdem sehr gut. Rosmarin, Salbei und Knoblauch sorgen für einen herzhaften Geschmack, der durch den Speck noch verstärkt wird. Wenn Sie beim Rösten des Gemüses ein oder zwei halbierte und entkernte Äpfel auf das Backblech legen, ergibt sich daraus ergänzend eine leicht süßliche Note.

- ½ Butternusskürbis, geschält und in Stücke geschnitten
- ½ Zwiebel, gehackt
- 1 ganze Knoblauchzehe
- 3 frische Salbeiblätter
- 1 Zweig frischer Rosmarin
- 2 Scheiben nitratfreier Speck von Weidetieren, zerkleinert
- 0,5 l Heilende Brühe für den Darm (Seite 83)
- Feines Meersalz und frisch gemahlener schwarzer Pfeffer, nach Belieben
- 2 EL vollfette Kokosmilch

Den Ofen auf 230 °C vorheizen. Ein Backblech mit Backpapier auslegen.

Die Butternusskürbisstücke, Zwiebeln, Knoblauchzehe, Salbei und Rosmarin auf dem Backblech verteilen. Rund 30 Minuten, bis der Butternusskürbis mit einer Gabel durchstochen werden kann, garen.

Während das Gemüse geröstet wird, den Speck in einem Topf knusprig braten. Aus dem Topf herausnehmen, auf einem Suppenteller auf Küchenpapier abtropfen lassen und in kleine Stücke schneiden. Das auf dem Teller verbliebene ausgelassene Fett für eine weitere Verwendung aufbewahren.

Das Gemüse aus dem Backofen nehmen und 10 Minuten abkühlen lassen. Gemüse, Brühe, Salz und Pfeffer in eine Küchenmaschine geben und pürieren. Die Suppe in einen Topf gießen und zum Kochen bringen. Hitze reduzieren und die Kokosmilch einrühren. Die Suppe auf zwei Suppentassen oder –teller verteilen und mit den Speckstücken garnieren.

Gemüsesuppe

Für 4 Personen

Kreuzblütlergemüse wie Rosenkohl und Brokkoli gehören zu den nährstoffreichsten Lebensmitteln der Welt. Sie werden für diese Suppe durchgegart, sodass auch Menschen mit Schilddrüsenfehlfunktion reichlich von der Suppe genießen können. Knoblauch und Schalotten enthalten schwefelreiche Verbindungen, die helfen, den stärksten Entgifter in unserem Körper, das Glutathion, herzustellen. Diese Suppe ist ideal für ein Winteressen, gefolgt von einem Wintersalat mit Ahornvinaigrette (Seite 162).

- 500 g Rosenkohl, halbiert
- 500 g Brokkoliröschen, zerkleinert
- 2 EL Avocadoöl
- 2 Schalotten, gehackt
- 1 Knoblauchzehe, klein geschnitten
- 0,75 l Heilende Brühe für den Darm (Seite 83)
- 60 ml vollfette Kokosmilch
- ½ TL feines Meersalz
- Frisch gemahlener schwarzer Pfeffer, nach Belieben

Den Ofen auf 220 °C vorheizen. Ein Backblech mit Backpapier auslegen. Rosenkohl und Brokkoli in einer Lage auf dem Backblech verteilen und mit 1 EL Avocadoöl beträufeln. Etwa 25 bis 30 Minuten garen, bis das Gemüse mit einer Gabel durchstochen werden kann. Etwa nach der Hälfte der Zeit die Gemüsestücke wenden.

Während das Gemüse geröstet wird, 1 Esslöffel Öl, Schalotten und Knoblauch in eine Pfanne geben und bei mittlerer bis starker Hitze 2 bis 3 Minuten lang anbraten.

Rosenkohl und Brokkoli aus dem Ofen nehmen und 5 bis 10 Minuten abkühlen lassen. Von jedem Gemüse eine Handvoll beiseitelegen. Den Rest plus Schalotten, Knoblauch, Brühe, Kokosmilch, Salz und Pfeffer in eine Küchenmaschine geben, gut mischen und pürieren. Danach die Suppe in einen Topf gießen und erhitzen. Auf vier Suppentassen oder -teller verteilen und mit dem zurückbehaltenen Rosenkohl und Brokkoli garnieren.

Sämige Blumenkohlsuppe

Für 4 Personen

Blumenkohl ist ein nahrhaftes Kreuzblütlergemüse. Der Speck verleiht dieser dicken, cremigen Suppe eine rauchige Note. Sie ist sehr sättigend und insbesondere bei kaltem Wetter zu empfehlen.

- 4 Scheiben nitratfreier Speck von Weidetieren
- 1 Karotte, grob zerkleinert
- 1 Stangensellerie, grob zerkleinert
- 1 Knoblauchzehe, fein gehackt
- ½ Kopf Blumenkohl, grob zerkleinert
- 1 Lorbeerblatt
- 240 ml vollfette Kokosmilch
- 0,5 l Heilende Brühe für den Darm (Seite 83)
- ½ TL feines Meersalz
- 200 g Kokoscreme

In einem Schmortopf den Speck bei mittlerer bis hoher Hitze knusprig garen. Den Speck auf Küchentüchern über einer Schüssel abtropfen lassen und dann zerbröckeln. Das herausgetropfte Fett aufbewahren.

Karotte, Sellerie und Knoblauch in einem Topf mit dem Fett vermischen. 3 bis 5 Minuten lang anbraten, bis das Gemüse weich ist. Den Blumenkohl dazugeben und weitere 5 Minuten garen. Lorbeerblatt, Kokosmilch, Brühe und Salz hinzufügen. Zum Kochen bringen, dann die Hitze reduzieren und 10 Minuten köcheln lassen, bis der Blumenkohl gabelzart ist. Die Suppe vom Herd nehmen und leicht abkühlen lassen. Das Lorbeerblatt entfernen.

Die Hälfte der Suppe in eine Küchenmaschine geben und pürieren. Wieder in den Topf mit der restlichen Suppe zurückschütten. Die Kokosnusscreme einrühren und wieder erhitzen. Die Suppe auf vier Suppentassen oder –teller verteilen und mit dem Speck garnieren.

Thailändische Fleischklößchensuppe

Für 4 Personen

Ingwer und Fischsauce verleihen den von dem beliebten thailändischen Straßenkostgericht inspirierten Fleischklößchen authentische Aromen. Große Schalen mit Brühe und Gemüse machen dies zu einer kompletten Mahlzeit.

Fleischbällchen

- 500 g Bio-Putenhackfleisch
- 2 EL Coconut Aminos (Kokos Aminos)
- 1 EL gehackter Koriander
- ½ EL geriebener frischer Ingwer
- 1 TL Fischsauce
- 2 Frühlingszwiebeln, gehackt

Brühe

- 2 l Heilende Brühe für den Darm (Seite 83)
- 3 Karotten, geraspelt
- 1 grüne Zucchini, geraspelt
- 1 gelbe Zucchini, geraspelt
- 2 Frühlingszwiebeln, gehackt
- 2 EL Coconut Aminos (Kokos Aminos)
- 1 EL geröstetes Sesamöl
- 1 EL geriebener frischer Ingwer
- ½ TL Fischsauce
- Saft aus 1 Limette
- 15 g gehackter Koriander, zum Garnieren

Für die Fleischbällchen: Ofen auf 190 °C vorheizen. Ein Backblech mit Backpapier auslegen.

In einer Schüssel Putenhackfleisch, Kokos Aminos, Koriander, Ingwer, Fischsauce und Frühlingszwiebeln vermengen. Mischung zu Fleischbällchen formen, die Bällchen auf das vorbereitete Backblech legen und 30 Minuten garen.

Für die Brühe: Knochenbrühe, Karotten, beide Zucchini, Kokos Aminos, Sesamöl, Ingwer, Fischsauce und Limettensaft in einen Schmortopf geben. Aufkochen lassen, dann Hitze reduzieren und Brühe köcheln lassen, bis das Gemüse gar ist. Die gekochten Fleischbällchen in die Suppe geben und weitere 1 bis 2 Minuten köcheln lassen. Die Suppe auf vier Suppentassen oder –teller verteilen und mit dem gehackten Koriander garnieren.

SALATE

Rosenkohl-Rotkohl-Salat

Für 4 Personen

Machen Sie diesen bunten, knackigen Wintersalat, wenn gartenfrischer Salat und anderes grüne Gemüse nicht erhältlich sind. Das Zerkleinern des Rosenkohls und Rotkohls mit einem Gemüsehobel spart Zeit. Falls Sie eine Schilddrüsenfehlfunktion haben, sollten Sie nicht zu viel von diesem Salat essen.

- 300 g Rosenkohl, geraspelt
- 100 g Rotkohl, geraspelt
- 1 Apfel, entkernt und gewürfelt
- 30 g getrocknete Cranberrys
- 2 EL natives Olivenöl extra
- 2 EL Apfelessig
- 1 EL Ahornsirup
- 1 TL Bio-Dijon-Senf
- 1 EL Avocadoöl
- 2 Schalotten, dünn geschnitten, zum Garnieren

In einer Schüssel Rosenkohl, Rotkohl, Apfel und Preiselbeeren mischen.

In einer separaten Schüssel Olivenöl, Essig, Ahornsirup und Senf verrühren. Das Dressing mit dem Salat vermischen.

Das Avocadoöl in einer Pfanne auf mittlerer bis starker Stufe erhitzen. Die Schalotten dazugeben und knusprig braten, dabei darauf achten, dass sie nicht anbrennen. Die Schalotten über den Salat streuen.

Mardi-Gras-Salat

Für 4 Personen

Meine Großmutter lebte direkt an der Route der Mardi-Gras-Parade in New Orleans, was bedeutete, dass unsere Familie während der Karnevalszeit fast jeden Abend eine Party veranstaltete. Ein Mardi-Gras-Salat muss die Farben des Karnevals von New Orleans widerspiegeln – Violett, Grün und Gold. In meiner Variante des Salatrezepts meiner Großmutter karamellisieren Rosenkohl, Rotkohl, Blumenkohl und Butternusskürbis wunderschön, wenn sie im Backofen geröstet werden. Granatapfelsamen verleihen ein wenig Süße.

Salat
- 400 g Rosenkohl, halbiert
- ½ Kopf Rotkohl, in etwa 2 cm große Stücke geschnitten
- ½ Butternusskürbis, in etwa 2 cm große Stücke geschnitten
- 1 Kopf Blumenkohl, grob gehackt
- 3 EL Avocadoöl
- Feines Meersalz, nach Geschmack
- Frisch gemahlener schwarzer Pfeffer, nach Geschmack
- 120 g Granatapfelkerne

Dressing
- ½ EL gebrauchsfertiger Meerrettich
- 1 Knoblauchzehe, klein gehackt
- ½ Schalotte, klein gehackt
- 1 TL Honig
- 1 TL Apfelessig
- 1 TL Dijon-Senf
- 60 ml natives Olivenöl extra

Den Ofen auf 200 °C vorheizen. Zwei Backbleche mit Backpapier auslegen.
Für den Salat: Den Rosenkohl und den Rotkohl auf das eine Backblech und den Kürbis und den Blumenkohl auf das andere Backblech legen. Das Avocadoöl über das Gemüse träufeln und dieses im Öl wälzen. Dann das Gemüse jeweils in einer Lage auf den Backblechen verteilen und mit Salz und Pfeffer würzen. Rosenkohl und Rotkohl 20 Minuten und Butternusskürbis und Blumenkohl 40 Minuten garen.
Für das Dressing: Während das Gemüse im Ofen gart, die Zutaten für die Salatsauce verrühren. Das gegarte Gemüse in einer großen Schüssel vermengen. Mit dem Dressing vermischen und mit Granatapfelkernen bestreuen. Warm servieren.

Tropischer Nicaragua-Salat

Für 4 Personen

Bei meinem ersten Abendessen im Urlaub in Nicaragua habe ich diesen Salat bestellt. Frisches Grün mit einem Regenbogen aus Obst und Gemüse – Mango, Erdbeeren, Gurken und Avocado – mit einem einfachen Dressing aus Olivenöl und Essig. Ich liebte diesen Salat so sehr, dass ich ihn während meines Urlaubs jeden Tag genoss und ihn jetzt oft zu Hause mache.

- 80 bis 120 g gemischtes grünes Blattgemüse (Bio-Qualität)
- ¼ bis ½ Mango, geschält und gerieben
- 70 g Erdbeeren, in dünne Scheiben geschnitten
- ½ Gurke, in dünne Scheiben geschnitten
- 1 Avocado, gewürfelt
- ¼ TL Meersalz
- 2 EL natives Olivenöl extra
- 2 EL Apfelessig

In einer großen Salatschüssel grünes Gemüse, Mango, Erdbeeren, Gurken und Avocado mischen. In einer kleinen Schüssel Salz, Öl und Essig vermischen.

Die gewünschte Menge Dressing über den Salat geben und servieren.

AVOCADOS

Avocados enthalten zwanzig Vitamine und dreizehn essenzielle Mineralien. Ihr Kaliumgehalt ist dreimal so hoch wie der einer Banane, und sie haben einen hohen Ballaststoffgehalt. Es ist deshalb kein Wunder, dass dies das erste feste Essen war, das ich Elle gab, als sie sechs Monate alt wurde. Die kleinen, eher rundlichen Bio-Avocados aus Kalifornien schmecken mir besser als die Sorte mit der glatten Außenschale aus Florida. Die Avocados aus Kalifornien (die Sorte heißt »Hass« und ist auch in Europa verbreitet im Angebot) enthalten außerdem mehr einfach ungesättigtes Fett und weniger Wasser. Bei uns zu Hause essen wir zwei Avocados pro Tag. Um die Reifung zu beschleunigen, können Sie Avocados ein oder zwei Tage in einer braunen Papiertüte oder in Zeitungen eingeschlagen aufbewahren. Avocados lassen sich auch einfrieren, als ganze Frucht oder in Hälften geschnitten.

Wintersalat mit Ahornsirup-Vinaigrette

Zutaten für 2 große oder 4 Beilagensalate

Grünkohl, Rucola und Brunnenkresse sind alle nahrhaft und vitaminreiches Kreuzgrün, das geschmackvoll ist und Ihr Immunsystem unterstützt. Sie sind das ganze Jahr über erhältlich, sodass Sie diesen Salat auch in den kältesten Monaten zubereiten können.

Salat

- ½ rote Zwiebel, in Scheiben geschnitten
- 60 ml Apfelessig
- ½ TL Salz
- 1 Apfel, in dünne Scheiben geschnitten
- 300 g Grünkohl
- 300 g Rucola oder Brunnenkresse

Dressing

- 120 ml natives Olivenöl extra
- 1 TL Apfelessig
- 3 TL Ahornsirup
- ½ TL feines Meersalz
- ¼ TL frisch gemahlener schwarzer Pfeffer

Zwiebel, Apfelessig und Salz in einem Glasbehälter mischen. Mindestens 2 Stunden einwirken lassen.

Danach den Ofen auf 200 °C erhitzen. Apfelscheiben auf ein mit Backpapier versehenes Backblech legen und 20 Minuten garen.

In der Zwischenzeit die Dressingzutaten verrühren. Apfelscheiben aus dem Ofen nehmen und in einer großen Schüssel diese, Grünkohl, Rucola und rote Zwiebelscheiben vermischen. Abschließend das Dressing darüber geben und mit dem Salat vermengen.

Aprikosen-Hühnerfleisch-Salat

Für 2 Personen

Die Aprikosen geben diesem Hühnersalat Farbe und Geschmack. Aprikosen sind reich an Betacarotin sowie an Kobalt, Kupfer und Eisen – alles wichtige Nährstoffe für einen gesunden Darm. Nehmen Sie nur die dunklen, ungeschwefelten Aprikosen.

- 1 Selleriestange, gehackt
- 80 g getrocknete Aprikosen, gehackt
- ¼ rote Zwiebel, fein gehackt
- 160 g gekochtes und zerkleinertes Hühnerfleisch oder übrig gebliebenes Kräuterbrathähnchen (Seite 168)
- 2 EL Aïoli (Seite 213)
- ½ EL Dijon-Senf
- ¼ TL frisch gemahlener schwarzer Pfeffer

Alle Zutaten in einer Schüssel vermischen. Auf grünem Salat oder mit Rosmarin-Meersalz-Crackern servieren (Seite 238).

Würziger Krautsalat

Für 4 Personen

Da ich Südstaatlerin bin, darf in meinen Rezepten natürlich Krautsalat nicht fehlen. Krautsalat ist die perfekte Ergänzung zu Burgern (Seite 179), Carolina-Zupfbraten (Seite 186) oder gegrilltem Fisch. Wenn Sie Leute zum Grillen einladen, nehmen Sie einfach die doppelte oder dreifache Menge der Zutaten.

- 200 g Rotkohl, gehobelt oder geraspelt
- 200 g Weißkohl, gehobelt oder geraspelt
- 260 g Karotten, gerieben
- 60 ml natives Olivenöl extra
- 3 EL Apfelessig
- 1 EL Honig
- 2 Knoblauchzehen, gehackt
- ½ TL feines Meersalz
- ½ TL Dijon-Senf
- ½ TL Selleriesamen
- ½ TL frisch gemahlener schwarzer Pfeffer

In einer Schüssel den gesamten Kohl und die Karotten vermengen.

In einer separaten Schüssel Olivenöl, Essig, Honig, Knoblauch, Salz, Senf, Selleriesamen und Pfeffer verrühren.

Das Dressing über die Gemüsemischung gießen und gründlich vermischen.

Bis zum Servieren im Kühlschrank aufbewahren (und eventuelle Reste noch 3 bis 4 Tage).

»Kartoffel«-Salat mit Kräutern

Für 2 Personen

In diesem »Kartoffelsalat« werden die Kartoffeln durch gedämpftes weißes Wurzelgemüse ersetzt. Eine Handvoll frischer grüner Kräuter sorgt für Farbe und einen kräftigen Geschmack. Eine gute Beilage zu Burgern (Seite 179), dem Asiatischen Flankensteak (Seite 178) oder geschmorten Schweinerippchen (Seite 188).

- 500 g gemischtes weißes Wurzelgemüse (z. B. Pastinaken, weiße Süßkartoffeln, Steckrüben), geschält und in mundgerechte Stücke geschnitten
- 3 EL Apfelessig
- 3 EL natives Olivenöl extra
- 30 g gemischte frische Kräuter (wie Petersilie, Dill, Schnittlauch), gehackt
- 1 Schalotte, gehackt
- Feines Meersalz und frisch gemahlener schwarzer Pfeffer, nach Geschmack

Einen Dampfgareinsatz in einem großen Topf platzieren. Etwa 5 cm Wasser in den Topf füllen und das Gemüse in den Einsatz legen. Topfdeckel aufsetzen und das Gemüse auf hoher Stufe dünsten, bis es weich ist, aber trotzdem seine Form behält, wenn es mit einer Gabel oder einem Messer durchbohrt wird. Vergewissern Sie sich, dass genügend Wasser im Topf ist, um Gemüse zu dämpfen.

Während das Gemüse gedämpft wird, Essig, Olivenöl, Kräuter und Schalotte in einer großen Schüssel verrühren. Das gekochte Gemüse in das Dressing geben und vorsichtig vermischen. Mit Salz und Pfeffer abschmecken und mindestens 1 Stunde oder über Nacht kühl stellen. Vor dem Servieren nochmals vermischen.

Gurken-Meeresalgen-Salat

Für 4 Personen

Das Meeresgemüse Wakame, dessen Farbe von Braun bis Dunkelgrün reicht, ist eine gute Quelle für Jod, das für die Produktion von Schilddrüsenhormonen sehr wichtig ist. Die meisten Menschen in der westlichen Welt haben einen Jodmangel, was, wie ich bereits in meinem Buch Die Schilddrüsen Revolution geschrieben habe, eine der Hauptursachen für die Vielzahl von Schilddrüsenerkrankungen ist.

Salat
- 20 Gramm getrocknete Wakame-Algen, in etwa 2,5 cm große Stücke geschnitten
- 2 Gurken, geschält, entkernt und gewürfelt

Dressing
- 2 EL Apfelessig
- 1 ½ EL Coconut Aminos (Kokos Aminos)
- 1 EL natives Olivenöl extra
- Saft von ½ Zitrone
- 1,5 cm frischer Ingwer, geschält und gerieben
- Prise feines Meersalz

In einer Schüssel die Wakame-Algen 5 bis 10 Minuten in warmem Wasser einweichen. In einem Sieb abtropfen lassen. Danach die Algen und die Gurkenwürfel in einer Schüssel vermengen.

In einer weiteren Schüssel den Essig, die Kokos Aminos, das Olivenöl, den Zitronensaft, den Ingwer und das Salz verrühren. Die Algen mit 2 Esslöffel Dressing vermischen. Abschmecken und auf Wunsch noch mehr Dressing hinzugeben.

7

Hauptspeisen

Perfekte Burger. Zupfbraten, der fast von selbst auseinanderfällt. Mageres, aber nährstoffreiches Bison-Chili. Flankensteak mit asiatischer Note. Schüsselpastete mit Putenhackfleisch. Gebratenes Hähnchen mit Kräutern. Heilbutt mit Zitrone und Kapern. In diesem Kapitel finden Sie leicht zuzubereitende Hauptgerichte für jeden Geschmack und jede Vorliebe – zusammen mit Tipps, die die Zubereitung noch einfacher machen (sagen Sie hallo zum Instant Pot!). Und das Beste ist, sie sind voller Nährstoffe, die Ihre Gesundheit ankurbeln und Ihrer Autoimmunerkrankung Einhalt gebieten. Also, greifen Sie zu!

Wenn Sie sich die Zutaten für all diese tollen Gerichte besorgen, denken Sie daran, nur Bio-Fleisch, -Geflügel und –Fisch aus tiergerechter Haltung bzw. aus Wildfang zu kaufen. Dadurch sichern Sie sich maximale gesundheitliche Vorteile ohne GVO, Hormone und Antibiotika, wie sie in konventionellem Fleisch, Geflügel und Fisch zu finden sind.

Gebratenes Hähnchen mit Kräutern

Für 6 Personen

Dies ist eine Variante des Brathähnchens, das meine Mutter in meinen Kindheitstagen öfters gemacht hat. Es erfreut mein Herz, diese Tradition nun mit meiner Tochter fortzusetzen. Ich bereite mindestens einmal pro Woche so ein Brathähnchen zu, und meine Familie hat dann mehrere Tage lang etwas davon. Wenn Sie nicht alle Kräuter zur Hand haben, können Sie sie gerne durch andere ersetzen, die bei Ihnen gerade vorrätig sind. Bei diesem Gericht gibt es immer Reste, die man zu Salaten, Suppen und anderen Speisen hinzufügen kann. Bewahren Sie außerdem die Knochen auf, um Heilende Brühe für den Darm zuzubereiten.

- 1 Bio-Huhn (2–2,5 kg) aus artgerechter Haltung; Innereien entfernt
- 1 EL Avocadoöl
- 1 EL frischer Thymian
- 1 EL frischer Rosmarin
- 1 TL Knoblauchpulver
- ½ TL frisch gemahlener schwarzer Pfeffer
- ¼ TL feines Meersalz
- ½ TL Selleriesamen
- 1 Zwiebel, gehackt
- 2 Knoblauchzehen
- 1 kleine Zitrone, in Scheiben geschnitten
- 120 ml Heilende Brühe für den Darm (Seite 83)

Das Hähnchen trocken tupfen und in einen Bräter oder eine Auflaufform legen. Mit dem Avocadoöl einreiben.

In einer Schüssel Thymian, Rosmarin, Knoblauchpulver, Pfeffer, Salz und Selleriesamen mischen. Das Hähnchen mit der Gewürzmischung einreiben und danach mit Zwiebel, Knoblauch und Zitronenscheiben füllen.

In einem Instant Pot zubereiten: Hähnchen und Brühe in den Topf geben. Den Deckel schließen, die »Meat«-Taste drücken und die Zeit auf 30 Minuten einstellen. Dann »Start« drücken. Nach Ablauf der Zeit dauert es noch bis zu 15 Minuten, bis der Instant Pot den Druck abgelassen hat. Das Hähnchen dann herausnehmen und vor dem Tranchieren noch 10 Minuten bei Raumtemperatur ruhen lassen.

Um das Hähnchen im Backofen zuzubereiten, Ofen auf 220 °C erhitzen und 1 Stunde garen (oder bis ein Fleischthermometer, das in den dicksten Teil eingesetzt wird, 75 °C anzeigt). Hähnchen vor dem Tranchieren 10 Minuten bei Raumtemperatur ruhen lassen.

Gebackene Hähnchenbrust mit Süßkartoffeln und Zitronen-Rosmarin-Sauce

Für 4 Personen

Dieses nährstoffreiche Gericht lässt sich einfach zusammenstellen: Hähnchenbrust, gewürfelte Süßkartoffeln, Zwiebeln und Zitronenscheiben werden in einem Bräter (oder einer großen Auflaufform) mit einer Rosmarin-Vinaigrette übergossen. Während des Backens den Wintersalat mit Ahornsirup-Vinaigrette zubereiten (Seite 162).

- 4 Bio-Hähnchenbrustfilets (ohne Haut)
- 2 Süßkartoffeln, in etwa 2,5 cm große Würfel geschnitten
- ½ rote Zwiebel, in dünne Scheiben geschnitten
- 1 große Zitrone, in dünne Scheiben geschnitten
- Saft von 1 großen Zitrone
- 80 ml Avocadoöl
- 2 Knoblauchzehen, klein geschnitten
- 1 EL frischer Rosmarin
- $1/8$ TL feines Meersalz
- $1/8$ TL frisch gemahlener schwarzer Pfeffer

Den Backofen auf 200 °C vorheizen. Die Hähnchenbrustfilets in einer Lage in einen großen Bräter legen. Süßkartoffeln, Zwiebel und Zitronenscheiben darauf geben.

In einer Schüssel Zitronensaft, Avocadoöl, Knoblauch, Rosmarin, Salz und Pfeffer verrühren. Die Mischung über das Hähnchenfleisch und das Gemüse gießen.

Etwa 1 Stunde lang backen, bis Hähnchenbrust und Süßkartoffeln durchgegart sind (siehe Seite 60 für die richtige Kerntemperatur des Hähnchenfleisches).

Hähnchenbrust-Rollatini mit Speck und Pesto

Für 4 Personen

Hähnchenbrustfilets werden mit Pesto bestrichen, aufgerollt und mit Speck umwickelt. Nach dem Kochen werden sie in Scheiben geschnitten. Servieren Sie diese Rollatini zum Beispiel mit Brokkolini mit Knoblauch und Zitrone (Seite 208). Den ausgelassenen Speck, der in der Pfanne verbleibt, können Sie für die Zubereitung von grünem Blattgemüse mit Speck verwenden (Seite 209).

- 4 Bio-Hähnchenbrustfilets (ohne Haut), auf eine Dicke von etwa 0,6 cm flach geklopft
- 8 Scheiben nitratfreier Speck, von Weideschweinen
- 120 ml Spinat-Grünkohl-Pesto (Seite 212)
- 1 EL Avocadoöl

Den Backofen auf 200 °C vorheizen. Auf die bereitgelegten Hähnchenbrustfilets jeweils 2 Scheiben Speck in Längsrichtung legen. Die Filets umdrehen und mit 1 bis 2 Esslöffel Pesto bestreichen. Von einem Ende her aufrollen, sodass sich der Speck auf der Außenseite der Rollen (»rollatini«) befindet.

Das Avocadoöl in einer gusseisernen Pfanne auf mittlerer bis hoher Stufe erhitzen. Die Hähnchenbrust-Rollatini hineingeben und anbraten, bis sie überall braun sind. Danach die Pfanne etwa 10 Minuten lang in den Ofen stellen (wenn ein Fleischthermometer vorhanden ist: bis die Kerntemperatur des Hähnchens 75 °C erreicht). Die Rollatini vor dem Tranchieren 5 Minuten ruhen lassen.

Chicken Nuggets

Für 4 Personen

Kinder und auch viele Erwachsene lieben diese mundgerecht portionierten, knusprigen Stücke aus Hähnchenfleisch. Frittierte Lebensmittel gehören eigentlich nicht zu denjenigen, die ich zum Verzehr empfehle, aber ein paar Mal im Jahr ist ein solcher besonderer Genuss in Ordnung. Halten Sie sich an folgende Tipps, um sicherzustellen, dass das Hähnchenfleisch perfekt zubereitet wird: Achten Sie darauf, dass das Speiseöl wirklich heiß ist. Geben Sie die Stücke schnell in die Pfanne, nachdem Sie sie zweimal in Kokosmilch und Mehl gewälzt haben, denn ansonsten wird die knusprige Außenschicht feucht. Die Nuggets werden auch dann pampig, wenn Sie zu viele davon in die Pfanne legen und die Öltemperatur sinkt. Als Beilagen eignen sich Süßkartoffelpommes (Seite 201) und Würziger Krautsalat (Seite 164), zum Dippen servieren Sie Ketchup (Seite 215) oder Ranch-Dressing (Seite 222).

- 120 g Maniokmehl
- 2 TL Zwiebelpulver
- 2 TL Knoblauchpulver
- 1 TL frisch gemahlener schwarzer Pfeffer
- ¼ TL feines Meersalz
- 240 ml vollfette Kokosnussmilch
- 60 ml Avocadoöl oder Kokosöl, zum Frittieren
- 500 g Bio-Hähnchenbrustfilets (ohne Haut), in etwa 2,5 cm große Stücke geschnitten

In einer flachen Schüssel Maniokmehl, Zwiebel- und Knoblauchpulver, Pfeffer und Salz vermischen. Die Kokosmilch in eine separate flache Schüssel gießen.

In einer tiefen Pfanne das Öl auf mittlerer bis hoher Stufe erhitzen. Um zu überprüfen, ob das Öl ausreichend heiß ist, das Ende eines Holzlöffels ins Öl tauchen: Wenn sich um das Holz herum kleine Bläschen bilden, ist die richtige Temperatur erreicht.

Die Hähnchenfleischstücke eines nach dem anderen zuerst in die Kokosmilch tauchen und dann in der Mehlmischung wälzen. Einmal wiederholen.

Sobald das Öl heiß ist, die Fleischstücke vorsichtig in die Pfanne geben. Auf jeder Seite 3 bis 4 Minuten ausbacken, bis die Nuggets knusprig sind. Die Nuggets auf einem mit einem Küchentuch ausgelegten Teller abtropfen lassen und heiß servieren.

Phat Thai mit Hühnerfleisch

Für 4 Personen

Thai, vietnamesisch und chinesisch gehören zu meinen Lieblingsgeschmacksrichtungen. Meine Variante des traditionellen thailändischen Nudelgerichts Phat Thai hat als Hauptzutaten Kokosmilch, Süßkartoffel und Karotten-»Nudeln«. Sie können gerne experimentieren und das Huhn durch Garnelen, Rindfleisch oder Schweinefleisch ersetzen.

- 1 EL Avocadoöl
- ½ rote Zwiebel, gehackt
- 1 Knoblauchzehe, klein geschnitten
- 1 Süßkartoffel, in Spiralen oder feine, rechteckige Streifen geschnitten
- 2 Karotten, mit einem Spiralschneider zu »Spaghetti« oder in feine, rechteckige Streifen geschnitten
- 500 g Bio-Hähnchenbrustfilets (ohne Haut), in etwa 2,5 cm große Stücke geschnitten
- 60 ml »Erdnuss«-Sauce (Seite 217)
- 120 ml Coconut Aminos (Kokos Aminos)
- 100 g dünn geschnittener Rotkohl
- 15 g gehackte Korianderblätter, zum Garnieren
- 2 Frühlingszwiebeln, dünn geschnitten, zum Garnieren
- 1 Limette, geviertelt

Das Avocadoöl in eine Pfanne geben und Zwiebel und Knoblauch darin bei mittlerer Hitze glasig dünsten. Die Süßkartoffeln und Karotten dazugeben und etwa 5 Minuten weich dünsten. Das Gemüse auf einen Teller schütten.

Das Hähnchenfleisch in dieselbe Pfanne wie oben geben und unter häufigem Verrühren 5 bis 8 Minuten braten.

Während das Hähnchenfleisch in der Pfanne schmort, die »Erdnuss«-Sauce und die Kokos Aminos in einer Schüssel verquirlen. Die resultierende Sauce und das gekochte Gemüse in die Pfanne geben. Den Kohl dazugeben und unter ständigem Rühren 2 Minuten lang garen, bis die Blätter des Kohls zusammengefallen, aber noch fest sind. Auf vier Teller verteilen und mit Koriander, Frühlingszwiebeln und Limettenschnitzen garnieren.

Hähnchen-Burritos

Für 4 Personen

Kreative Wege zu finden, um leckere und autoimmunfreundliche mexikanische Gerichte zuzubereiten, ist zu meiner Leidenschaft geworden. Als ich dieses Gericht zum ersten Mal meinen Schwiegereltern servierte, fragte meine Schwiegermutter nach dem Rezept. Ein schöneres Kompliment konnte es kaum geben! Koriander, Limettensaft und Kreuzkümmel peppen den Blumenkohlreis (Seite 77) mexikanisch auf.

- 2 EL Avocadoöl
- 2 Knoblauchzehen, gehackt
- 750-800 g Blumenkohlreis (Seite 77)
- 60 g Korianderblätter
- Saft aus 1 Limette
- 500 g Bio-Hähnchenbrustfilets (ohne Haut), in etwa 2,5 cm große Stücke geschnitten
- 2 TL gemahlener Kreuzkümmel
- ¼ TL feines Meersalz
- 2 Zucchini, in etwa 2,5 cm große Stücke geschnitten
- 180 g Champignons, in Scheiben geschnitten
- 1 Zwiebel, dünn geschnitten
- 250 ml Fünf-Gemüse-Guacamole (Seite 236)

In einer Pfanne den Knoblauch in 1 Esslöffel Avocadoöl bei mittlerer bis starker Hitze anbraten, bis sich sein Aroma entfaltet (es dauert nicht lange, also nicht anbrennen lassen!). Den Blumenkohlreis dazugeben und 5 Minuten lang braten, bis er weich ist. Koriander- und Limettensaft unterrühren und das Reisgemisch in eine Schüssel geben.

Das Hähnchenfleisch mit Kreuzkümmel und Salz würzen. Noch einmal 1 Esslöffel Avocadoöl in die Pfanne geben und erhitzen. Wenn das Öl heiß ist, das Fleisch hinzufügen und etwa 5 bis 7 Minuten braten, bis es gar ist. Anschließend auf einen Teller geben.

Nun noch die Zucchini, Champignons und Zwiebel in die Pfanne geben und 4 bis 6 Minuten weich garen. Mit Salz und Pfeffer würzen. Den Blumenkohlreis und das Gemüse auf vier Essschalen verteilen. Das Hähnchenfleisch darauf geben und mit der Guacamole als Beilage servieren.

Schüsselpastete mit Putenhackfleisch

Für 4 Personen

Diese Variante eines herzhaften, klassischen Gerichts ist dank Maniok- und Kokosmehl auch für Menschen mit einer Autoimmunerkrankung gut verträglich. Mit den beiden Mehlen in Verbindung mit etwas Gelatine wird die teigige Abdeckung der Springformfüllung hergestellt. Statt Putenhackfleisch können Sie auch anderes Geflügel oder Lamm- oder Rinderhack (oder eine Fleischmischung) verwenden, wenn Ihnen das lieber ist.

Füllung

- 2 Scheiben nitratfreier Speck von Tieren aus Weidehaltung, in kleine Stücke geschnitten
- 400 g Putenhackfleisch
- ½ Zwiebel, gehackt
- 1 Lauch, gehackt
- 3 Knoblauchzehen, durch die Knoblauchpresse gedrückt oder klein geschnitten
- 90 g Champignons oder andere Pilze, in Scheiben geschnitten
- 400 g Butternusskürbis, gewürfelt
- 250 g Grünkohlblätter, in kleine Stücke auseinandergezupft
- ½ TL feines Meersalz
- ½ TL frisch gemahlener schwarzer Pfeffer
- 0,75 l Heilende Brühe für den Darm (Seite 83)

Teigabdeckung

- 85 g Maniokmehl
- 30 g Kokosmehl
- 1 EL The Myers Way Gelatin (oder ähnliche Gelatine)
- ¼ TL Backpulver
- ¼ TL Weinstein
- ¼ TL feines Meersalz
- 1 EL Kokosöl
- 250 ml gefiltertes Wasser

Den Backofen auf 190 °C vorheizen. Den Speck in einer großen Pfanne bei mittlerer bis starker Hitze braten. Sobald der Speck sein Fett ausgelassen hat, das Putenhackfleisch dazugeben und unter ständigem Rühren anbraten, bis es gar ist. Den ausgelassenen Speck in der Pfanne belassen und Speckstücke und Hackfleisch mittels eines Sieblöffels in eine Schüssel transferieren.

Die Zwiebel, den Lauch und den Knoblauch in die Pfanne geben und 5 Minuten lang anbraten, bis sie weich sind. Pilze, Kürbis, Grünkohl, Salz und Pfeffer unterrühren und 5 Minuten garen lassen, bis das Gemüse weich wird. Brühe sowie Speck und Hackfleisch zugeben und gut umrühren. Zum Kochen bringen, dann die Hitze auf ein Minimum reduzieren und 10 Minuten köcheln lassen.

Während das Gemüse gekocht wird, die Teigabdeckung zubereiten: Maniok- und Kokosmehl, Gelatine, Backpulver, Weinstein und Meersalz in der Schüssel eines Mixers verrühren. Kokosöl hinzufügen, dann die Maschine auf niedrige Stufe schalten und langsam das Wasser zugeben. Gut mischen, bis der Teig zusammenhält. Die Putenfleisch-Gemüse-Mischung in eine 30 cm-Springform füllen. Den Teig mit einem Löffel als oberste Schicht auf die Füllung geben und danach 50 Minuten backen. Vor dem Servieren 5 Minuten abkühlen lassen.

Mississippi Roast (Rinderbraten)

Für 6 Personen

In den frühen 2000er-Jahren gab eine Frau in Mississippi einen Rinderbraten, eine Packung Ranch Seasoning (Kräutermischung für Ranch-Dressing), Rinderfond und ein Stück Butter in ihren Schongarer. Das fertige Fleisch war dann sehr geschmackvoll und so zart, dass es wie Zupfbraten zerfiel. Seitdem ist das Rezept unter dem Namen Mississippi Roast bekannt und reist über das Internet zu Köchen überallhin. In der Rezeptversion der Myers-Methode werden statt eines Kräuter-Fertigprodukts einzelne getrocknete Kräuter und Gewürze verwendet. Als Beilage zu diesem Braten eignet sich zum Beispiel Wurzelgemüse.

- 1 kg Rinderbraten von Weiderindern
- 120 ml Heilende Brühe für den Darm (Seite 83)
- ½ EL getrocknete Petersilie
- ½ EL Knoblauchpulver
- ½ EL Zwiebelpulver
- ½ TL feines Meersalz
- ¼ TL frisch gemahlener schwarzer Pfeffer
- 1 Zwiebel, zerkleinert in etwa 2 cm große Stücke
- 6 Karotten, zerkleinert in etwa 2 cm große Stücke
- 2 Rüben, zerkleinert in etwa 2 cm große Stücke

Zubereitung in einem Instant Pot: Das Fleisch, die Brühe, die Gewürze und die Zwiebel in den Topf geben. »Pressure Cook« aktivieren und die Zeit auf 50 Minuten einstellen. Nach Zeitablauf den Druck schnell entweichen lassen. Den Instant Pot öffnen und die Karotten und Rüben hineingeben. Den Deckel wieder schließen und für weitere 10 Minuten auf »Pressure Cook« stellen. Danach den Druck wieder schnell ablassen. Das Fleisch und Gemüse auf eine Platte geben, 5 Minuten ruhen lassen, dann in Scheiben schneiden und mit dem Gemüse servieren.

Zubereitung in einem Schongarer: Alle Zutaten in den Topf hineingeben und 6 bis 8 Stunden auf hoher Stufe garen.

Das beste asiatische Flankensteak der Welt

Für 4 Personen

Dies ist mein Lieblingsrezept in diesem Kochbuch, und zwar aus zwei Gründen: Es handelt sich um das weltbeste Flankensteak, und Xavier und ich haben dafür gesorgt, dass die bei unserer Hochzeit servierten Rinderfilets zuvor in die unten beschriebene Marinade eingelegt wurden. Zu Flankensteak passt generell jede Art von Marinade, besonders aber eine mit südostasiatischen Zutaten. Sobald das Marinieren abgeschlossen ist, muss das Fleischstück nur noch kurz gebraten werden und ist dann verzehrfertig. Ich finde endlose Möglichkeiten zur Anwendung dieses Rezepts: zum Abendessen mit gegrilltem Pak Choi (Seite 210), zum Mittagessen mit etwas Gurken-Algen-Salat (Seite 166) oder auf einem Bett aus grünen Salatblättern.

- 120 ml Coconut Aminos (Kokos Aminos)
- 120 ml geröstetes Sesamöl
- 2 EL Honig
- 2 Knoblauchzehen, klein geschnitten
- 2 EL Fischsauce

- 1 EL geriebener frischer Ingwer
- 500 g Flankensteak von Weiderindern
- 1 EL Avocadoöl
- 1 Bund Frühlingszwiebeln, diagonal geschnitten, zum Garnieren

In einer Auflaufform Kokos Aminos, Sesamöl, Honig, Knoblauch, Fischsauce und Ingwer verrühren. Das Flankensteak in diese Marinade geben und 1 Stunde im Kühlschrank (ab und zu wenden) oder über Nacht marinieren.

In einer großen Pfanne oder Grillpfanne das Avocadoöl bei mittlerer bis hoher Temperatur erhitzen. Das Flankensteak dazugeben und 4 Minuten auf jeder Seite (oder bis zum gewünschten Gargrad) anbraten. Das Steak auf ein Schneidebrett legen und vor dem Schneiden 5 Minuten ruhen lassen. Mit Frühlingszwiebeln garnieren.

Daddys Burger

Für 4 Personen

Mein Vater war ein unglaublicher Koch. Im Freundeskreis war er berühmt für seine perfekt gegrillten Hamburger. In dem nachfolgenden Rezept finden Sie meine Variante der Burger. Statt sie in einer Grillpfanne zu braten, können Sie sie auch gerne auf einen Außengrill legen (und es damit meinem Vater gleichtun). Laden Sie Freunde oder Familie zu einer Grillparty ein, vervielfachen Sie die Zutatenmengen entsprechend und servieren Sie die Burger mit Würzigem Krautsalat (Seite 164), Wurzelgemüsechips (Seite 231) und einem der unten aufgeführten Burger-Beläge.

- 500 g Bio-Hackfleisch von Weiderindern
- 1 EL Heilende Brühe für den Darm (Seite 83)
- 1 EL Knoblauchpulver
- 1 EL Zwiebelpulver
- 1 TL getrockneter Thymian
- 1 TL frisch gemahlener schwarzer Pfeffer
- ½ TL feines Meersalz

Beläge (nach Wahl)
- Fünf-Gemüse-Guacamole (Seite 236)
- Steckrüben-»Hummus« (Seite 233)
- Gegrillte Ananas
- Karamellisierte Zwiebeln (Seite 84)
- Ketchup (Seite 215)
- Senf (mit Apfelessig)

Alle Burgerzutaten in eine Schüssel geben. Mit angefeuchteten Händen gut vermischen und dann in vier Portionen zerteilen.

Eine Grillpfanne oder Pfanne auf hoher Stufe erhitzen. Die Burger auf einer Seite 4 bis 6 Minuten grillen, dann wenden und auf der anderen Seite weitere 5 Minuten bzw. bis zum gewünschten Gargrad grillen. Mit Belägen Ihrer Wahl servieren.

Fleischbällchen

Für 4 Personen

Basilikum, Thymian und Meersalz als Zutaten machen diese Fleischbällchen so lecker. Als Beilage schlage ich köstliche Zucchini-Nudeln mit Spinat-Grünkohl-Pesto (Seite 212) vor.

- 1 kleine braune Zwiebel, grob gehackt
- 30 g frische Basilikumblätter
- 130 g geriebene Zucchini
- 2 TL getrockneter Thymian
- 2 TL feines Meersalz
- 500 g Bio-Hackfleisch von Weiderindern

Den Ofen auf 190 °C vorheizen. Ein Backblech mit Backpapier auslegen.

Zwiebel, Basilikum, Zucchini, Thymian und Salz in eine Küchenmaschine oder einen Mixer geben. Impulsmixen, bis alles grob zerhackt ist.

Diese Mischung mit dem Hackfleisch vermengen und dann mit angefeuchteten Händen in gleich große Fleischbällchen formen (pro Bällchen nehmen Sie 1 bis 2 Esslöffel Hackfleisch). Fleischbällchen mit etwa 2 cm Abstand auf das Backblech legen.

Rund 25 Minuten garen, bis sie in der Mitte durchgegart sind. Aus dem Backofen nehmen und servieren.

Bison-Chili

Für 4 Personen

Bison (Büffel) ist geschmackvoll und proteinreich und hat einen niedrigeren Fett- und Cholesteringehalt als Rindfleisch, Huhn, Pute und Schweinefleisch. Bisonfleisch von Tieren aus Weidehaltung ist im Handel erhältlich. Es gibt inzwischen auch schon Bisonfarmen, die ihre Produkte online vermarkten und Ihnen die Fleischstücke bis an die Haustür liefern. Sollten Sie keine Möglichkeit finden, Bison-/Büffelfleisch zu kaufen, können Sie es für dieses Rezept auch durch Rinderhackfleisch ersetzen.

- 8 Karotten, geschält und zerkleinert
- 8 Selleriestangen, geschnitten
- 1 Zwiebel, gehackt
- 2 Knoblauchzehen, durchgepresst oder gehackt
- 1 Rote Bete, geschält und zerkleinert
- 500 g Bio-Hackfleisch von Weidebisons
- 1 EL frischer Oregano
- 1 TL gemahlener Kreuzkümmel
- 1 TL feines Meersalz
- 0,75 l Heilende Brühe für den Darm (Seite 83)
- 1 Bund Koriander, gehackt, zum Garnieren
- 1 Avocado, in Scheiben geschnitten

Zubereitung in einem Instant Pot: Instant Pot auf »Sauté« einstellen und Karotten, Sellerie, Zwiebel, Knoblauch und Rote Bete 5 Minuten lang sautieren. Dann das Bisonfleisch, Oregano, Kreuzkümmel und Salz hinzugeben und dabei das Hackfleisch mit einem Holzlöffel etwas auflockern. Sobald das Bisonfleisch nicht mehr roh ist, Brühe in den Topf geben und Topf verschließen. »Cancel« drücken, stattdessen »Stew/Chili« aktivieren und die Zeit auf 30 Minuten einstellen. Nach Zeitablauf den Druck schnell entweichen lassen. Das Chili auf vier Schalen verteilen und mit Koriander und Avocado garnieren.

Zubereitung auf dem Herd: Karotten, Sellerie, Zwiebel, Knoblauch und Rote Bete 5 Minuten in einem Bräter oder großen Topf anbraten. Dann das Bisonfleisch, Oregano, Kreuzkümmel und Salz hinzugeben und dabei das Hackfleisch mit einem Holzlöffel etwas auflockern. Sobald das Bisonfleisch nicht mehr roh ist, Brühe in den Topf geben. Aufkochen und danach bei niedriger Temperatur 30 Minuten simmern lassen. Das Chili auf vier Schalen verteilen und mit Koriander und Avocado garnieren.

Glasierte Lammkoteletts

Für 2 Personen

Diese Lammkoteletts werden gegrillt (gerne auch im Freien) und dann mit einer süßsäuerlichen Kirschglasur eingepinselt. Kombinieren Sie sie mit Rosenkohl-Rotkohl-Salat (Seite 158) oder Brokkoli mit Knoblauch und Zitrone (Seite 208). Ich stelle immer noch eine Schale mit Glasur-Dip auf den Tisch. Wenn noch etwas davon übrig bleibt, bewahren Sie die Glasurmischung im Kühlschrank auf, um beim nächsten Grillabend Schweinekoteletts oder Hähnchenbrust damit zu bestreichen.

Glasur
- 150 g Kirschen
- 180 ml Heilende Brühe für den Darm (Seite 83)
- 2 TL Apfelessig
- 2 TL Honig
- 1 EL Tapiokastärke

Lamm
- 4 etwa 1 cm dicke Lammkoteletts von Weidetieren
- 2 EL Avocadoöl
- 2 EL frische Rosmarinblätter
- 1 TL gehackter Knoblauch
- ½ TL feines Meersalz
- ½ TL frisch gemahlener schwarzer Pfeffer

Für die Zubereitung der Glasur: In einem Topf bei mittlerer bis hoher Hitze die Kirschen, 120 ml Brühe, Apfelessig und Honig vermischen. Zum Kochen bringen und dann 8 Minuten lang auf niedriger Stufe köcheln lassen, dabei gelegentlich umrühren. In eine separate Schüssel 60 ml Brühe und Tapiokastärke geben. Gut verquirlen, in den Topf gießen und einrühren, bis die Sauce dicker wird.

Für die Lammkoteletts: Den Backofen auf Grillen einstellen. Avocadoöl auf die Lammkoteletts streichen. Gewürze vermischen und gleichmäßig auf die Koteletts geben und andrücken. Die Koteletts in einen Bräter legen und 5 bis 6 Minuten auf jeder Seite garen. Dann auf einen Teller geben und 5 Minuten ruhen lassen. Mit Kirschglasur bepinseln und servieren.

Pesto-Pizza

Für 2 Personen

Ich kenne eigentlich niemanden, der Pizza nicht mag. Diese hier wird bald Ihr Favorit sein! Die Pizzakruste kommt dünn und knackig aus dem Ofen. Als Belag eignet sich fast jedes dünn geschnittene Gemüse. Als Unterlage für den Belag empfehle ich Spinat-Grünkohl-Pesto (Seite 212) oder die tomatenfreie Sauce auf Seite 214.

Teig
- 70 g Pfeilwurzelmehl
- 30 g Maniokmehl
- 2 EL Erdmandelmehl
- 1 TL Weinstein
- ½ TL Backpulver
- ½ TL feines Meersalz
- 2 EL natives Olivenöl extra
- 120 ml warmes gefiltertes Wasser

Belag
- 120 ml Spinat-Grünkohl-Pesto (Seite 212)
- Empfohlene Beläge: Rucola, geschnittene Oliven, geschnittene Zucchini, geschnittener Kürbis, Spinat, frisches Basilikum

Den Backofen auf 220 °C vorheizen. In einer Rührschüssel Pfeilwurzelmehl, Maniokmehl, Erdmandelmehl, Weinstein, Backpulver und Salz verrühren. Das Olivenöl unterrühren. Danach langsam warmes Wasser in die Schüssel eingießen und dann den Teig mit angefeuchteten Händen zu einer Kugel formen.

Die Teigkugel auf ein Backblech oder einen Pizzastein legen und auf eine Teigdicke von ½ cm ausrollen. Etwa 8 Minuten lang braun backen.

Pizzakruste aus dem Ofen nehmen, Pesto oder Sauce darauf geben und mit Gemüse belegen. Den Backofen auf Grillen einstellen und die Pizza noch einmal 2 bis 3 Minuten lang in den Ofen schieben. Dabei darauf achten, dass die Beläge nicht anbrennen.

Pizza wieder herausnehmen und vor dem Zerschneiden einige Minuten ruhen lassen.

Heilbutt-Piccata

Für 4 Personen

Dieses Rezept verwendet Heilbutt, aber Sie können es auch mit Kabeljau oder anderen Fischfilets umsetzen. Die schnelle Pfannensauce wird mit etwas Brühe, Kapern und Zitronensaft zubereitet. Brokkoli mit Knoblauch und Zitrone (Seite 208) oder dunkle Blattsalate mit Bettys Italian Dressing (Seite 221) vervollständigen die italienische Mahlzeit.

- 1 EL Avocadoöl
- 25 g Maniokmehl
- 4 Heilbuttfilets aus Wildfang (jeweils 100 – 150 g)
- 2 Knoblauchzehen, gehackt
- 360 ml Heilende Brühe für den Darm (Seite 83)
- 120 ml frisch gepresster Zitronensaft
- 1 EL Pfeilwurzelmehl
- 1 gehäufter EL Kapern, gespült und abgetropft
- Gehackte Petersilie zur Garnierung

In einer Pfanne das Avocadoöl auf mittlerer bis hoher Stufe erhitzen.

Das Maniokmehl in eine flache Schüssel geben und die Heilbuttfilets auf beiden Seiten dünn panieren. Filets in die Pfanne geben und 6 Minuten braten. Wenden und weitere 6 Minuten braten. Danach auf einen Teller geben.

In dieselbe Pfanne den Knoblauch geben und garen, bis sich sein Aroma entfaltet. 240 ml Brühe und den Zitronensaft einrühren. In einer Schüssel das Pfeilwurzelmehl und die restlichen 120 ml Brühe verrühren. Mehlmischung in die Pfanne geben und gut verrühren. Die Kapern hinzufügen und abschließend die Heilbuttfilets noch einmal in die Pfanne legen, um sie durchzuwärmen. Mit gehackter Petersilie garnieren.

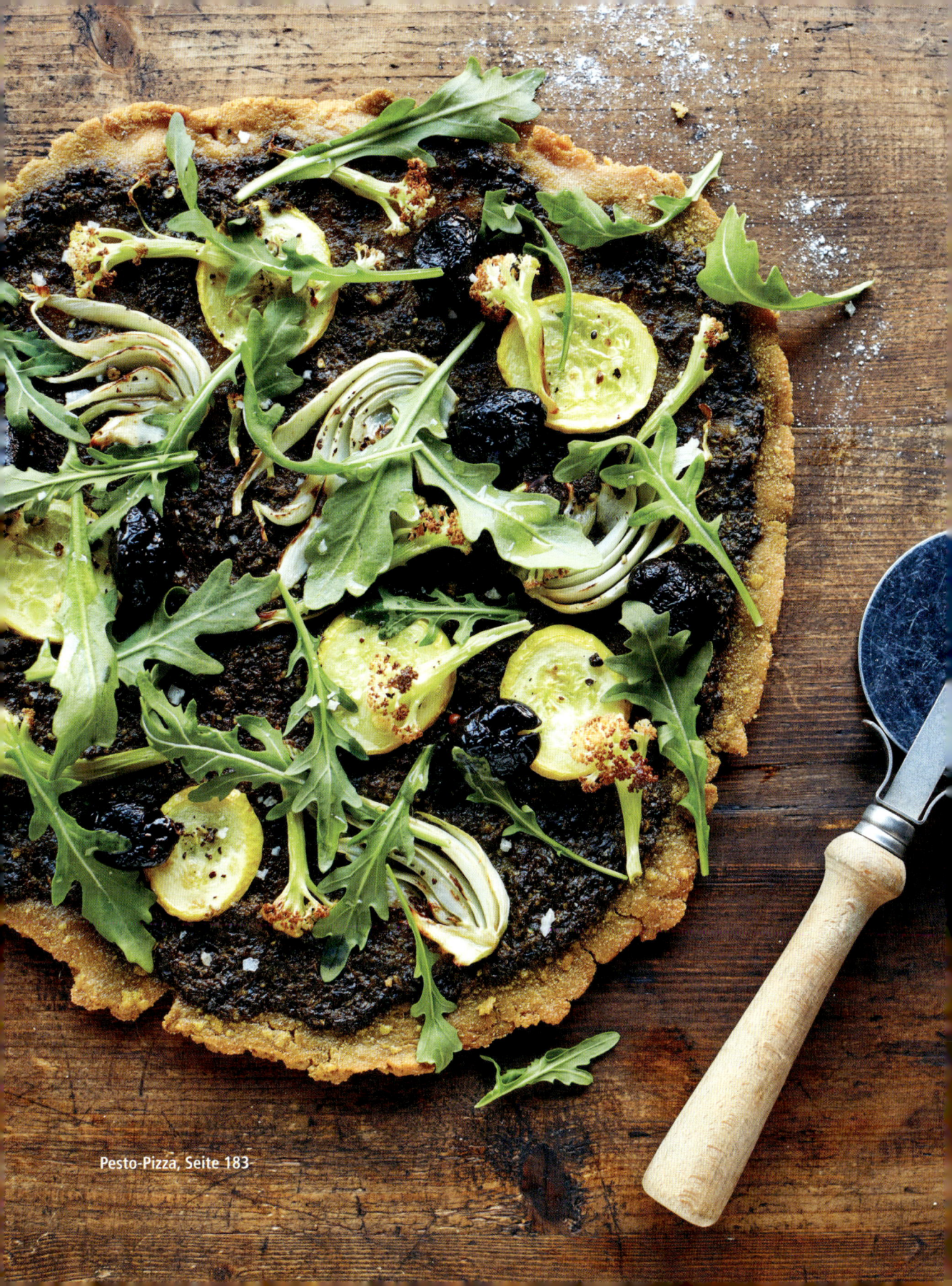
Pesto-Pizza, Seite 183

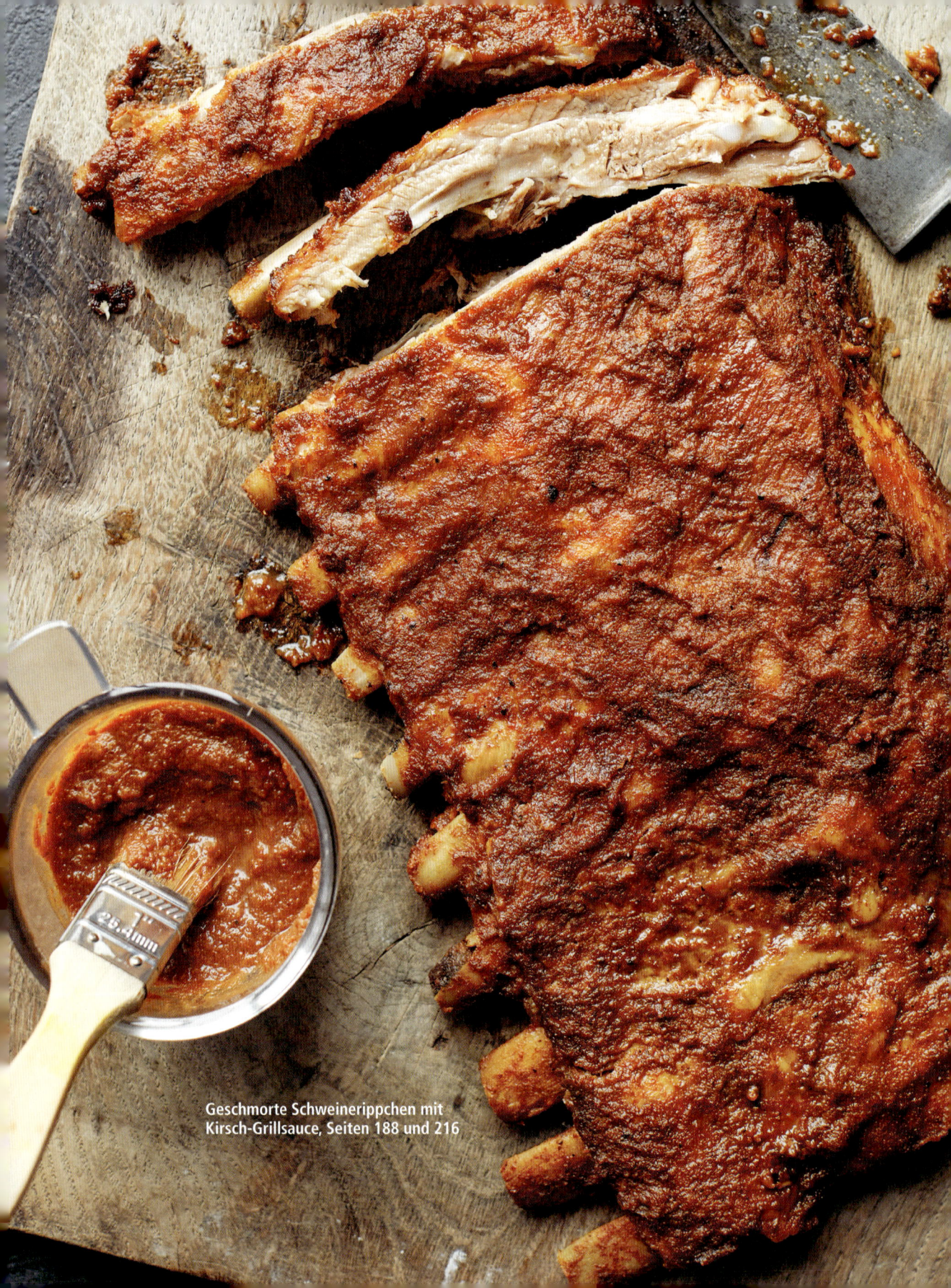

Geschmorte Schweinerippchen mit Kirsch-Grillsauce, Seiten 188 und 216

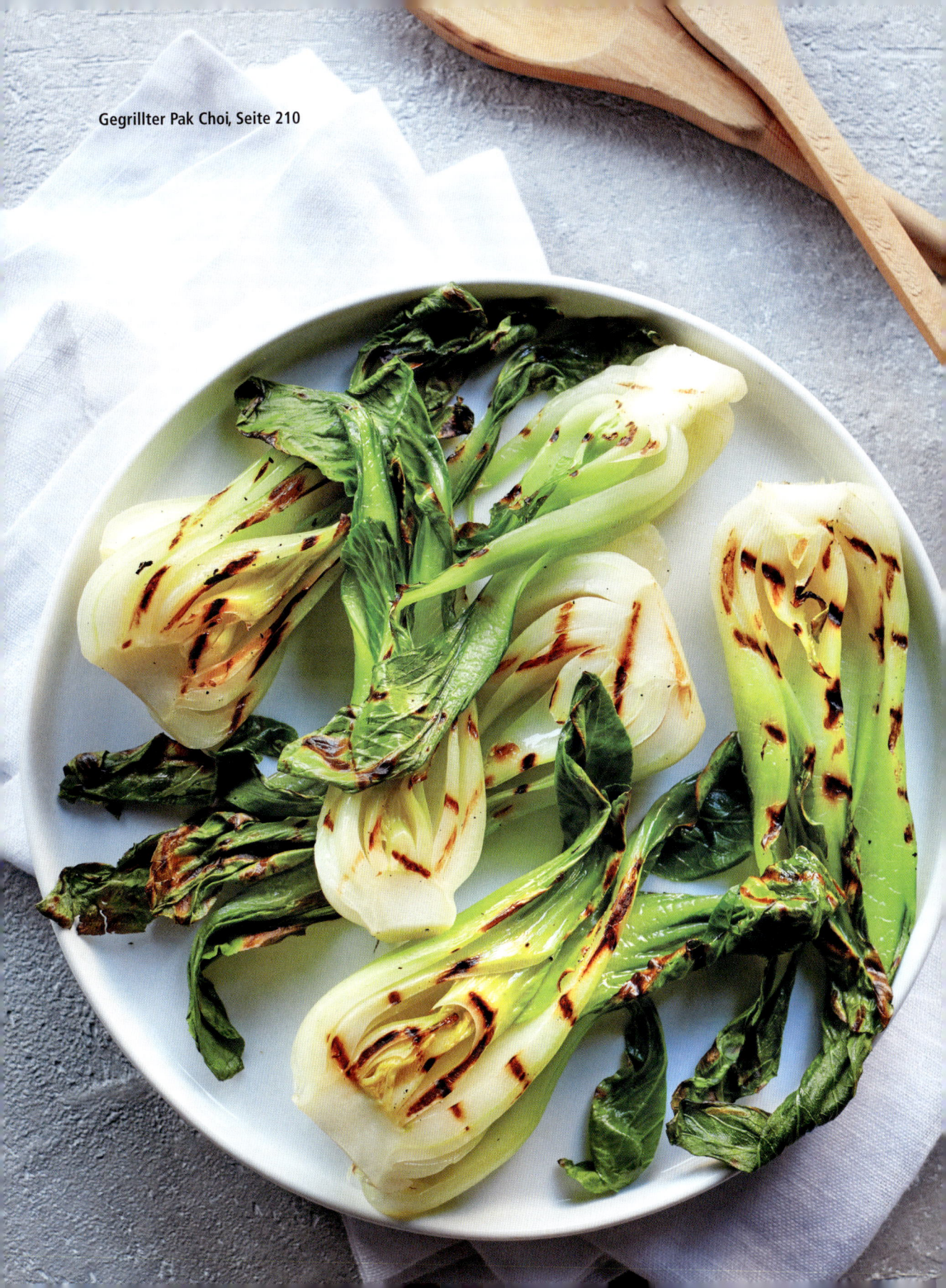

Gegrillter Pak Choi, Seite 210

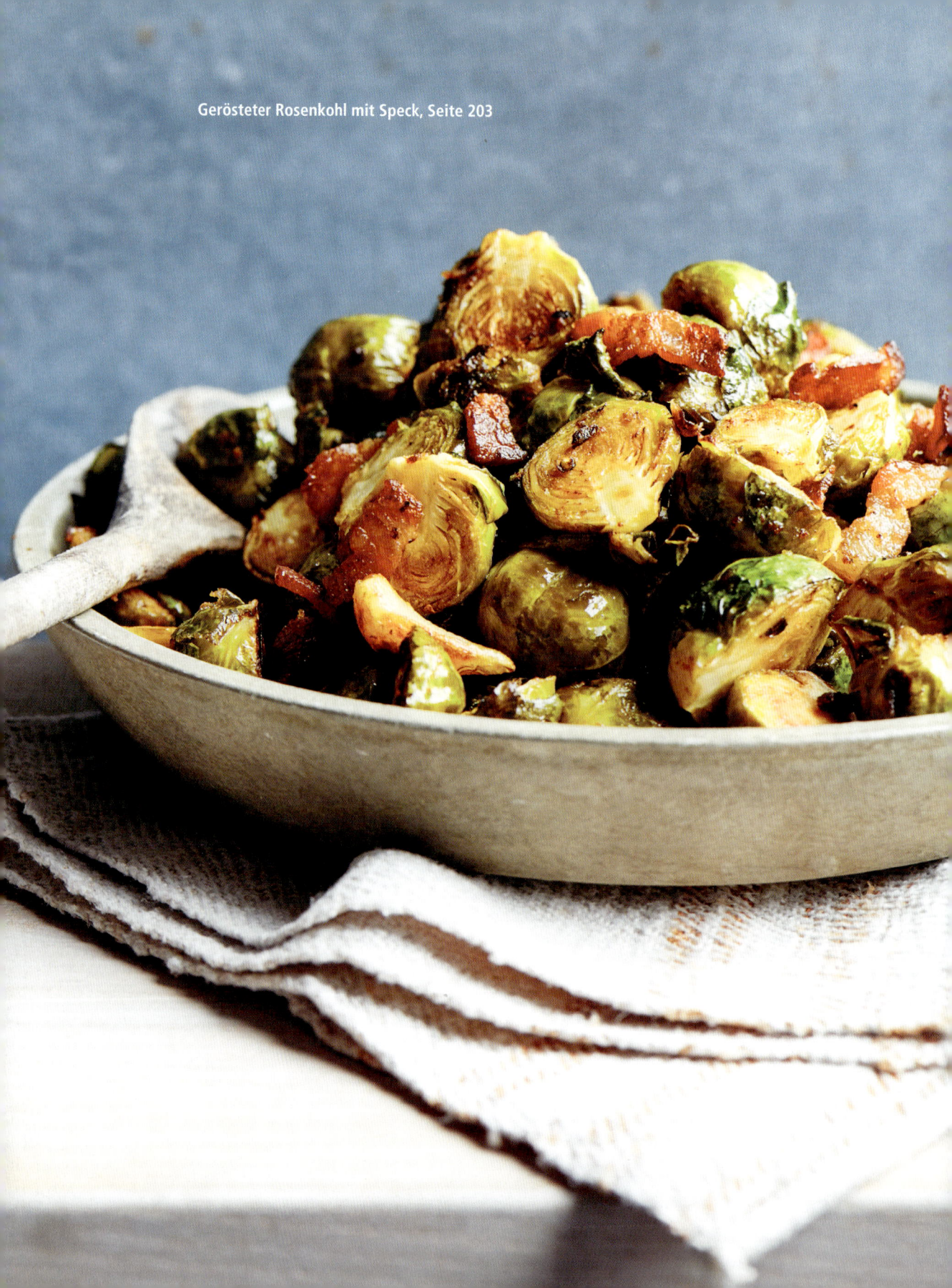
Gerösteter Rosenkohl mit Speck, Seite 203

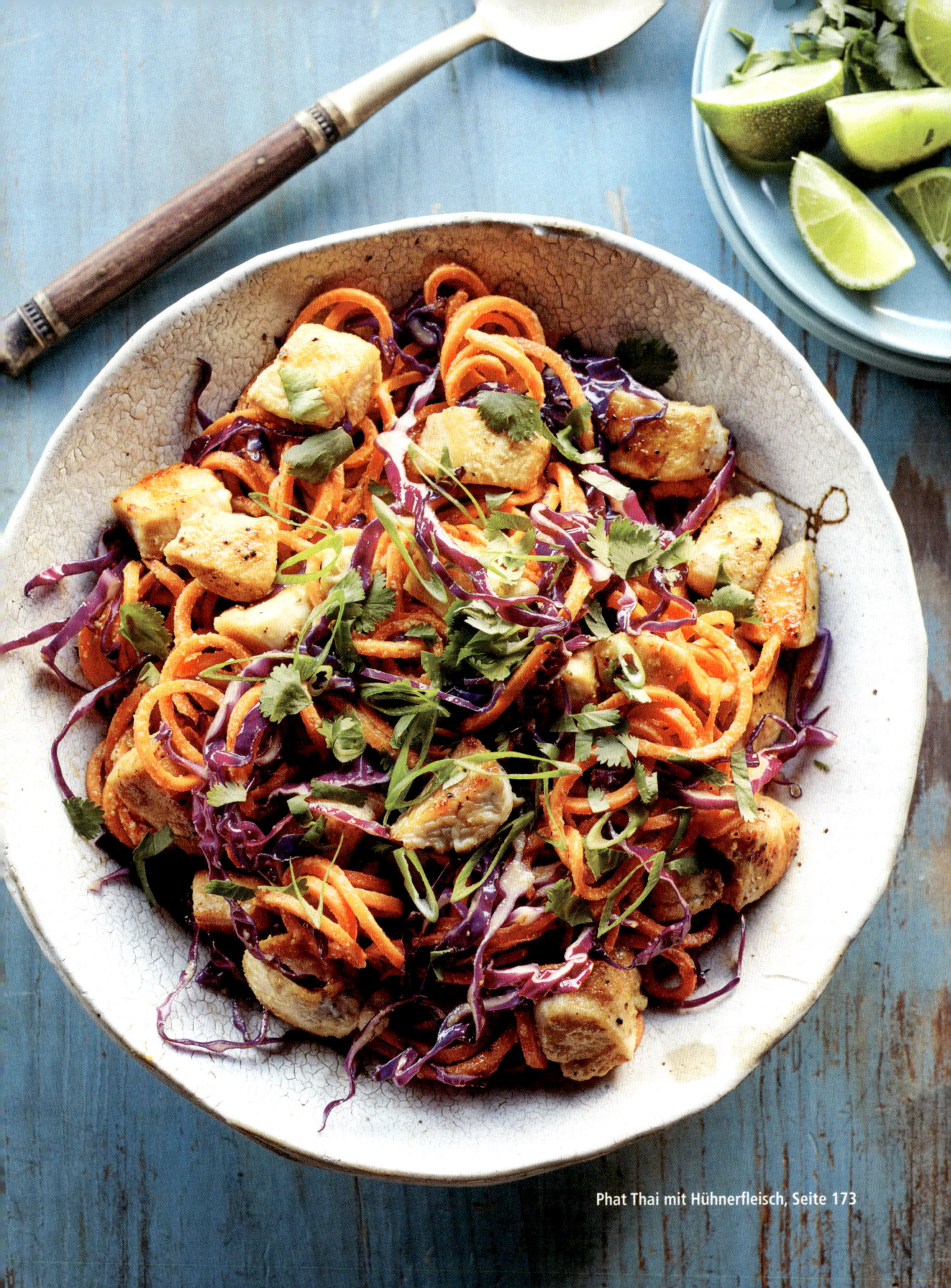

Phat Thai mit Hühnerfleisch, Seite 173

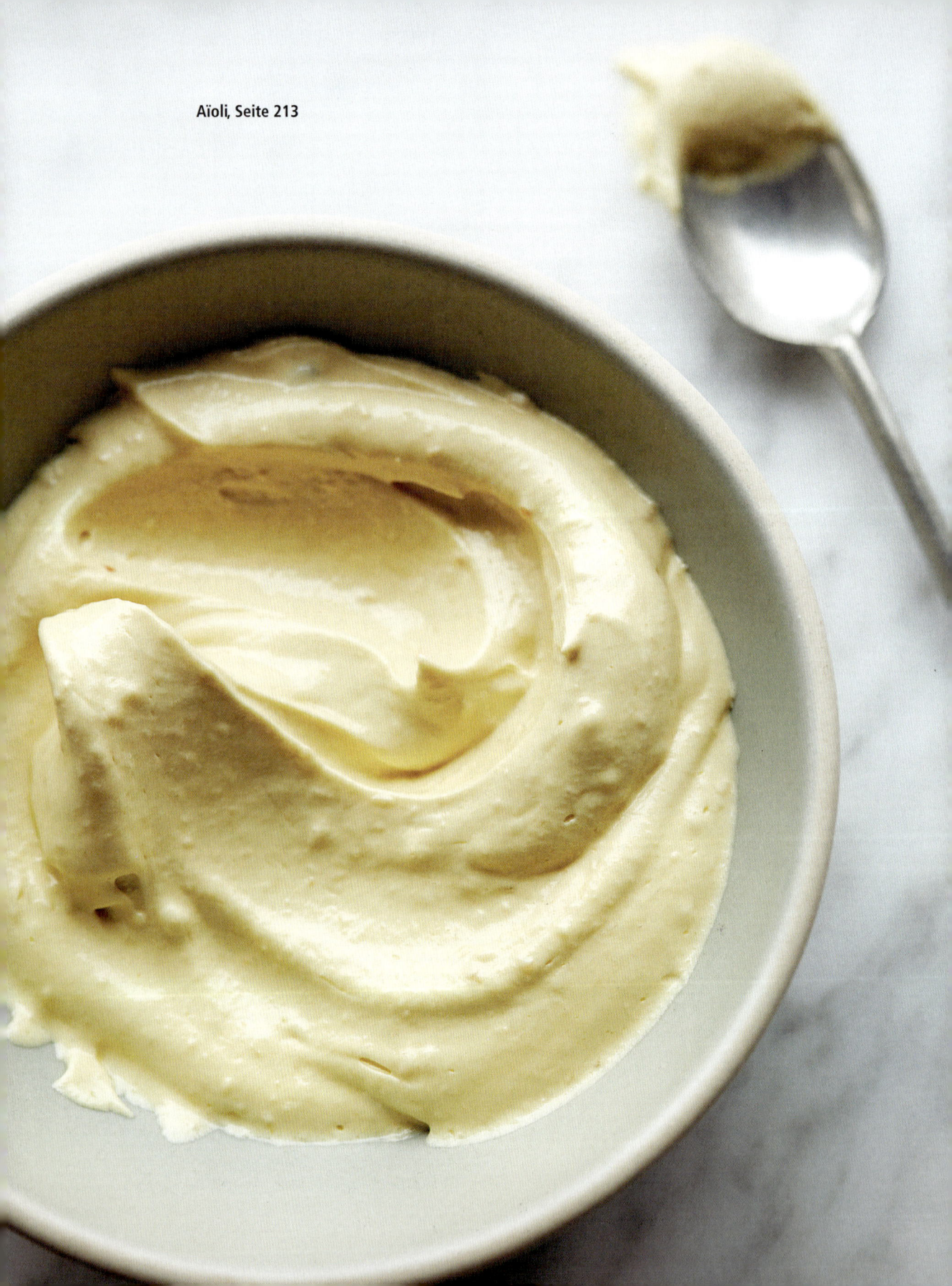

Aïoli, Seite 213

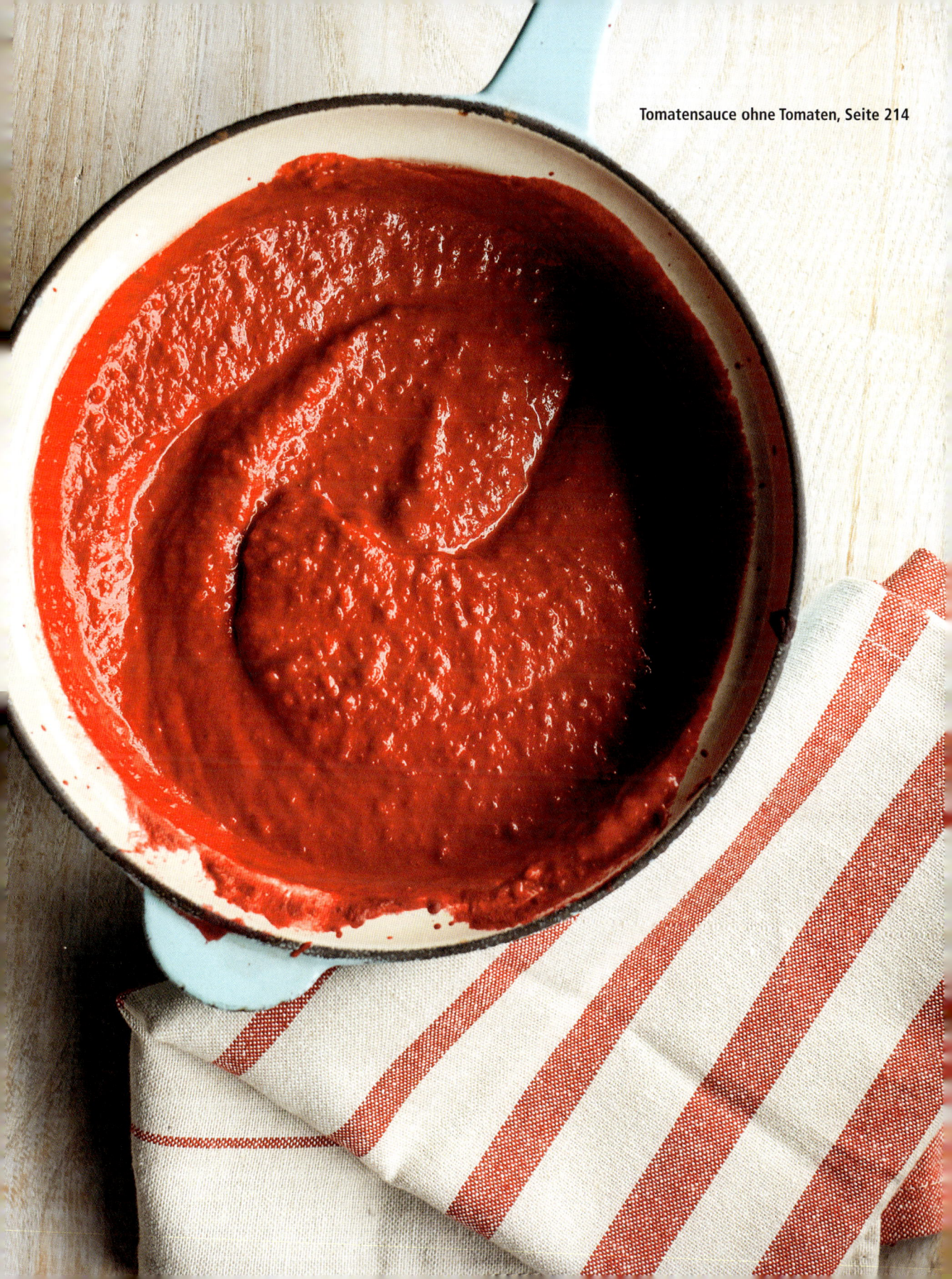

Tomatensauce ohne Tomaten, Seite 214

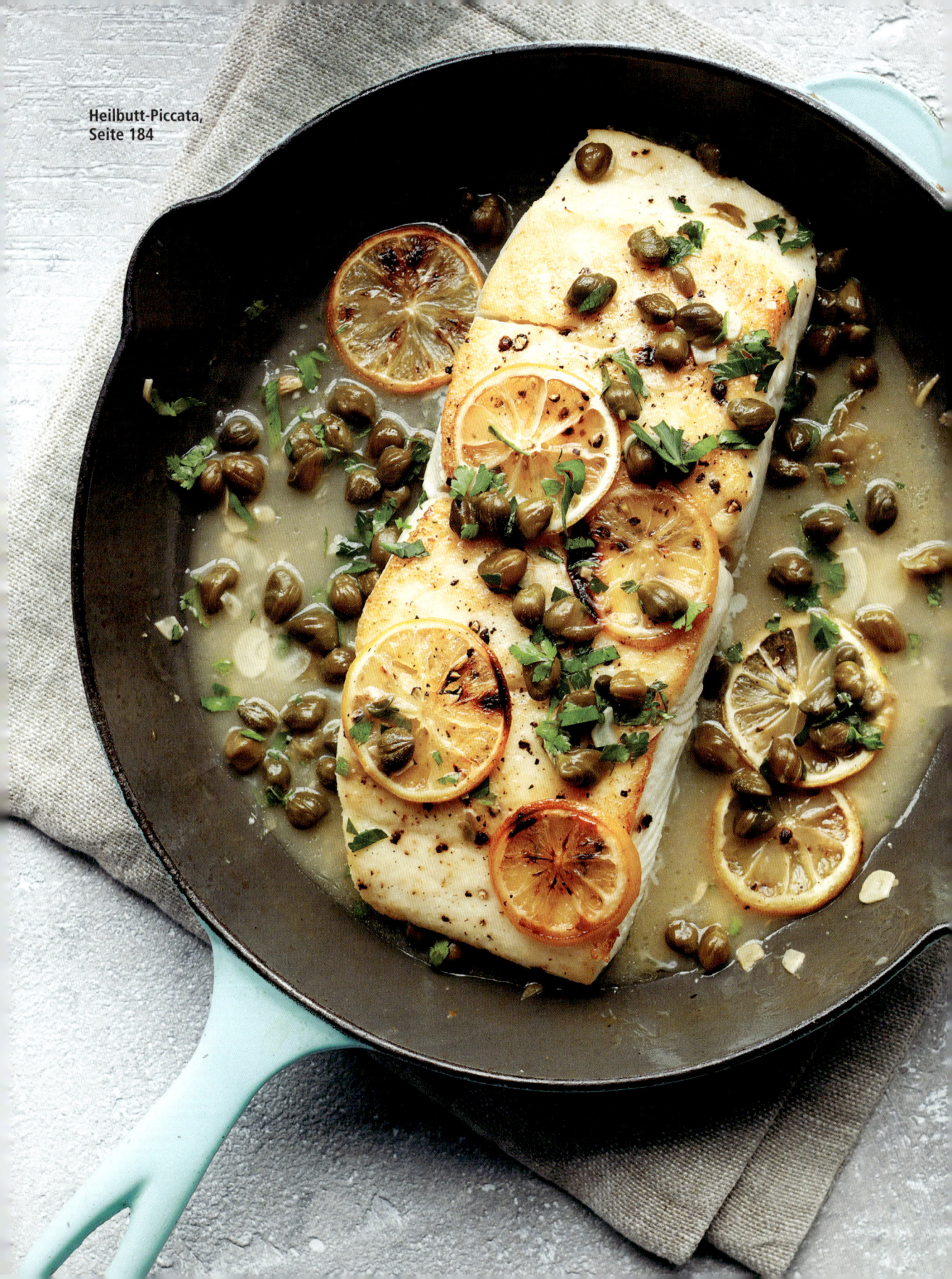

Heilbutt-Piccata, Seite 184

Schweinefilets mit Senfsauce

Für 4 Personen

Eine Pfanne, vier Zutaten. Dieses einfache Schweinefleischgericht lässt sich in kurzer Zeit zubereiten. Genießen Sie es mit gefüllten Ofensüßkartoffeln (Seite 207) und einem Salat aus Rucola, Chicorée und einer einfachen Vinaigrette. Verwenden Sie einen Senf, der aus Apfelessig und nicht aus Branntweinessig hergestellt wird.

- 500 g Schweinefilet von Tieren aus Weidehaltung
- 120 ml Heilende Brühe für den Darm (Seite 83)
- 2 EL Dijon-Senf
- 1 TL Pfeilwurzelmehl

Den Backofen auf 180 °C vorheizen. In einer backofenfesten Pfanne bei starker Hitze das Schweinefilet 3 bis 4 Minuten lang von allen Seiten anbraten.

Die Pfanne in den Ofen stellen und das Schweinefleisch 10 Minuten rösten, oder bis es eine Kerntemperatur von 65 °C erreicht. Die Pfanne aus dem Ofen nehmen und das Schweinefleisch auf ein Schneidebrett legen. 5 bis 10 Minuten ruhen lassen und dann in etwa 1 cm dicke Scheiben schneiden.

In derselben Pfanne bei mittlerer Hitze die Brühe und den Senf verrühren. Zum Kochen bringen, dann die Hitze auf ein Minimum reduzieren. Das Pfeilwurzelmehl unterrühren und unter ständigem Rühren köcheln lassen, bis die Sauce eingedickt ist und sich alle Klumpen aufgelöst haben. Das Fleisch auf Teller geben und die Sauce darüber gießen.

Carolina Pulled Pork (Zupfbraten)

Für 4 Personen

Diese Fleischspeise ist im amerikanischen Bundesstaat Carolina ein beliebter Klassiker. Das Fleisch wird bei der Zubereitung so zart, dass es nach dem Garen in kleine Stücke zerfällt oder ganz leicht mit einer Gabel zerzupft werden kann. Servieren Sie die Fleischstücke mit Würzigem Krautsalat (Seite 164) oder Grünem Blattgemüse mit Speck (Seite 209).

- 1 kg Schweinenacken von Tieren aus Weidehaltung
- Fleischmarinade (Seite 218)
- 120 ml Heilende Brühe für den Darm (Seite 83)
- 60 ml Apfelessig

In einer Auflaufform oder Schüssel den Schweinenacken allermindestens 1 Stunde (je länger, desto besser) marinieren.

Zubereitung im Instant Pot: Die Marinade wegschütten. Das Schweinefleisch zusammen mit der Brühe und dem Apfelessig in den Instant Pot geben. Auf »Meat« einstellen und 60 Minuten garen. Den Druck schnell ablassen und anschließend das Fleisch mit zwei Gabeln zerkleinern.

Zubereitung im Schongarer: Alle Zutaten im Schongarer 5 Stunden garen. Die Marinade wegschütten; das Fleisch auf eine Servierplatte geben und mit zwei Gabeln zerkleinern.

Zubereitung im Backofen: Den Ofen auf 150 °C erhitzen. In einem Bräter den Schweinenacken bei mittlerer bis starker Hitze etwa 3 bis 5 Minuten von allen Seiten anbraten. Die Brühe und den Apfelessig hinzufügen. Abdecken und 3 Stunden im Ofen garen. Die Marinade wegschütten; das Fleisch auf eine Servierplatte geben und mit zwei Gabeln zerkleinern.

Schweinekoteletts mit Apfelfüllung und Ahornsirupglasur

Für 4 Personen

Mit meiner einfachen Apfelfüllung peppen Sie Ihre Schweinekoteletts auf. Servieren Sie die Koteletts mit geröstetem Rosenkohl (Seite 203) oder einem Püree aus Blumenkohl und Steckrüben (Seite 205). Abgerundet wird diese Mahlzeit mit einem Salat aus biologischem dunklem Blattgemüse, wie Grünkohl, Endivie und Spinat.

- 4 Schweinekoteletts von Tieren aus Weidehaltung
- Insgesamt 180 ml Heilende Brühe für den Darm (Seite 83)
- 120 ml Ahornsirup
- 1 EL Tapiokastärke
- 1 EL Avocadoöl
- 1 Granny Smith Apfel, geschält und gewürfelt
- ½ Zwiebel, gehackt
- 1 Knoblauchzehe, klein gehackt

Den Backofen auf 175 °C vorheizen. Mit einem kleinen spitzen Messer in jedes Kotelett in der Mitte eine etwa 4 cm breite Tasche schneiden (ringsherum etwa 1 cm vom Rand wegbleiben, von oben durch den Fettdeckel schneiden).
Zubereitung der Glasur: In einem Topf 60 ml Brühe sowie den Ahornsirup bei mittlerer Temperatur erhitzen. In einer separaten Schüssel 60 ml Brühe und Tapiokastärke verquirlen. Die Stärkemischung in den Topf geben und umrühren, bis die Sauce dicker wird. Beiseitelegen.
Zubereitung der Füllung: Avocadoöl in einer Pfanne auf mittlerer Stufe erhitzen. Apfel, Zwiebel und Knoblauch anbraten, bis der Apfel weich ist. Alles in eine Schüssel geben und etwas abkühlen lassen.
Die Schweinekoteletts mit etwas Apfelmasse füllen (evtl. mit einem Zahnstocher verschließen) und anschließend vorsichtig in die Pfanne legen. Beidseitig 3 bis 4 Minuten anbraten und dann mit einem Teil der Glasur bestreichen. Die restliche Füllung und die restlichen 60 ml Brühe in die Pfanne dazugeben.
Pfanne in den Backofen stellen und Koteletts 15 bis 20 Minuten garen, dabei alle 5 Minuten mit Glasur bestreichen, bis das Fleisch eine Kerntemperatur von 65 °C erreicht hat. Die Koteletts auf vier Teller geben und die restliche Glasur und Füllung mit einem Löffel darüber verteilen.

Geschmorte Schweinerippchen

Für 2 Personen

In meinen Kinder- und Jugendjahren war Grillen bei uns zu Hause kein großes Thema. Als ich dann aber später nach Texas zog und anfing, rotes Fleisch zu essen, wurde ich fast süchtig danach. Leider enthalten viele im Handel erhältliche Grillsaucen Zucker und Konservierungsmittel, sodass ich sie lieber selbst mache. Genießen Sie Würzigen Krautsalat (Seite 164) und Süßkartoffelbrötchen (Seite 116) zu den Schweinerippchen.

- 1 kg Schweinerippchen von Tieren aus Weidehaltung
- 240 ml Kirsch-Grillsauce (Seite 216)
- 240 ml Heilende Brühe für den Darm (Seite 83)
- 2 EL Coconut Aminos (Kokos Aminos)
- 1 EL Honig

An der Unterseite des Rippenbogens haftet eine weißliche Membran. Diese Membran bitte entfernen: die Finger darunter führen und abziehen oder falls erforderlich ein Speisemesser unter die Membran schieben, anheben und abziehen.
In einer Schüssel Grillsauce, Brühe, Kokos Aminos und Honig miteinander verrühren.
Zubereitung in einem Instant Pot: Die Rippchen in den Instant Pot geben und die Sauce hinzufügen. Auf »Meat« stellen und die Zeit auf 20 Minuten einstellen. Wenn das Fleisch fertig ist, den Druck 5 Minuten langsam und danach den Restdruck schnell ablassen.
Den Backofen vorheizen. Die Rippchen, aber nicht die Sauce, auf ein mit Backpapier ausgelegtes Backblech legen. Den Instant Pot auf »Sauté« stellen und die Sauce etwa 5 Minuten erhitzen, bis sie eingedickt ist. Die Sauce auf die Rippen streichen und diese dann 5 Minuten im Ofen schmoren lassen.
Zubereitung in einem Schongarer: Alle Zutaten in den Schongarer geben und 8 Stunden lang auf niedriger Stufe garen.
Zubereitung im Backofen: Ofen auf 150 °C vorheizen. Ein Backblech mit hohem Rand mit Backpapier auslegen. Den Backrost darauf platzieren. Den Ofen zum Schmoren auf eine hohe Stufe einstellen. Die Rippchen leicht mit der Sauce bestreichen, mit der fleischigen Seite nach oben auf den Rost legen und 5 Minuten garen. Dann die Temperatur wieder auf 150 °C stellen. Die Hälfte der Sauce auf die Rippchen streichen und 1,5 bis 2 Stunden backen, dabei alle 20 bis 30 Minuten mit der restlichen Sauce bestreichen.

Mit Honig und Ingwer glasierter Lachs

Für 2 Personen

Xavier und ich machen dieses einfache Lachsgericht einmal pro Woche. Lachs enthält viele gesunde und entzündungshemmende Omega-3-Fettsäuren, und der Ingwer hilft, Entzündungen zu reduzieren. Mit Brokkoli mit Knoblauch und Zitrone (Seite 208) oder Ofengemüse (Seite 199) servieren.

- 60 ml Coconut Aminos (Kokos Aminos)
- 60 ml geröstetes Sesamöl
- 1 EL Honig
- 2 Knoblauchzehen, gepresst oder klein gehackt
- 1 TL Ingwer, gerieben oder klein gehackt
- 2 Lachsfilets aus Wildfang (je 120–150 g)
- 1 Frühlingszwiebel, dünn geschnitten, zum Garnieren

In einem Gargeschirr Kokos Aminos, Sesamöl, Honig, Knoblauch und Ingwer verrühren. Den Lachs dazugeben und 30 Minuten im Kühlschrank marinieren.

Den Lachs im Backofen bei 190 °C 25 Minuten backen (oder etwas länger, wenn der Ofen nicht vorgeheizt wurde).

Die Grillfunktion des Backofens einstellen. Das Gargeschirr 2 bis 3 Minuten unter den Bratrost stellen, bis der Lachs gebräunt ist. Vor dem Servieren mit der Frühlingszwiebel garnieren.

Lammfleischbällchen in Salatwickeln

Für 4 Personen

Für diese mediterranen Wraps werden anstelle der Pita große Salatblätter mit zarten und saftigen Lammfleischbällchen, Gurken und Oliven gefüllt. Hinzu kommt ein Klacks Tsatsiki (Seite 220).

- 500 g Lammfleisch von Weidetieren
- 1 Schalotte, gehackt
- 2 Knoblauchzehen, gehackt
- 2 EL Zitronensaft
- 1 TL getrockneter Oregano
- ½ TL gemahlener Kreuzkümmel
- ¼ TL frisch gemahlener schwarzer Pfeffer
- ⅛ TL feines Meersalz
- 1 EL Avocadoöl
- 1 Zwiebel, dünn geschnitten
- 8 Salatblätter – Kopfsalat, Romanasalat oder andere große Blätter
- 1 Gurke, geviertelt und in dünne Scheiben geschnitten
- Etwa 15 Kalamata-Oliven, entkernt und in Scheiben geschnitten
- Tsatsiki (Seite 220)

Den Ofen auf 175 °C vorheizen und ein Backblech mit Backpapier auslegen.

In einer Schüssel Lamm, Schalotte, Knoblauch, Zitronensaft, Oregano, Kreuzkümmel, Pfeffer und Salz mischen. Mit angefeuchteten Händen gut vermengen und zu etwa 2 cm großen Kugeln formen. Die Fleischbällchen auf dem vorbereiteten Backblech verteilen und 25 Minuten backen.

Während die Fleischbällchen garen, das Avocadoöl in einer Pfanne bei mittlerer Temperatur erhitzen. Die Zwiebel dazugeben und unter gelegentlichem Rühren 25 bis 30 Minuten langsam dünsten, bis sie karamellisiert ist (siehe Seite 84).

Fleischbällchen aus dem Ofen nehmen und 5 Minuten ruhen lassen. Die Bällchen, karamellisierte Zwiebel, Salatblätter, Gurken und Oliven auf einer Platte anrichten. Zum Essen jeweils einige Fleischbällchen, Zwiebel, Gurken und Oliven auf ein Salatblatt legen, etwas Tsatsiki darüber geben, einpacken und genießen!

Ihre eigene Kokoscurry-Kreation

Für 6 Personen

Currys – wärmend und verlockend – erinnern mich an meine Zeit in Indien. Sie können die Zutaten dieses vielseitigen Gerichts nach Belieben verändern. Am besten stellen Sie Ihre eigenen Gewürzmischungen her, da viele im Handel erhältliche Mischungen Nachtschattengemüse enthalten. Nehmen Sie zum Beispiel mehr Zimt oder weniger Kreuzkümmel als im Rezept angegeben, ganz nach Ihrem Geschmack. Sie können sich für eine vegetarische Variante entscheiden oder dem Curry Rind, Schwein, Geflügel oder Garnelen hinzufügen. Oder ersetzen Sie das unten aufgeführte Gemüse durch andere, wie zum Beispiel Blumenkohl, Butternusskürbis und Karotten. Servieren Sie das Curry mit Blumenkohlreis (Seite 77) oder Safran-Blumenkohlreis (Seite 204). Eventuelle Reste können Sie gut noch am nächsten Tag genießen.

- 1 EL Avocadoöl
- 1 Zwiebel, gehackt
- 3 Knoblauchzehen, klein geschnitten
- 1 Kopfbrokkoli, in Röschen geschnitten
- 1 Süßkartoffel, geschält und in Würfel geschnitten
- 0,5 l Heilende Brühe für den Darm (Seite 83)
- 0,5 l vollfette Kokosnussmilch
- 1 EL geriebener frischer Ingwer
- 1 TL gemahlener Zimt
- 1 EL gemahlene Kurkuma
- 1 TL gemahlener Kreuzkümmel
- 1 TL frisch gemahlener schwarzer Pfeffer
- ½ TL feines Meersalz
- 2 EL Pfeilwurzelmehl (optional)
- 60 g gehackter Koriander, zum Garnieren

Zubereitung in einem Instant Pot: Auf »Sauté« einstellen. Nach dem Erhitzen das Avocadoöl, die Zwiebel und den Knoblauch hinzufügen. Die Zwiebel anschwitzen, bis sie glasig ist. Brokkoli und Süßkartoffeln dazugeben und 5 Minuten sautieren. Die restlichen Zutaten, außer dem Koriander, zufügen und »Cancel« drücken. Den Deckel schließen. Einstellung »Soup« wählen und die Zeit auf 10 Minuten einstellen. Dann »Start« drücken. Nach Beendigung des Vorgangs den Druck schnell ablassen. Den Deckel abnehmen und das Pfeilwurzelmehl dazugeben; umrühren und eindicken lassen. In Schalen servieren und mit Koriander garnieren.

Zubereitung auf dem Herd: In einem Bräter das Öl, die Zwiebel und den Knoblauch auf mittlerer Stufe erhitzen. Die Zwiebel dünsten, bis sie glasig ist. Brokkoli und Süßkartoffel dazugeben und 5 Minuten unter ständigem Rühren kochen lassen. Brühe, Kokosmilch, Ingwer, Zimt, Kurkuma, Kreuzkümmel, Pfeffer und Salz hinzufügen und alles 10 Minuten köcheln lassen. Das Pfeilwurzelmehl unterrühren, um die Sauce zu binden. In Schalen servieren und mit Koriander garnieren.

Kokosgarnelen

Für 4 Personen

In meiner Kindheit in New Orleans luden meine Großeltern bei besonderen Anlässen die Familie gerne zum Abendessen in den Yacht Club ein. Ich bestellte dann immer ein Po'boy, ein besonders in Louisiana sehr beliebtes Jumbosandwich mit frittierten Garnelen. In meiner Variante bereite ich die Garnelen nun auf eine gesündere Weise zu. Sie werden mit Kokosmehl und -raspeln anstelle von Semmelbröseln paniert – das ist ganz einfach durchzuführen! Verdoppeln oder verdreifachen Sie die Zutaten für einen Party-Apéro. Bei meiner Hochzeitsfeier gab es die Kokosgarnelen als Vorspeise.

- 2 EL Kokosmehl
- 50 g ungesüßte Kokosraspel
- 1 TL Knoblauchpulver
- 1 TL Zwiebelpulver
- ½ TL feines Meersalz
- ½ TL frisch gemahlener schwarzer Pfeffer
- 180 ml vollfette Kokosmilch
- 1 ½ EL Coconut Aminos (Kokos Aminos)
- 500 g wild gefangene Garnelen

Den Backofen auf 200 °C vorheizen. In einer flachen Schüssel Kokosmehl und -raspel, Knoblauch- und Zwiebelpulver sowie Salz und Pfeffer vermischen.

In einer weiteren flachen Schüssel Kokosmilch und Kokos Aminos miteinander verrühren.

Nun jede Garnele zuerst in die flüssige Mischung eintauchen und dann im Paniermehl wälzen. In einer einzigen Lage in einer Auflaufform oder einem Bräter anrichten und 15 bis 20 Minuten backen, bis sie goldbraun sind. Für zusätzliche Knusprigkeit das Kochgeschirr herausnehmen und dann den Backofen auf die Grillfunktion einstellen. Die Garnelen 4 bis 5 Minuten grillen.

Gebratener »Reis« mit Gemüse

Für 2 Personen

Blumenkohlreis (Seite 77) zeigt in dieser bunten Gemüsemischung wieder seine Vielseitigkeit. Sie können auch anderes Gemüse Ihrer Wahl nehmen oder es mit etwas übrig gebliebenem gegrilltem Huhn, Schweinefleisch oder Garnelen ergänzen, um eine komplette Mahlzeit zuzubereiten. Dieser gebratene »Reis« passt auch hervorragend zu dünnen Scheiben des Asiatischen Flankensteaks (Seite 178).

- 1 EL Avocadoöl
- ½ Zwiebel, gehackt
- 3 Knoblauchzehen, durchgepresst oder gehackt
- 1 Zucchini, zerkleinert
- 2 Karotten, fein gehackt
- 360 g Blumenkohlreis (Seite 77)
- 2 EL Coconut Aminos (Kokos Aminos)
- 1 EL Fischsauce
- 3 EL geröstetes Sesamöl
- 100 g Rotkohl, gehackt
- ½ TL feines Meersalz
- Frisch gemahlener schwarzer Pfeffer, nach Belieben
- 2 Frühlingszwiebeln, dünn geschnitten, zum Garnieren

Das Avocadoöl in einer Pfanne auf mittlerer bis hoher Stufe erhitzen, dann Zwiebel und Knoblauch dazugeben und anschwitzen, bis die Zwiebel glasig ist. Zucchini, Karotten und Blumenkohlreis hinzufügen und alles 5 Minuten lang anbraten.

In einer separaten Schüssel Kokos Aminos, Fischsauce und Sesamöl verquirlen. In die Gemüsemischung geben und mischen. Sobald die Karotten gar sind, den Rotkohl dazugeben und unter ständigem Rühren kochen, bis die Blätter zusammenfallen, aber noch knackig sind. Mit Salz und Pfeffer abschmecken. Auf zwei Teller verteilen und mit geschnittenen Frühlingszwiebeln garnieren.

Lammfleischspieße mit Chimichurri

Für 4 Personen

Chimichurri, das argentinische Pendant zu Ketchup, lernte ich kennen, als ich in Südamerika lebte und auch Argentinien bereiste. Chimichurri ist durch die zugesetzten Kräuter grün und wird in der Regel mit gegrilltem Fleisch serviert. Schneiden Sie das Fleisch und das Gemüse für die Spieße in etwa auf die gleiche Größe.

- 8 Holzspieße
- 60 ml natives Olivenöl extra
- 120 ml Apfelessig
- 20 g frische Korianderblätter
- 20 g frische Petersilie
- 2 Knoblauchzehen
- 2 Zucchini, in Scheiben geschnitten
- 2 Zwiebeln, in etwa 2 cm große Stücke geschnitten
- 500 g Lammlende von Weidetieren, in knapp 4 cm große Würfel geschnitten
- 1 EL Avocadoöl

Die Holzspieße 30 Minuten lang in Wasser einweichen, damit sie in der Pfanne nicht anbrennen.

Für die Chimichurri-Sauce: Das Olivenöl, den Apfelessig, den Koriander, die Petersilie und den Knoblauch in eine Küchenmaschine oder einen Hochgeschwindigkeitsmixer geben. Mit Impulsschalter mixen, bis die Kräuter grob gehackt sind.

Für die Spieße: Abwechselnd Zucchini, Zwiebelstücke und Lammfleischstückchen auf die Spieße stecken. Eine Grillpfanne auf mittlerer Stufe erhitzen und den Pfannenboden mit dem Avocadoöl bedecken. Spieße in die Pfanne legen und 5 Minuten auf jeder Seite braten oder bis ein in ein Fleischstück eingesetztes Fleischthermometer 55 °C für halbgar anzeigt. Die Spieße auf vier Teller verteilen und mit einem Löffel die Chimichurri-Sauce darüber geben.

Pilze-Spargel-Blumenkohlreis-Risotto

Für 2 Personen

Dieses risottoartige Gericht besteht aus Blumenkohlreis (Seite 77), Pilzen und Spargel. Im Gegensatz zu traditionellem Risotto müssen Sie bei der Zubereitung nicht 30 Minuten lang stehen und rühren. Die Zutaten lassen sich durch Karotten, Spinat, Sellerie und sogar Speckstücke ergänzen oder ersetzen. Kann als Hauptgericht oder Beilage zu Kräuterbrathähnchen (Seite 168) oder Schweinefleisch serviert werden.

- 1 EL Avocadoöl
- ½ Zwiebel, gehackt
- 2 Knoblauchzehen, durchgepresst
- 360 g Blumenkohlreis (Seite 77)
- 10 bis 15 Stangen Spargel, in etwa 2 cm lange Stücke geschnitten
- 90 g Champignons, in Scheiben geschnitten
- 120 ml Heilende Brühe für den Darm (Seite 83)
- 60 ml vollfette Kokosmilch
- ¼ TL frisch gemahlener schwarzer Pfeffer
- ¼ TL grobes Meersalz

Das Öl, die Zwiebel und den Knoblauch in einen großen Topf oder einen Bräter geben. Bei schwacher Hitze 5 bis 6 Minuten anschwitzen, bis die Zwiebel glasig ist. Blumenkohl Reis, Spargel, Pilze und Brühe hinzufügen und 3 Minuten kochen. Topf abdecken und Mischung weitere 5 Minuten köcheln lassen.

Kokosmilch, Pfeffer und Salz dazugeben. So lange kochen, bis der Blumenkohlreis den größten Teil der Flüssigkeit aufgenommen hat. Das »Risotto« sollte sämig und nicht trocken sein.

8

Beilagen

Auch Beilagen verdienen es, im Rampenlicht zu stehen! Die superheilenden Gemüsegerichte in diesem Kapitel können sowieso allesamt sowohl als Beilagen als auch als Hauptgericht verwendet werden. Für den letzteren Fall erhöhen Sie einfach die Zutatenmengen entsprechend. So oder so, Sie werden den vollmundigen Geschmack und die kreative Note dieser klassischen und modernen Speisen lieben. Ob Sie sich für Zucchininudeln mit Spinat-Grünkohl-Pesto (Seite 200), gerösteten Rosenkohl mit Speck (Seite 203), gefüllte Ofensüßkartoffeln (Seite 207) oder eines der anderen leckeren Gerichte entscheiden, mit all den köstlichen Zutaten können Sie nichts falsch machen.

Speckumhüllter Spargel

Für 8 Personen

Dies ist ein einfacher, aber eleganter erster Gang oder eine Beilage zu gegrilltem Fisch oder Hähnchen. Es ist ein großartiges Rezept, wenn Ihre Kinder beim Kochen mithelfen wollen. Die Kleinen können den Speck um den Spargel wickeln und sich dann über das Lob für ihre Hilfe freuen.

- 4 Scheiben nitratfreier Speck von Tieren aus Weidehaltung
- 48 Stangen Spargel, Enden abgeschnitten
- Feines Meersalz und frisch gemahlener schwarzer Pfeffer, nach Geschmack

Den Backofen auf 220 °C vorheizen. Speckscheiben halbieren. Spargel in acht Bündel à circa 6 Stangen aufteilen und jeweils mit einem Stück Speck umwickeln.

Die Bündel in einer einzigen Schicht auf einem mit Backpapier versehenen Backblech auslegen. Mit Salz und Pfeffer würzen.

Rund 25 Minuten im Backofen garen lassen.

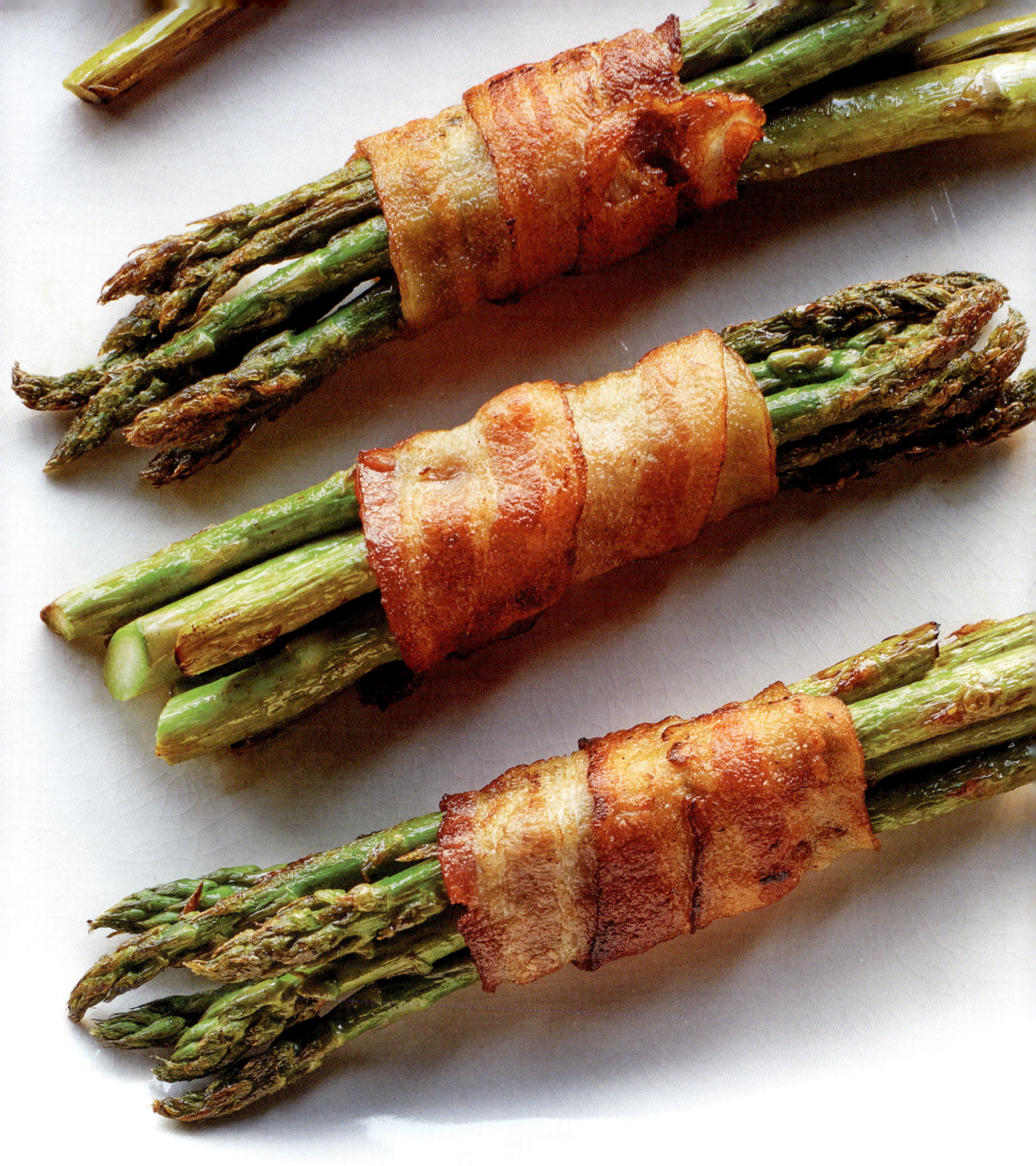

Speckumhüllter Spargel, Seite 198

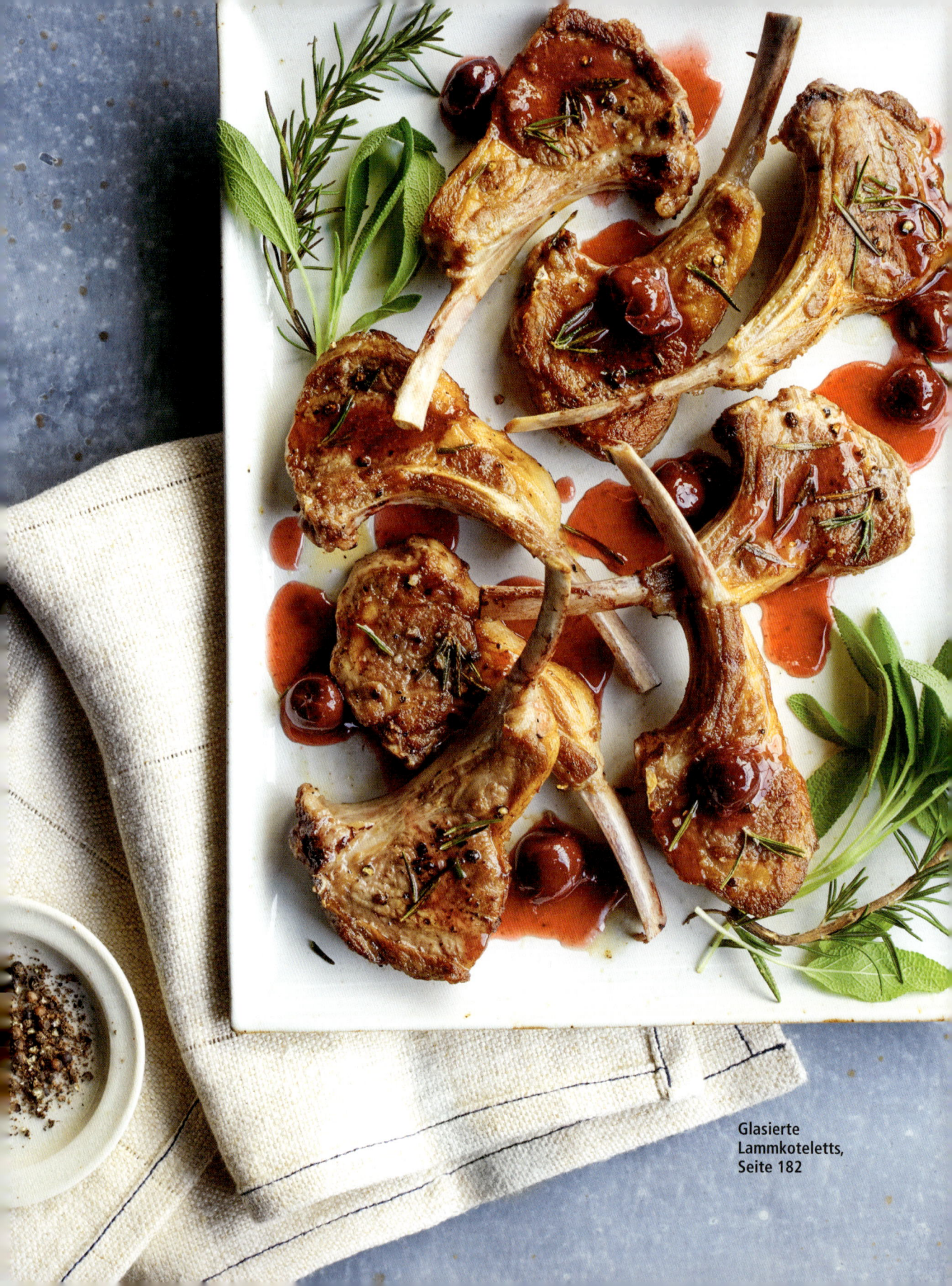

Glasierte
Lammkoteletts,
Seite 182

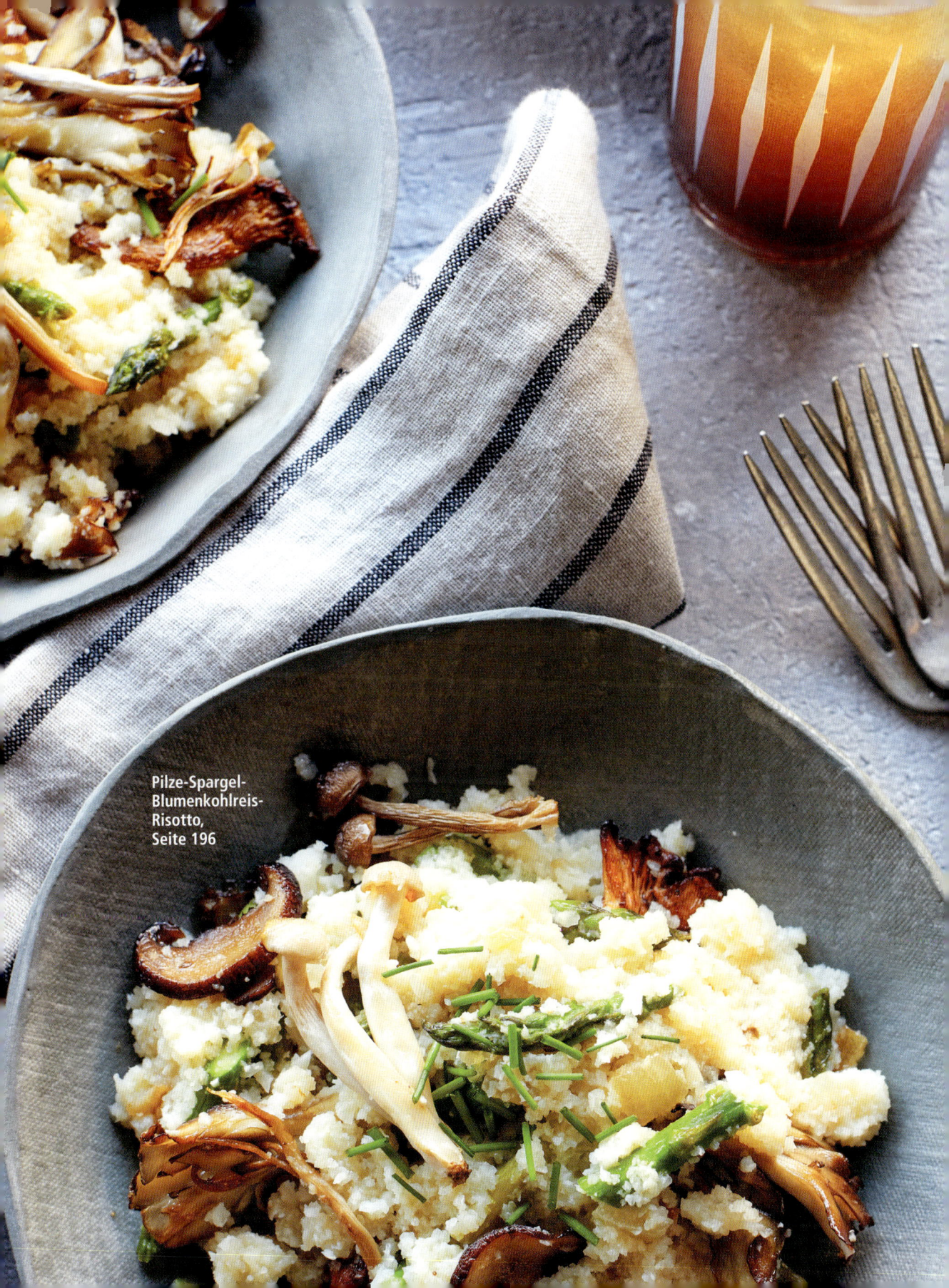

Pilze-Spargel-
Blumenkohlreis-
Risotto,
Seite 196

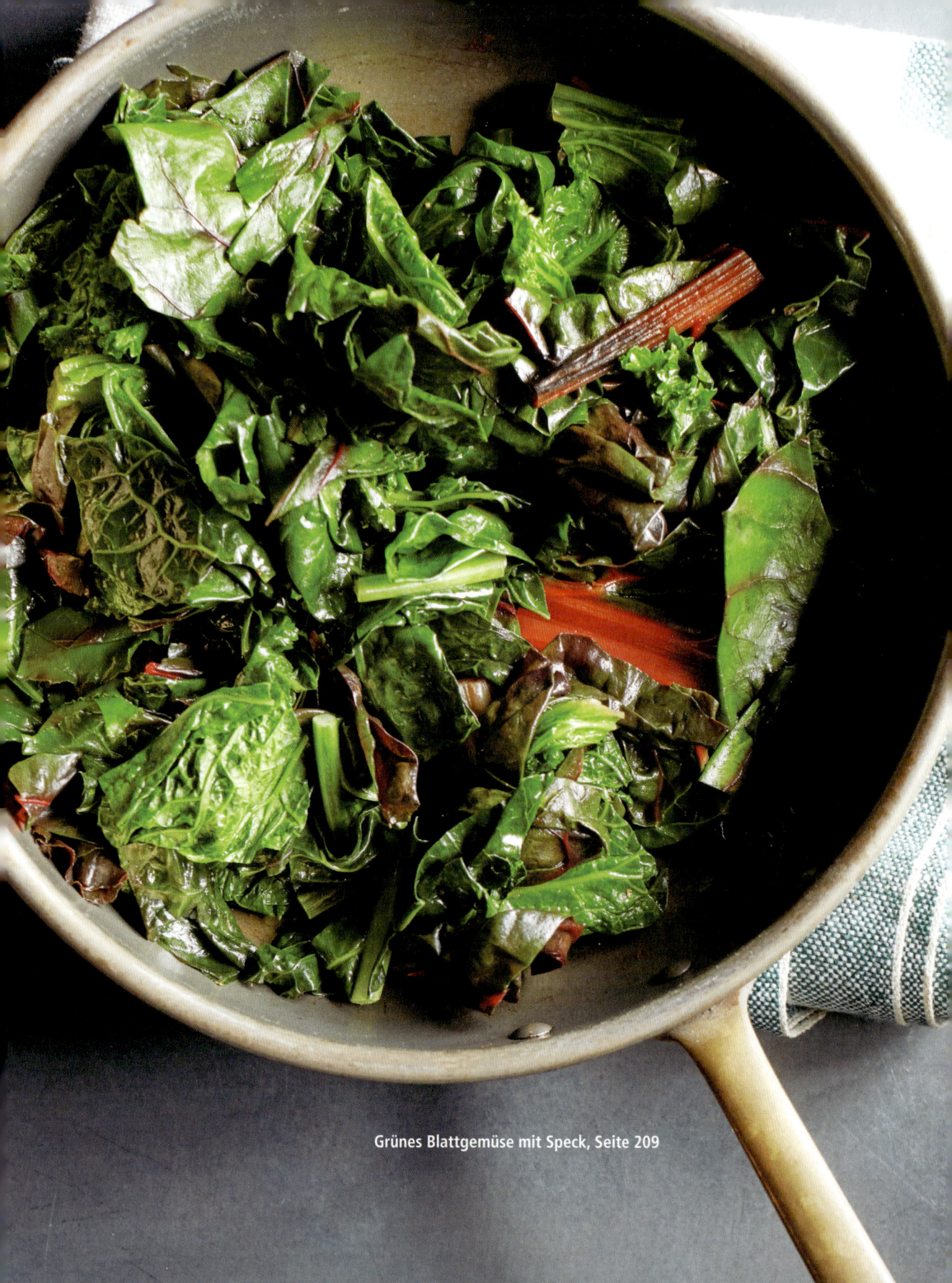

Grünes Blattgemüse mit Speck, Seite 209

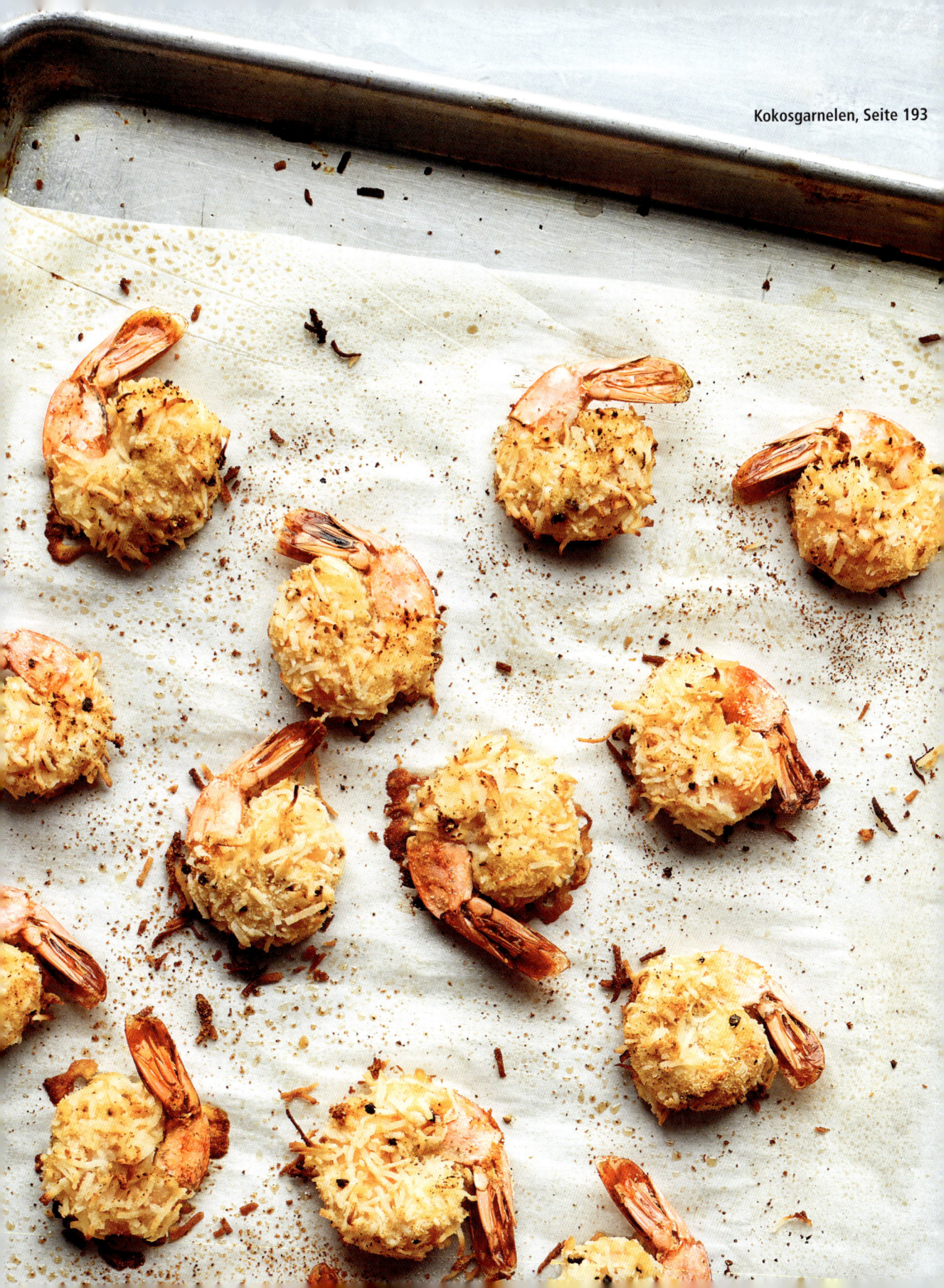

Kokosgarnelen, Seite 193

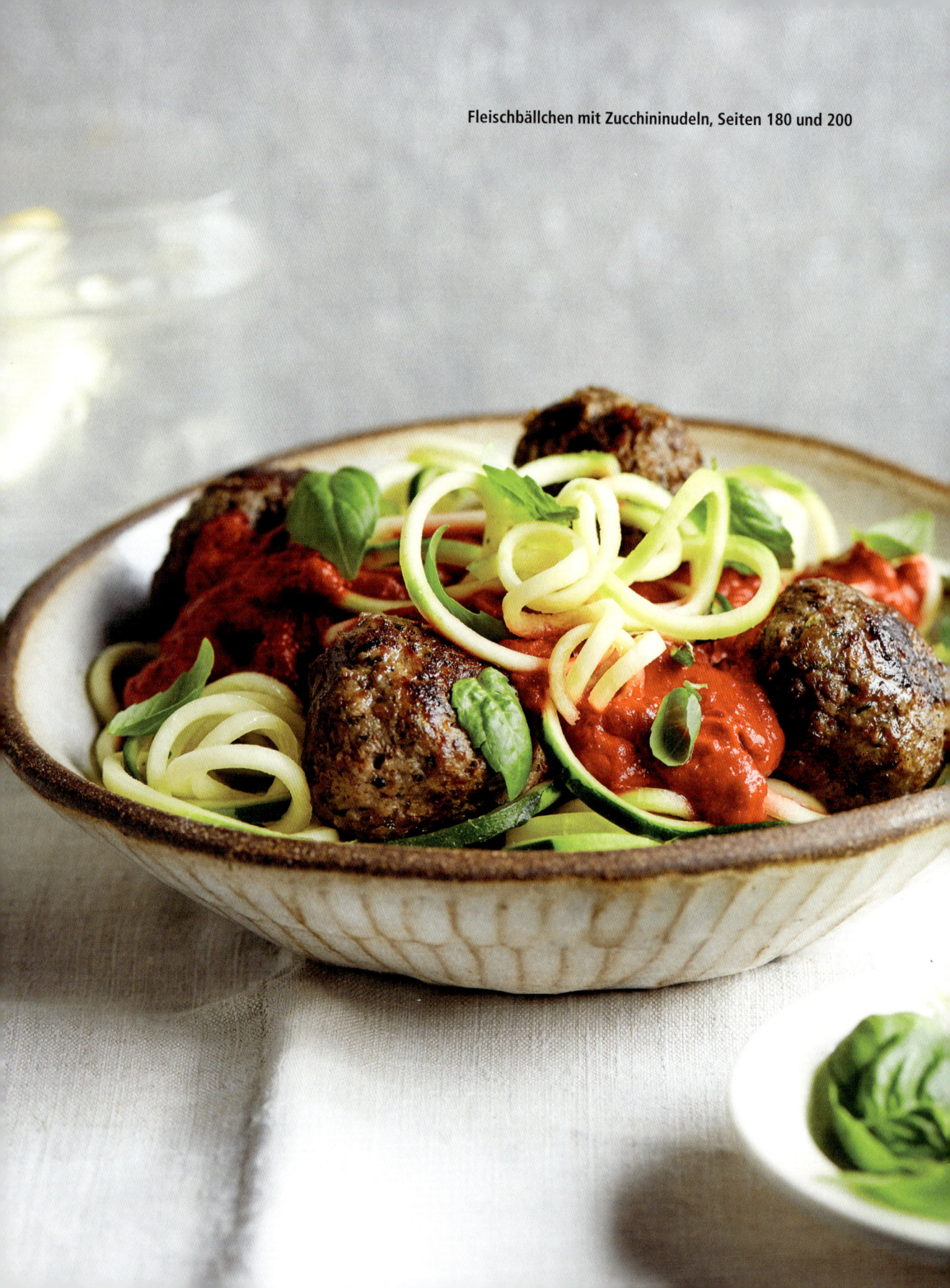

Fleischbällchen mit Zucchininudeln, Seiten 180 und 200

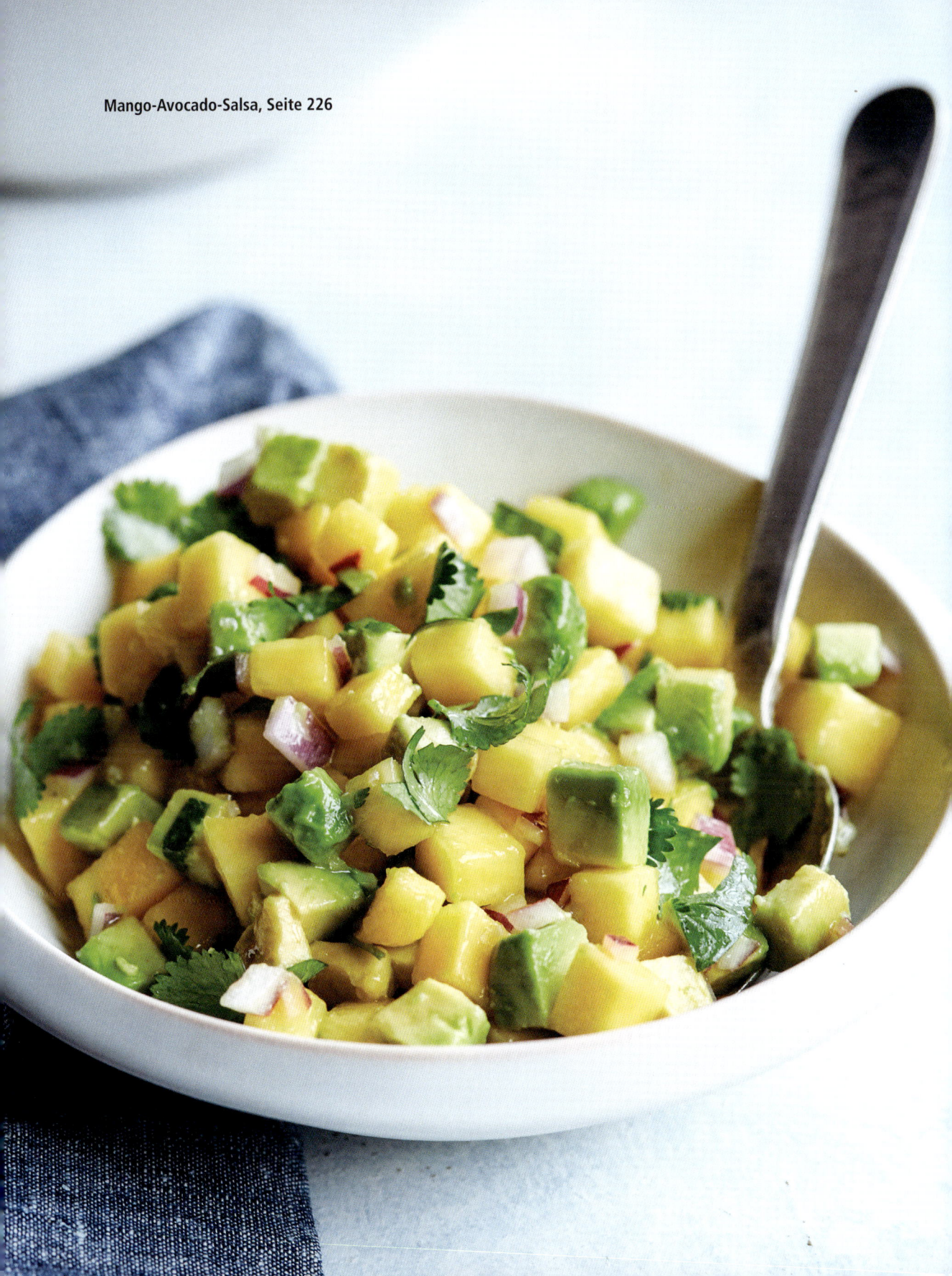

Mango-Avocado-Salsa, Seite 226

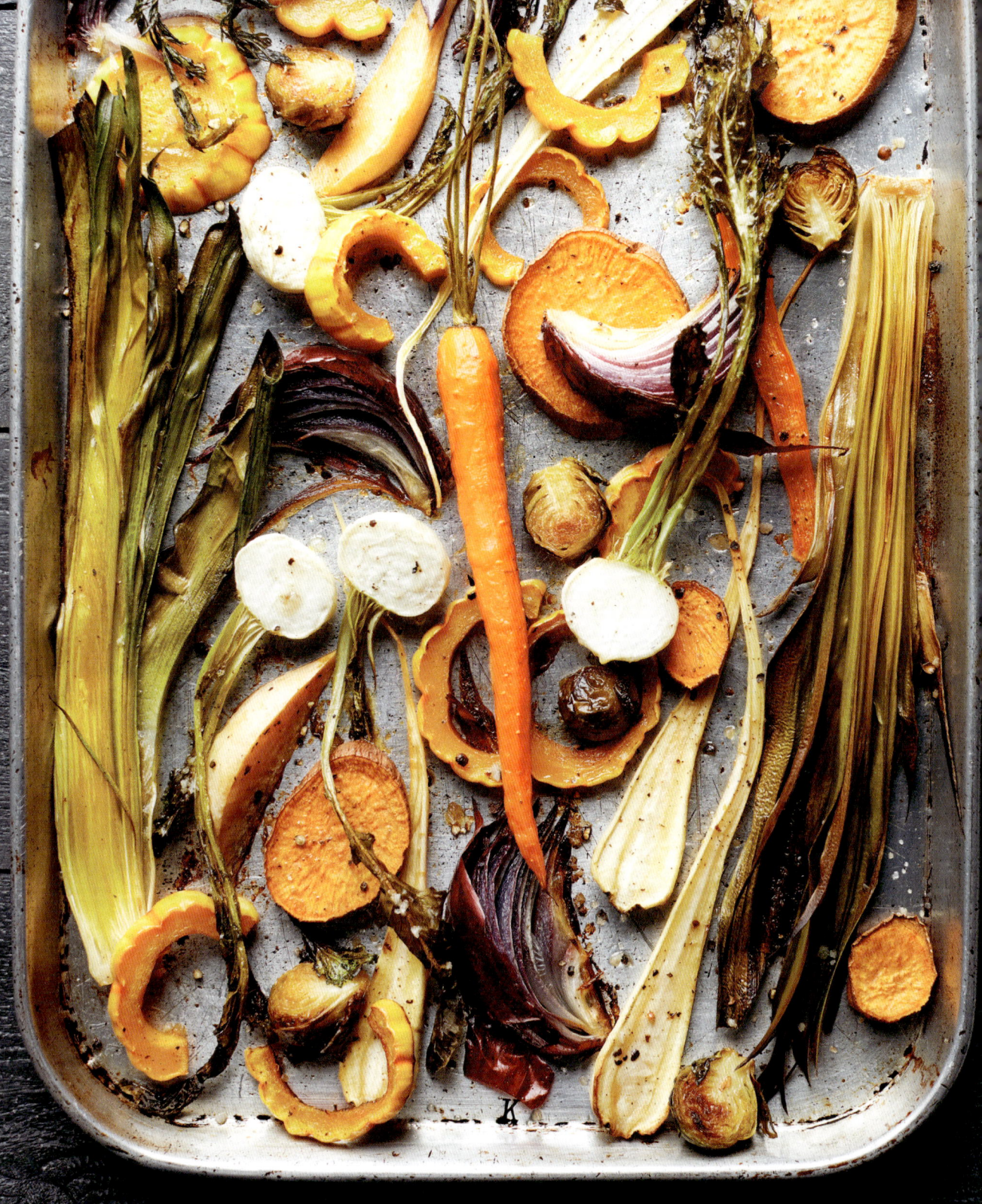

Ofengemüse, Seite 199

Ofengemüse

Für 4 Personen

Wenn ich diese Außen-knusprig-innen-zart-Gemüseteile zubereite, verdopple ich oft das Rezept. Sie passen zu fast jedem Hauptgang, aber Sie können sie auch für das Mittagessen bei der Arbeit oder als Reiseproviant einpacken. Die Gardauer der einzelnen Gemüsearten kann variieren, je nachdem, wie sie geschnitten oder gehackt werden. Spargel, Frühlingszwiebeln und Schalotten müssen nicht zerkleinert werden. Rosenkohl, Babyartischocken, Blumenkohl und Brokkoliröschen halbieren Sie; Zwiebeln, Zucchini, Steckrüben und Süßkartoffeln schneiden Sie in 1 cm große Stücke. Größere Pastinaken und Karotten schneiden Sie in horizontale Viertel, kleinere lassen Sie ganz. Nach dem Rösten können Sie das Gemüse mit gehackten Kräutern Ihrer Wahl bestreuen. Eine Platte mit diesen Schönheiten wird immer großen Anklang finden, wenn Sie sie bei einer Zusammenkunft mit Familie oder Freunden servieren.

- 500 g Gemüse, zubereitet wie oben beschrieben
- 2 TL Avocadoöl
- ½ TL feines Meersalz
- 1 TL frisch gemahlener schwarzer Pfeffer

Den Backofen auf 220 °C vorheizen. Ein Backblech mit Backpapier auslegen. Das Gemüse auf das Backblech legen und mit Avocadoöl beträufeln.

Das Gemüse im Öl wälzen. In einer Lage auf dem Blech verteilen und mit Salz und Pfeffer würzen.

Gemüse 10 bis 15 Minuten backen, wenden und weitere 10 bis 15 Minuten backen, oder bis es knusprig ist.

Zucchininudeln mit Spinat-Grünkohl-Pesto

Für 2 Personen als Beilage oder 1 Person als Hauptgericht

Gemüsenudeln stellen Sie mit einem Spiralschneider oder einem kleineren, praktischen Gerät her, das als Julienneschneider bezeichnet wird. Ziehen Sie das Schneidegerät einfach über die Länge der Zucchini oder eines anderen Gemüses und schon haben Sie »Nudeln«! Das nachfolgende Rezept ist schnell zubereitet und eignet sich perfekt für eine Wochenendmahlzeit.

- 1 Zucchini
- 1 TL Avocadoöl
- 3 TL Spinat-Grünkohl-Pesto (Seite 212)

Zucchininudeln mit einem Spiralschneider nach Herstellerangaben fertigen oder einen Julienneschneider verwenden.

Das Öl in einer Pfanne bei mittlerer bis hoher Temperatureinstellung erhitzen. Die Zucchininudeln dazugeben und 1 bis 2 Minuten garen lassen, dabei immer wieder mit einer Pastazange wenden. Das Pesto unterrühren und gut mit den Nudeln vermischen. Sofort servieren.

Pommes frites aus Süßkartoffeln

Für 2 Personen

Kinder und Erwachsene werden diese Süßkartoffelpommes lieben. Statt Süßkartoffeln können Sie auch andere Arten von Wurzelgemüse verwenden, wie Karotten, Pastinaken und Yucca – nur eine Art oder gemischt. Bei den Gewürzen können Sie ebenfalls variieren und beispielsweise anstelle des Knoblauchpulvers Zimt oder Kreuzkümmel verwenden. Bezüglich der Menge sind Ihnen keine Grenzen gesetzt, je mehr Sie machen, desto mehr Leute profitieren von dem Genuss. Servieren Sie diese Pommes zum Beispiel zu Burgern (Seite 179) oder Chicken-Nuggets (Seite 172).

- 1 Süßkartoffel, geschält und längs geschnitten
- 1 TL Avocadoöl
- ½ TL Knoblauchpulver
- Feines Meersalz und frisch gemahlener schwarzer Pfeffer, nach Geschmack

Den Backofen auf 220 °C vorheizen. Ein Backblech mit Backpapier auslegen.

In einer Schüssel die Süßkartoffelscheiben, Avocadoöl, Knoblauchpulver, Salz und Pfeffer gut vermischen. Süßkartoffeln auf dem vorbereiteten Backblech verteilen.

Süßkartoffelpommes 15 Minuten backen, wenden und weitere 15 Minuten backen, bis sie auf beiden Seiten knusprig und braun sind.

Pfannkuchen mit Wurzelgemüse

Ergibt 4 Pfannkuchen

Bei diesen »Kartoffel«-Pfannkuchen ersetzt eine Kombination aus Süßkartoffeln, Pastinaken und Rüben die traditionellen weißen Kartoffeln. Die Gelatine dient als Bindemittel, da keine Eier verwendet werden. Servieren Sie die Pfannkuchen mit Räucherlachs oder Apfelmus. Das Gemüse mit einer Kastenreibe zerkleinern.

- 240 g Süßkartoffeln, gerieben
- 120 g Pastinaken, gerieben
- 120 g Rote Bete, gerieben
- 60 g Zwiebel, fein gehackt
- ½ TL feines Meersalz
- ½ TL frisch gemahlener schwarzer Pfeffer
- 2 EL Maniokmehl
- 1 EL The Myers Way Gelatin (oder ähnliche Gelatine)
- 1 EL kühles gefiltertes Wasser
- 2 EL kochendes Wasser
- 1 EL Avocadoöl

In einer Schüssel die Süßkartoffeln, Pastinaken, Rote Bete, Zwiebel, Salz, Pfeffer und Maniokmehl vermengen.

In einer separaten Schüssel Gelatine mit dem kühlen Wasser vermischen. Das kochende Wasser unterrühren und die Masse schaumig schlagen. Die Gelatine in die Süßkartoffelmasse geben und alles gut verrühren.

Eine Pfanne auf mittlerer Stufe erhitzen. Das Avocadoöl in die Pfanne geben und gleichmäßig verteilen. Ein Viertel der Teigmischung in die Pfanne geben und flach drücken. Auf jeder Seite etwa 2 Minuten backen. Dreimal für die weiteren Pfannkuchen wiederholen.

Gerösteter Rosenkohl mit Speck

Für 4 Personen

Wenn die Rosenkohlsaison da ist, bereiten wir dieses Gericht oder eine Variation davon bei uns zu Hause mehrmals pro Woche zu. Bei hoher Temperatur geröstetes Gemüse wird knackig und karamellisiert. Rosenkohl mit Speckstückchen und Ahornsirup-Senf-Glasur passt gut zu Schweinefleisch, Geflügel und Rindfleisch. Ideal auch an Thanksgiving.

- 2 EL Avocadoöl
- 2 EL Dijon-Senf
- 2 TL Ahornsirup
- 2 Knoblauchzehen, gerieben
- 1 TL frisch gemahlener schwarzer Pfeffer
- 500 g Rosenkohl, geputzt und halbiert
- 4 Scheiben nitratfreier Speck von Tieren aus Weidehaltung, gehackt

Den Backofen auf 200 °C vorheizen. Ein Backblech mit Backpapier auslegen.

In einer Schüssel Avocadoöl, Senf, Ahornsirup, Knoblauch und schwarzen Pfeffer verrühren. Rosenkohl und Speck dazugeben und gut vermischen. Die so »marinierten« Rosenkohlköpfchen in einer Schicht auf dem vorbereiteten Backblech verteilen.

Rund 15 Minuten rösten. Dann die Köpfchen wenden und weitere 15 Minuten rösten, bis sie außen knusprig, aber innen noch zart sind (zur Probe mit einem Messer anstechen).

Safran-Blumenkohlreis

Für 2 Personen

Während meiner Zeit in Indien war ich begeistert von all den leuchtenden Farben, die ich überall sah. Farben haben dort eine Bedeutung: Rot zeigt Reichtum und Macht an. Grün symbolisiert Gesundheit und Ernte. Safran, ein leuchtendes Orangegelb, steht für Mut und Selbstlosigkeit. Einige buddhistische Mönche und Nonnen tragen safranfarbene Roben. Safran ist auch die Farbe und der Name des teuersten Gewürzes der Welt. Es ist teuer, weil die winzigen Narbenäste oder Fäden der Safrankrokusse von Hand gepflückt werden müssen. Verwenden Sie den Safran sparsam; Sie brauchen nicht viel davon, um diesen Blumenkohlreis mit seiner ganz speziellen Farbe zuzubereiten.

- 2 EL Heilende Brühe für den Darm (Seite 83)
- ½ EL Safran
- 1 EL Avocadoöl
- 1 Knoblauchzehe, klein geschnitten
- ½ Zwiebel, gehackt
- 180 g Blumenkohlreis

In einer Schüssel Brühe und Safran mischen. Mindestens 5, besser 20 Minuten ruhen lassen, damit der Safran seinen Geschmack entfaltet.

Avocadoöl in einer Pfanne bei mittlerer bis hoher Temperatureinstellung erhitzen. Knoblauch und Zwiebel in die Pfanne geben und anschwitzen, bis die Zwiebel glasig ist. Den Blumenkohlreis dazugeben und 5 bis 8 Minuten dünsten, bis er durchgegart ist. Die Safran-Brühe-Mischung in die Pfanne geben und umrühren, um den Blumenkohlreis gleichmäßig zu bedecken.

Püree aus Blumenkohl und Rüben

Für 4 Personen

Weiße Kartoffeln sind nicht das einzige Wurzelgemüse, das man für eine gute Beilage pürieren kann. Statt der Steckrüben können Sie auch Pastinaken oder Karotten oder eine Kombination von mehreren Wurzelgemüsen verwenden, um sich einen wohlschmeckenden und gesunden Gemüsebrei zu kochen.

- ½ Kopf Blumenkohl, in Röschen geschnitten
- 250 g Steckrüben, geschält und zerkleinert
- 1 Dose Kokoscreme (400 ml)
- 2 Knoblauchzehen, geröstet (Seite 85)
- ¼ TL feines Meersalz
- ½ TL frisch gemahlener schwarzer Pfeffer
- 20 g gehackter Schnittlauch, zum Garnieren

Rund 3 cm Wasser in einen großen Topf geben und einen Dampfgarkorb einsetzen. Zum Kochen bringen und Blumenkohl und Steckrüben in den Dampfkorb legen. 10 bis 15 Minuten dünsten, bis das Gemüse beim Durchstechen mit einem Messer weich ist. Dampfgareinsatz entfernen und Wasser aus dem Topf gießen, Gemüse zurück in den Topf legen.

Kokoscreme, Knoblauch, Salz und Pfeffer hinzufügen. Zum Kochen bringen und dann vom Herd nehmen.

Für ein grobes Püree das Gemüse mit einem Pürierstab oder Kartoffelstampfer pürieren. Für ein glattes Püree die Mischung in einer Küchenmaschine verrühren, dann wieder in den Topf geben und erneut erhitzen. In einer Schüssel anrichten und vor dem Servieren mit Schnittlauch garnieren.

Cremiges Gemüse »Alfredo«

Für 4 Personen

Eine leichte und cremige Sauce mit etwas wohlriechendem Knoblauch wird über gekochtes Gemüse gelöffelt. Etwas Köstlicheres und gleichzeitig leichter Zuzubereitendes gibt es kaum. Wenn Sie dies als Beilage verwenden, halten Sie auch das Hauptgericht einfach – ein Steak, ein Burger oder gegrillter Fisch beispielsweise.

- 1 Dose Vollfett-Kokosmilch
- 3 Zehen Knoblauch, gehackt
- 1 TL feines Meersalz
- ½ TL frisch gemahlener schwarzer Pfeffer
- 1 EL Tapiokamehl
- 700 g gekochtes Gemüse Ihrer Wahl (Brokkoli, Blumenkohl, Spinat, etc.)

In einem Messbecher 60 ml Kokosmilch abmessen und den Becher zur Seite stellen.

In einem Topf den Rest der Kokosmilch, den Knoblauch sowie Salz und Pfeffer 5 Minuten lang köcheln lassen.

Das Tapiokamehl und die 60 ml Kokosmilch in einer separaten Schüssel verrühren. Mischung in den Topf schütten und umrühren, bis die Sauce eingedickt ist. Über das gekochte Gemüse geben und servieren.

Gefüllte Ofensüßkartoffeln

Für 4 Personen

Gefüllte Süßkartoffeln sind der Hit bei uns zu Hause. Wir kaufen Süßkartoffeln sowieso dutzendweise und verwenden sie auf ganz viele Arten. Die Bandbreite der möglichen Füllungen ist groß – Bison-Chili (Seite 181), Grünes Blattgemüse mit Speck (Seite 209) oder Spinat-Artischocken-Dip (Seite 239), um nur einige zu nennen.

- 2 Süßkartoffeln
- 2 Scheiben nitratfreier Speck von Tieren aus Weidehaltung
- ½ Zwiebel, gehackt
- 1 Knoblauchzehe, gehackt
- ½ TL frisch gemahlener schwarzer Pfeffer
- ¼ TL feines Meersalz

Den Backofen auf 220 °C vorheizen. Ein Backblech mit Backpapier auslegen.

Die Süßkartoffeln mit einer Gabel überall einstechen und auf das vorbereitete Backblech legen. Rund 50 Minuten backen, bis sie weich sind und mit einem Messer durchstochen werden können. Den Ofen nach dem Herausnehmen der Süßkartoffeln nicht abschalten.

Während die Süßkartoffeln im Backofen sind, eine Pfanne auf mittlerer bis hoher Stufe erhitzen. Den Speck dazugeben und knusprig braten, zwischendurch wenden. Den gebratenen Speck auf Küchentücher legen und abtropfen lassen. Wenn er abgekühlt ist, zerbröseln und in eine Schüssel geben. Zwiebel und Knoblauch in die heiße Pfanne schütten und 5 Minuten anbraten, dann in die Schüssel zum Speck geben.

Wenn die Süßkartoffeln fertig und etwas abgekühlt sind, horizontal in zwei Hälften schneiden. Das Innere mit einem Löffel auskratzen, zerdrücken und ebenfalls in die Schüssel geben. Alles gut vermischen, mit Salz und Pfeffer abschmecken und in die ausgehöhlten Süßkartoffeln verteilen. Auf das Backblech legen und 20 bis 25 Minuten backen, bis sie oben leicht gebräunt sind.

Brokkolini mit Knoblauch und Zitrone

Für 2 Personen

Wie die Mutter, so die Tochter. Elle liebt mein Lieblingsgemüse genauso sehr wie ich. Brokkolini, auch Spargelbrokkoli genannt, hat kleinere Röschen und längere Stängel als Brokkoli, sodass es nicht notwendig ist, ihn zu schneiden. Sie können Brokkolini statt der Zubereitung im Topf auch bei 200 °C im Backofen garen (vorher etwas Olivenöl darüber geben). Beide Methoden eignen sich ebenso für Blumenkohl, Spargel, Rosenkohl und dunkles Blattgemüse.

- 1 Bund Brokkolini (etwa 250 g)
- 1 EL Avocadoöl
- 3 Knoblauchzehen, in dünne Scheibchen geschnitten
- ½ Zitrone

Einen Dampfgareinsatz in einem großen Topf platzieren. Rund 5 cm Wasser einfüllen. Den Brokkolini in den Einsatz legen. Topf abdecken, die Hitze auf eine hohe Stufe stellen und etwa 5 Minuten dämpfen, bis der Brokkolini zart, aber noch bissfest ist.

Das Öl und den Knoblauch in einer Pfanne bei mittlerer Temperatur erhitzen. Den Knoblauch etwa 1 Minute lang dünsten, dabei darauf achten, dass er nicht anbrennt. Brokkolini in die Pfanne geben und 5 Minuten kochen lassen, dabei regelmäßig wenden. Vor dem Servieren Zitronensaft über den Brokkolini auspressen.

Grünes Blattgemüse mit Speck

Für 2 Personen

Da ich in den amerikanischen Südstaaten aufgewachsen bin, darf in meinem Kochbuch ein Rezept für grünes Blattgemüse nicht fehlen. Da, wo ich herkomme, ist Blattgemüse sozusagen ein Grundnahrungsmittel. Grünkohl, Mangold, Rucola, Spinat, Brunnenkresse, Blattkohl, Rübstiel und Senfkohl können einzeln oder in Kombination gekocht werden. Ausgelassenen Speck stellen Sie her, indem Sie zwei Speckstreifen in einer Pfanne anbraten und das dabei entstehende Fett abschütten. Die verbleibenden Speckstücke zerbröckeln Sie zum Schluss auf dem Gemüse. Der Speck in diesem Rezept macht den großen Unterschied zu anderen Zubereitungsweisen aus.

- 1 Knoblauchzehe, klein geschnitten
- 1 EL ausgelassener Speck
- 250 g grünes Blattgemüse, geputzt und geschnitten

In einer Pfanne bei mittlerer bis starker Hitze den Knoblauch im ausgelassenen Speck 1 bis 2 Minuten anbraten. Das Blattgemüse hinzufügen und kurz garen, bis die Blätter zusammenfallen und mit dem flüssigen Speck vermischt sind. Vor dem Servieren Speckstücke über dem Gemüse zerbröckeln.

Gegrillter Pak Choi (Chinesischer Senfkohl)

Pak Choi ist ein vielseitiges Gemüse aus der Familie der Chinakohlarten, das sautiert, geröstet oder gegrillt werden kann. Servieren Sie ihn zu gegrillten Garnelen oder Fisch und etwas Blumenkohlreis (Seite 77).

- 120 ml Heilende Brühe für den Darm (Seite 83)
- 2 TL Fischsauce
- 2 TL Coconut Aminos (Kokos Aminos)
- 2 TL Honig
- 500 g Baby Pak Choi, halbiert (durch das Wurzelende geschnitten)

Eine Grillpfanne oder einen Außengrill erhitzen.

In einer Schüssel die Brühe, die Fischsauce, die Kokos Aminos und den Honig verrühren. Den Pak Choi hinzufügen und sanft mit der Mischung marinieren. Beidseitig 2 bis 3 Minuten grillen, bis die Blätter anfangen, zusammenzufallen.

9

Salatdressings, Saucen und Würzmittel

Ich verspreche Ihnen: Sie werden meine autoimmunfreundlichen Versionen Ihrer bevorzugten Dressings, Saucen und Würzmittel lieben! Verwöhnen Sie sich und Ihre Gäste mit einem Hauch Toskana und servieren Sie Gemüsespaghetti mit Spinat-Grünkohl-Pesto (Seite 212). Lassen Sie sich einen mediterranen Snack schmecken und dippen Sie Ihr Gemüse in Knoblauchmayonnaise, Aïoli genannt (Seite 213). Sollten Sie amerikanische Klassiker bevorzugen, grillen Sie sich doch einen Burger und genießen Sie dazu eine histaminfreie Tomatensauce ohne Tomaten (!) (Seite 214).

Wenn Sie einmal merken, wie einfach es ist, Ihre eigenen köstlichen Dressings, Saucen und Würzmittel herzustellen, werden Sie froh sein, nicht mehr auf die Supermarktfertigprodukte mit ihren versteckten Zuckern, Gluten, künstlichen Inhaltsstoffen und Chemikalien angewiesen zu sein.

Spinat-Grünkohl-Pesto

Ergibt 350–400 ml

Pesto kam in meiner Kinderzeit bei uns zu Hause sehr häufig auf den Tisch. Wir hatten einen großen Kräutergarten; und ich half meiner Mutter, zum Beispiel das frische Basilikum zu pflücken. Das Pesto, das ich jetzt mache, ist etwas anders als damals. Im Frühjahr bereite ich mindestens einmal pro Woche ein Glas davon zu und bewahre es im Kühlschrank auf. Vermischen Sie Ihre Gemüsespaghetti mit diesem Pesto oder dippen Sie Gemüse hinein. Oder verwenden Sie es als Zugabe zu gebackenen Süßkartoffeln, Butternusskürbis, Burgern, Steaks, Garnelen oder Fisch. Außerdem dient es als Zutat für die Hähnchenbrust-Rollatini mit Speck und Pesto (Seite 171) und für die Pesto-Pizza (Seite 183). Das Pesto gemäß meinem Rezept enthält viel Selen und Zink, die beide für ein gesundes Immunsystem und die Schilddrüse wichtig sind.

- 900 g Spinat
- 200 g gehackte Grünkohlblätter
- 12 Knoblauchzehen, geschält und durchgepresst
- 2 Handvoll Basilikumblätter
- 1 TL feines Meersalz
- 120 ml frisch gepresster Zitronensaft
- 120 ml natives Olivenöl extra

Spinat, Grünkohl, Knoblauch, Basilikum, Salz und Zitronensaft in einer Küchenmaschine oder einem Hochgeschwindigkeitsmixer vermischen. So lange mixen, bis das grüne Gemüse fein gehackt ist.

Während das Gerät läuft, die Hälfte des Olivenöls langsam durch das Einfüllrohr der Küchenmaschine oder die Oberseite des Mixers einträpfeln lassen. Das Pesto sollte cremig und völlig glatt sein. Dann Gerät stoppen und die Innenseiten des Behälters mit einem Küchenspatel abkratzen. Das restliche Olivenöl von oben hineingeben und mit dem Impulsschalter cremig mixen. Kann im Kühlschrank bis zu 1 Woche oder im Gefrierschrank 2 Monate aufbewahrt werden. Nach dem Herausnehmen aus dem Gefrierschrank erst auftauen lassen.

Aïoli

Ergibt etwa 250 ml

Aïoli ist eine aus dem Mittelmeerraum stammende mayonnaiseähnliche Creme, die im Wesentlichen aus Knoblauch, Öl und Salz besteht. Meine Version kommt außerdem ganz ohne Eier aus. Servieren Sie sie zu Fisch, Garnelen und gekochtem Gemüse oder verwenden Sie sie als Dip.

- 3 bis 4 Knoblauchzehen, geröstet (Seite 85)
- 50 g Palmin soft
- 80 ml Avocadoöl
- 2 TL Apfelessig
- ½ TL feines Meersalz

Alle Zutaten in eine Küchenmaschine oder einen Mixer geben und zu einer cremigen Masse verarbeiten. In einem Glasgefäß bis zu 2 Wochen kühl stellen.

Tomatensauce ohne Tomaten

Ergibt etwa 250 ml

Gießen Sie diese sämige Sauce aus Karotten, Roter Bete und Gewürzen über Gemüsenudeln oder verfeinern Sie damit eine Suppe. Tomaten gehören zur Familie der Nachtschattengewächse und können zu Entzündungen beitragen, deshalb sollten Sie darauf verzichten.

- 1 EL Avocadoöl
- 3 Knoblauchzehen, klein geschnitten
- ½ Zwiebel, fein gehackt
- 2 Karotten, in kleine Stücke geschnitten
- 1 kleine Rotrübe (Rote Bete), geschält und in Viertel geschnitten
- 2 EL Heilende Brühe für den Darm (Seite 83)
- 30 g Basilikumblätter
- 1 EL Apfelessig
- 1 TL feines Meersalz
- 60 ml natives Olivenöl extra

Das Öl in einer Pfanne auf mittlerer bis starker Stufe erhitzen. Knoblauch und Zwiebeln dazugeben und anbraten, bis sich die Aromen entfalten. Beiseitestellen.

In einem Topf die Karotten in 250 ml Wasser geben. Zum Kochen bringen, dann die Hitze reduzieren und 4 bis 6 Minuten köcheln lassen, bis die Karotten gabelzart sind. Karotten aus dem Wasser nehmen und beiseitestellen. Rote Bete ins Wasser geben. Zum Kochen bringen, die Hitze auf ein Minimum reduzieren und 4 bis 6 Minuten köcheln lassen. Das Wasser sollte sich rot färben. Rote Bete aus dem Wasser nehmen und für die spätere Verwendung mit einem anderen Rezept oder einer anderen Mahlzeit aufbewahren. Das Kochwasser behalten.

Knoblauch, Zwiebel, 4 Esslöffel Rotrübenwasser und alle anderen Zutaten außer Olivenöl in eine Küchenmaschine oder einen Hochgeschwindigkeitsmixer geben. Pürieren, bis sich eine Sauce gebildet hat. Danach, während die Küchenmaschine oder der Mixer läuft, Olivenöl einträufeln und cremig mixen.

Ketchup

Ergibt etwa 500 ml

Was sind ein Burger und Pommes ohne Ketchup? Hier ist meine Version dieser beliebten Zutat. Servieren Sie diesen Ketchup zu Burgern (Seite 179), Pommes aus Süßkartoffeln (Seite 201) oder Spaghettikürbispuffern (Seite 104).

- 1 EL Avocadoöl
- ½ Zwiebel, gehackt
- 2 Karotten, in kleine Stücke geschnitten
- 1 kleine Rotrübe (Rote Bete), geviertelt und zerkleinert
- 2 EL Apfelessig
- 2 EL frisch gepresster Zitronensaft
- ½ EL Knoblauchpulver
- 1 TL Zwiebelpulver
- 2 EL Honig
- 1 TL feines Meersalz

Das Öl in einer Pfanne auf mittlerer bis starker Stufe erhitzen. Zwiebeln dazugeben und glasig dünsten. Beiseitestellen.

In einem Topf die Karotten in 250 ml Wasser geben. Zum Kochen bringen, dann die Hitze reduzieren und 4 bis 6 Minuten köcheln lassen, bis die Karotten gabelzart sind. Karotten aus dem Wasser nehmen und beiseitestellen. Rote Bete ins Wasser geben. Zum Kochen bringen, die Hitze auf ein Minimum reduzieren und 4 bis 6 Minuten köcheln lassen. Das Wasser sollte sich rot färben. Rote Bete aus dem Wasser nehmen und für die spätere Verwendung mit einem anderen Rezept oder einer anderen Mahlzeit aufbewahren. Das Kochwasser behalten.

Zwiebel, 3 Esslöffel Rotrübenwasser und alle anderen Zutaten in eine Küchenmaschine oder einen Hochgeschwindigkeitsmixer geben. Pürieren, bis sich eine Sauce gebildet hat. In den Kühlschrank stellen und abkühlen lassen.

Kirsch-Grillsauce

Ergibt etwa 250 ml

Mit dieser süßsauren Sauce pinseln Sie vor dem Grillen Ihr Lammfleisch, Schweinekotelett oder Geflügel ein. Stellen Sie außerdem eine Schale mit der Sauce als Dip auf den Tisch. Dieses Rezept eignet sich hervorragend für geschmorte Schweinerippchen (Seite 188).

- 4 Karotten, in kleine Stücke geschnitten
- 80 g entsteinte frische oder gefrorene Süßkirschen
- ½ Zwiebel, fein gehackt
- 60 ml Heilende Brühe für den Darm (Seite 83)
- 2 EL Melasse
- 2 EL Ahornsirup
- 1 EL frisch gepresster Zitronensaft
- 1 EL Apfelessig
- ¼ TL frisch gemahlener schwarzer Pfeffer
- ½ TL feines Meersalz

In einem Topf die Karotten in 250 ml Wasser geben. Zum Kochen bringen, dann die Hitze reduzieren und die Karotten 4 bis 6 Minuten köcheln lassen, bis sie gabelzart sind. Dann Wasser abgießen.

Die Kirschen, die Zwiebel und die Brühe in den Topf zu den Karotten geben und zum Kochen bringen, danach die Hitze auf ein Minimum reduzieren. Die restlichen Zutaten hinzufügen und unter gelegentlichem Rühren bei mittlerer bis geringer Hitze 20 bis 25 Minuten kochen. Die Mischung in einer Küchenmaschine oder einem Hochgeschwindigkeitsmixer weiterverarbeiten. Sauce im Kühlschrank aufbewahren.

»Erdnuss«-Sauce

Ergibt etwa 250 ml

Hier ist meine Variante einer asiatischen Erdnusssauce. Diese sämige Sauce mit ihrem nussigen Geschmack passt perfekt zu Phat Thai mit Hühnerfleisch (Seite 173), Hähnchenfleisch-Satay (Seite 242) und gegrillten Garnelen.

- 120 g Erdmandelbutter (Seite 235)
- 60 ml Heilende Brühe für den Darm (Seite 83)
- 1 EL Apfelessig
- ½ EL Honig
- ½ EL Coconut Aminos (Kokos Aminos)
- Etwa 1,5 cm frischer Ingwer, geschält

Alle Zutaten in eine Küchenmaschine oder einen Hochgeschwindigkeitsmixer geben.

Mixen, bis die Sauce glatt und dickflüssig ist.

Kann in einem Glasgefäß bis zu 1 Woche im Kühlschrank aufbewahrt werden.

Fleischmarinade

Ergibt etwa 250 ml, ausreichend für ½ bis 1 kg Fleisch

Eine von Xaviers Lieblingsbeschäftigungen ist das Grillen. Er verwendet diese Marinade für Grillgemüse, Steaks, Burger, Geflügel und Fisch. Besonders gut schmeckt sie als Zugabe zum Carolina-Zupfbraten (Seite 186).

- 2 Knoblauchzehen, klein geschnitten
- 4 TL Zwiebelpulver
- 120 ml Coconut Aminos (Kokos Aminos)
- 2 TL frisch gemahlener schwarzer Pfeffer
- 3 EL Honig
- 120 ml Heilende Brühe für den Darm (Seite 83)

In einer flachen Schüssel, in der das Grillgut zum Marinieren Platz hat, alle Zutaten vermischen.

Das Fleisch in die Marinade geben und 1 bis 24 Stunden kalt stellen, dabei ab und zu wenden.

Das Fleisch vor dem Grillen auf Raumtemperatur bringen. Die Reste der Marinade wegschütten.

Marinade für asiatisches Flankensteak

Ergibt etwa 250 ml, ausreichend für ½ bis 1 kg Fleisch

Wie schon einmal erwähnt haben Xavier und ich uns diese Marinade für die Rinderfilets bestellt, die an unserer Hochzeit serviert wurden. Das geröstete Sesamöl in diesem Rezept verleiht einen asiatischen Touch. Verwenden Sie diese Marinade für das beste asiatische Flankensteak der Welt (Seite 178). Sie eignet sich aber auch gut für Spieße mit Gemüse, Garnelen oder Huhn.

- 120 ml Coconut Aminos (Kokos Aminos)
- 120 ml geröstetes Sesamöl
- 2 EL Honig
- 2 Knoblauchzehen, klein geschnitten
- 2 EL Fischsauce
- 1 EL geriebener frischer Ingwer

In einer flachen Schüssel, in der das Grillgut zum Marinieren Platz hat, alle Zutaten vermischen.

Das Fleisch in die Marinade geben und 1 bis 24 Stunden kalt stellen, dabei ab und zu wenden.

Das Fleisch vor dem Grillen auf Raumtemperatur bringen. Die Reste der Marinade wegschütten.

Tsatsiki

Ergibt etwa 250 ml

Dies ist eine milchfreie Version des klassischen griechischen Kräuterjoghurts. Sie wird in der Regel gekühlt serviert und kann als Sauce zu gegrilltem Fleisch oder Gemüse verwendet werden. Außerdem eignet sich dieses Tsatsiki als Dip für Rohkost oder für die Wurzelgemüsechips (Seite 231).

- 120 ml Kokosjoghurt (Seite 82)
- ½ Gurke, geschält und geraspelt
- 2 EL frisch gepresster Zitronensaft
- 1 EL Apfelessig
- 1 Knoblauchzehe, klein geschnitten
- ¾ TL feines Meersalz
- ¾ TL frisch gemahlener schwarzer Pfeffer
- ¼ TL frischer Dill

Alle Zutaten in einer Schüssel verrühren. Sofort verwenden oder abdecken und bis zu 1 Woche im Kühlschrank aufbewahren.

Bettys Italian Dressing

Ergibt etwa 500 ml

Ich habe weiter oben schon mal erwähnt, dass meine Mutter für ihre fantastischen Salate berühmt war und dass in meinen Kinderjahren jeden Abend eine große Schüssel Salat auf dem Esstisch stand. Zu Ehren meiner Mutter, die nicht mehr unter uns ist, teile ich ihr köstliches italienisches Dressing nur allzu gerne mit Ihnen.

- 240 ml natives Olivenöl extra
- 4 Knoblauchzehen, klein geschnitten
- ½ TL Zwiebelpulver
- ½ TL gemahlener Ingwer
- 1 EL Rohhonig
- 1 EL Dijon-Senf
- 120 ml Apfelessig
- ½ TL feines Meersalz
- ½ TL frisch gemahlener schwarzer Pfeffer

Alle Zutaten in eine mittelgroße Schüssel geben und verrühren. Die Salatsauce in einem verschlossenen Glasbehälter bei Raumtemperatur aufbewahren. Wenn sich die Inhaltsstoffe im Laufe der Zeit trennen, einfach vor Gebrauch wieder schütteln.

Ranch-Dressing

Ergibt etwa 500 ml

Geben Sie dieses Ranch-Dressing über Salate und gekochtes Gemüse. Auch als Zugabe zu Burgern oder gebackenen Süßkartoffeln eignet es sich. Kokosmilch wird anstelle der sonst für dieses Dressing üblichen Buttermilch und Mayonnaise verwendet.

- 1 EL frische Petersilie
- 1 EL Knoblauchpulver
- 1 EL Zwiebelpulver
- 2 TL getrockneter Dill
- 1 TL feines Meersalz
- ½ TL frisch gemahlener schwarzer Pfeffer
- 240 ml Vollfett-Kokosmilch
- 3 EL Apfelessig

Petersilie, Knoblauchpulver, Zwiebelpulver, Dill, Salz und Pfeffer in einer Schüssel mischen.

In einer separaten Schüssel die Kokosmilch und den Essig verrühren. Die Gewürzmischung in die Kokosmilch-Essig-Mischung einrühren und verquirlen. Sofort servieren oder abdecken und bis zu 2 Wochen im Kühlschrank aufbewahren.

Brombeervinaigrette

Ergibt etwa 250 ml

Als ich noch klein war, zog meine Familie für ein Jahr an die Golfküste von Mississippi. Wir hatten eine wunderbare Zeit beim Pflücken von Brombeeren entlang der Bahngleise. Mein Vater und ich machten Brombeermarmelade und meine Mutter verarbeitete die Früchte zu einer Vinaigrette, die der nachfolgenden ähnlich ist. Dieses Dressing passt zu einem Salat aus Reststeak, Spinat und roten Zwiebeln. Die Saison dieser schwarzen Beeren ist kurz, deshalb können Sie auch gerne gefrorene Früchte verwenden.

- 230 g frische oder gefrorene und aufgetaute Brombeeren
- 1 EL frische Petersilie
- 1 TL Honig
- 1 TL frische Thymianblätter
- 2 EL Apfelessig
- 120 ml natives Olivenöl extra
- ½ TL feines Meersalz

In einer Küchenmaschine oder einem Hochgeschwindigkeitsmixer alle Zutaten vermischen und pürieren. Sofort verwenden oder bis zu 1 Woche in einem Glasgefäß im Kühlschrank aufbewahren.

Kräutervinaigrette

Ergibt etwa 250 ml

Die kräftig-würzige Kräuterkombination in diesem Dressing wird auch den anspruchsvollsten Gourmet begeistern. Sie können gerne Dill, Petersilie, Minze, Basilikum oder Oregano hinzufügen oder eine Zutat damit ersetzen.

- 180 ml natives Olivenöl extra
- 60 ml Apfelessig
- 1 TL frisch gepresster Zitronensaft
- 1 TL frische Thymianblätter
- 1 TL frische Estragonblätter
- 1 Schalotte, fein gehackt
- 1 Prise feines Meersalz
- 1 Prise frisch gemahlener schwarzer Pfeffer

Alle Zutaten miteinander verquirlen. In einem verschlossenen Glasbehälter bei Raumtemperatur aufbewahren. Wenn sich die Inhaltsstoffe im Laufe der Zeit trennen, einfach vor Gebrauch wieder schütteln.

Das Dressing der grünen Göttin

Ergibt etwa 250 ml

Dies ist ein Favorit des AmyMyersMD.com-Teams und steht bei Teammeetings und Potlucks immer auf dem Tisch. Die Mischung ist so vielseitig, dass Sie sie als Dressing, Sauce oder Dip verwenden können.

- 30 g frische Petersilie, gehackt
- 15 g frischer Estragon, gehackt
- 3 EL frischer Schnittlauch, gehackt
- 1 Knoblauchzehe
- 1 Avocado, geschält, Kern entfernt
- 2 EL frisch gepresster Zitronensaft
- 3 EL natives Olivenöl extra

In einer Küchenmaschine oder einem Hochgeschwindigkeitsmixer alle Zutaten vermischen und pürieren. Sofort verwenden oder bis zu 5 Tage in einem verschlossenen Glasgefäß im Kühlschrank aufbewahren.

Mango-Avocado-Salsa

Ergibt etwa 500 ml

Als Dip mit SHS-Tacos (Seite 101) oder Kochbananenchips (Seite 232) servieren oder als Salsa für gegrillten Fisch, Garnelen oder Huhn verwenden. Für eine Vorspeise oder einen Snack geben Sie die Salsa auf Salatblätter und rollen diese zusammen.

- 1 Mango, in Würfel geschnitten
- 1 Avocado, in Würfel geschnitten
- ½ rote Zwiebel, fein gehackt
- 3 EL frischer Koriander, gehackt
- Saft 1 kleinen Limette
- 1 EL natives Olivenöl extra
- ¼ TL feines Meersalz
- ½ TL frisch gemahlener schwarzer Pfeffer
- ½ TL gemahlener Kreuzkümmel

Alle Zutaten in eine Schüssel geben und vorsichtig vermischen. Sofort verwenden.

Fruchtkompotte

Ergibt jeweils 2 Portionen

Diese Fruchtkompotte mit grob geschnittenem Obst schmecken hervorragend zu Erdmandelwaffeln (Seite 109) oder Kürbispfannkuchen (Seite 110).

Apfel-Zimt-Kompott

- 1 EL Kokosöl
- ½ Apfel, entkernt und in Scheiben geschnitten
- ¼ TL gemahlener Zimt
- ¼ TL gemahlene Muskatnuss

In einem Topf das Kokosöl bei mittlerer bis niedriger Hitze erwärmen. Äpfel, Zimt und Muskatnuss einrühren. Etwa 5 Minuten garen, bis die Äpfel gabelzart und durchgegart sind.

Heidelbeer-Zitronen- Kompott

- 1 EL Kokosöl
- 230 g frische oder gefrorene Heidelbeeren
- Geriebene Schale einer ½ Bio-Zitrone

In einem Topf das Kokosöl bei mittlerer bis niedriger Hitze erwärmen. Heidelbeeren und geriebene Schale einrühren. Etwa 5 Minuten garen, bis die Heidelbeeren weich und saucenartig sind.

Karamellisiertes Bananenkompott

- 1 EL Kokosöl
- 1 Banane, in Scheiben geschnitten
- 1 EL Ahornsirup
- ½ TL gemahlener Zimt

In einem Topf das Kokosöl bei mittlerer bis niedriger Hitze erwärmen. Banane, Ahornsirup und Zimt einrühren. Etwa 5 Minuten garen, bis die Bananen weich und leicht gebräunt sind.

Tapenade

Ergibt etwa 250 ml

Diese Olivenpaste aus Südfrankreich ist in Verbindung mit Endivienblättern, Sellerie oder Fenchel eine perfekte Vorspeise. Ein oder zwei Löffel passen gut zu gegrilltem Fisch oder Hähnchenfleisch. Nehmen Sie mehrere Olivensorten, das gibt dann ein schönes Farben- und Geschmacksgemisch. Das Geheimnis bei der Zubereitung ist, die Tapenade nicht ganz glatt zu mischen, sondern nur grob. Falls Sie einen Mörser zu Hause haben, wäre dies eine gute Gelegenheit, ihn einzusetzen.

- 50 g grüne Oliven, entsteint
- 50 g schwarze Oliven, entsteint
- 50 g Kalamata-Oliven, entsteint
- 1 Knoblauchzehe
- 1 TL Kapern, gespült und abgetropft
- 1 TL Apfelessig
- 2 EL natives Olivenöl extra

Die Oliven, den Knoblauch, die Kapern und den Essig in den Behälter einer Küchenmaschine geben. Per Impulsschalter grob hacken und mischen. Dann langsam das Olivenöl von oben einträufeln und dabei mit der Verarbeitung der Masse fortfahren. Alternativ wäre auch die Zubereitung mit einem Mörser möglich.

Bei Raumtemperatur servieren. Kann im Kühlschrank bis zu 1 Woche aufbewahrt werden.

10

Snacks

»Allzeit bereit« ist nicht nur das Motto der Pfadfinder! Es ist auch meine Devise, um die Myers-Methode in allen Lebenslagen umsetzen zu können. Und mit den leckeren Snacks in diesem Kapitel ist es super einfach, allzeit bereit für immunstärkende und darmheilende Nährstoffe zu sein.

In diesem Kapitel finden Sie viele Optionen, um Ihnen einen Energieschub zu geben, eventuelle Hungerattacken zu stillen und Ihr Gehirn zu stärken – und das alles unter konsequenter Beachtung der Myers-Methode. Ich empfehle, Snacks im Voraus zuzubereiten, sodass Sie immer welche griffbereit haben. Auf diese Weise können Sie beim nächsten Mal, wenn Sie in einer Besprechung festsitzen oder in einem Verkehrsstau stecken, einfach nach einer Handvoll süß-salzigem Studentenfutter (Seite 230), Kokosnuss-Kollagen-Energiehappen (Seite 234) oder Rosmarin-Meersalz-Crackern (Seite 238) greifen.

Und behalten Sie all diese köstlichen Leckereien nicht nur für sich – auch Kinder werden sie lieben!

Süß-salziges Studentenfutter

Ergibt etwa 250 ml

Ich reise mindestens einmal im Monat, und es ist schwer, an Flughäfen oder Tankstellen mit der Myers-Methode übereinstimmende Lebensmittel zu finden. Diese Proviantmischung ist deshalb förmlich ein Lebensretter für mich und meine Familie. Vor jeder Reise mache ich eine größere Menge davon und nehme sie mit. Achten Sie darauf, nur naturbelassene, ungeschwefelte Trockenfrüchte zu kaufen, ohne künstlichen Zuckerzusatz.

- 160 g ganze Erdmandeln
- 200 g ungesüßte Kokosraspel
- 320 g gemischte getrocknete Früchte wie Cranberrys, Kirschen, Heidelbeeren und Äpfel, gehackt
- 160 g Kochbananenchips (Seite 232)
- 160 g Wurzelgemüsechips (Seite 231)

Die Erdmandeln über Nacht in kaltem Wasser einweichen, sie sollen knapp mit dem Wasser bedeckt sein. Danach durch ein Sieb geben und zum Trocknen auf einem Handtuch ausbreiten.

Den Backofen auf 160 °C vorheizen. Ein Backblech mit Backpapier auslegen.

Die Kokosraspel auf dem vorbereiteten Backblech verstreuen und 3 bis 5 Minuten rösten. Zwischendurch einmal durchmischen, damit sie gleichmäßig gebräunt werden und nicht anbrennen. Aus dem Ofen nehmen und abkühlen lassen.

In einer Schüssel die Kokosraspel mit den restlichen Zutaten vermischen. Bei Raumtemperatur in einem Glasbehälter aufbewahren.

Wurzelgemüsechips

Ergibt 4 Portionen

Hausgemachte Gemüsechips sind ein Bestandteil des süß-salzigen Studentenfutters (Seite 230) und können zum Beispiel in einen Spinat-Artischocken-Dip (Seite 239) oder Tsatsiki (Seite 220) eingetaucht werden. Mit einem Gemüsehobel (auch Mandoline genannt) sind Sie in der Lage, hauchdünne Gemüsescheiben herzustellen. Diese Chips können in einem Glasbehälter bei Raumtemperatur aufbewahrt werden, aber glauben Sie mir, sie werden nicht sehr lange halten.

- 1 mittlere Süßkartoffel, geschält und in max. 2 mm dicke Scheiben gehobelt
- 1 kleine Gelbe Bete (Goldrübe), geschält und in max. 2 mm dicke Scheiben gehobelt
- 2 große Karotten, geschält und in max. 2 mm dicke Scheiben gehobelt
- 2 große Pastinaken, geschält und in max. 2 mm dicke Scheiben gehobelt
- 1 mittelgroße Rübe, geschält und in max. 2 mm dicke Scheiben gehobelt
- 2 TL feines Meersalz
- 3 EL Avocadoöl
- Optionale Gewürze: Knoblauchpulver, getrockneter Rosmarin, frisch gemahlener schwarzer Pfeffer, Zimt, Zwiebelpulver

Den Backofen auf 200 °C vorheizen. Zwei Backbleche mit Backpapier auslegen.

Das in Scheiben geschnittene Gemüse in ein Sieb geben und mit Salz bestreuen. Mindestens 15 Minuten ruhen lassen.

Die Gemüsescheiben zwischen Stoff- oder Papierhandtücher legen und so viel überschüssiges Wasser wie möglich ausdrücken.

Gemüsescheiben in eine Schüssel geben und mit dem Avocadoöl gut vermischen. Danach in einer Schicht auf den vorbereiteten Backblechen verteilen. Mit den Gewürzen Ihrer Wahl bestreuen. Rund 20 bis 25 Minuten backen, bis sie knusprig sind. Auf Küchentüchern abkühlen lassen und in einem Glasbehälter bei Raumtemperatur aufbewahren.

Kochbananenchips

Ergibt 2 Portionen

Wenn die Urlaubszeit kommt, entfliehen Xavier und ich gerne gen Nicaragua, wo der Sand weiß, der Ozean klar und blau und das Essen frisch und lecker ist. Welch ein Genuss, bequem unter einem Sonnenschirm zu sitzen und frisch zubereitete Kochbananenchips in Guacamole zu dippen! Auch reife Kochbananen sind hart und müssen gekocht werden. Die Kochbananenchips in diesem Rezept passen gut zu Mango-Avocado-Salsa (Seite 226), Tropischem Nicaragua-Salat (Seite 160) oder Fünf-Gemüse-Guacamole (Seite 236).

- 2 Kochbananen, geschält und in etwa 1,5 mm dicke Scheiben geschnitten
- 60 ml Kokosöl
- Optionale Gewürze: Meersalz, frisch gemahlener schwarzer Pfeffer, Knoblauchpulver, Zwiebelpulver, Zimt

Den Backofen auf 175 °C vorheizen. Ein Backblech mit Backpapier auslegen.

Die in Scheiben geschnittenen Kochbananen in eine Schüssel geben und gut mit dem Kokosöl vermischen.

Bananenscheiben in einer Schicht auf dem vorbereiteten Backblech verteilen. Mit den Gewürzen Ihrer Wahl bestreuen. Rund 20 bis 25 Minuten backen, bis die Scheiben an den Rändern allmählich braun werden. Behalten Sie sie im Auge, um ein Anbrennen zu verhindern. In einem Glasbehälter bei Raumtemperatur aufbewahren.

Steckrübenhummus

Ergibt etwa 350 ml

Steckrüben, ein Wurzelgemüse mit weißlichem bis gelbem Fleisch, erhalten im Allgemeinen nicht die Aufmerksamkeit, die sie verdienen. Sie sind reich an Ballaststoffen, Vitamin C und Mineralien wie Kalium und Mangan. Am besten munden sie in pürierter Form und können dabei mit Karotten und Süßkartoffeln kombiniert werden. Steckrübenhummus können Sie zum Beispiel mit frischem Gemüse und Rosmarin-Meersalz-Crackern (Seite 238) servieren.

- 150 g Steckrüben, in Stücke geschnitten
- Saft von ½ großen Zitrone
- 1 Knoblauchzehe, geröstet (Seite 85)
- 1 TL gemahlener Kreuzkümmel
- ½ TL feines Meersalz
- 60 ml natives Olivenöl extra

Die Steckrübenstücke in einen Topf geben und mit Wasser bedecken. Aufkochen lassen, dann die Hitze reduzieren und etwa 10 Minuten köcheln lassen, bis die Rüben leicht mit einem Messer durchstochen werden können. In einem Sieb abtropfen und abkühlen lassen.

Steckrüben, Zitronensaft, Knoblauch, Kreuzkümmel und Salz in eine Küchenmaschine geben und pulsieren (Impulsschalter). Maschine anhalten und die Innenseiten des Behälters abschaben. Das Olivenöl langsam durch das Einfüllrohr geben und währenddessen zum Pürieren pulsieren. Bei Raumtemperatur servieren oder 1 bis 2 Wochen in einem Glasbehälter im Kühlschrank aufbewahren.

Kokosnuss-Kollagen-Energiehappen

Ergibt etwa 12 Snack-Portionen

Diese Mini-Snacks sind ideal zum Essen nach dem Training, auf einer Wanderung, auf Reisen oder als süßes Vergnügen zum Nachtisch. Die Kombination aus gesunden Fetten aus Kokosöl und Kokosbutter und proteinreichem Kollagen sorgt dafür, dass Sie sich stundenlang gesättigt fühlen.

- 120 g Kokosfett
- 120 g Kokosbutter
- 2 Messlöffel The Myers Way Collagen Protein (oder ähnliches Kollagenpulver)
- ¼ TL Steviapulver
- 3 Tropfen Pfefferminzöl *oder*
- 2 TL frisch gepresster Zitronensaft

Das Kokosfett und die Kokosbutter in einen Topf geben und bei mittlerer Hitze schmelzen lassen.

Topf vom Herd nehmen und Kollagen, Stevia und Pfefferminzöl oder Zitrone einrühren.

Die Mischung vorsichtig in eine mit Backpapier ausgelegte Backform (20 x 20 cm) oder in Silikon-Bonbonformen einfüllen.

In den Kühlschrank stellen und bis zum Aushärten ruhen lassen.

In kleine Happen schneiden oder vorsichtig aus den Formen herauspressen.

Erdmandelbutter

Ergibt etwa 240 g

Sie sind auf der Suche nach einer Alternative zu Erdnuss- oder Mandelbutter? Darf ich vorstellen, Erdmandelbutter! Dazu werden die Erdmandeln in Wasser eingeweicht und dann mit Kokosöl und etwas Süßungsmittel zu einem Aufstrich püriert, den man auf Apfelscheiben oder Zucchini-Muffins genießen kann (Seite 111). Erdmandeln enthalten präbiotische Ballaststoffe, die die guten Bakterien im Darm füttern.

- 80 g ganze Erdmandeln
- 2 EL Kokosbutter
- 1 TL Ahornsirup

Die Erdmandeln mindestens 1 Stunde oder über Nacht einweichen lassen.

Erdmandeln in eine Küchenmaschine oder einen Hochgeschwindigkeitsmixer geben und 1 Minute verarbeiten.

Die an der Innenseite des Mixbehälters haftenden Erdmandelreste herunterschieben. Kokosfett und Ahornsirup hinzugeben und gut vermischen. Kann 1 bis 2 Wochen in einem Glasbehälter im Kühlschrank aufbewahrt werden.

Fünf-Gemüse-Guacamole

Für 4 Personen

Sie werden endlose Möglichkeiten finden, diese Variante eines Allzeit-Favoriten zu genießen. Löffeln Sie die Avocadocreme einfach pur aus einer Schüssel oder servieren Sie sie mit Burgern, Huhn oder Fisch, mit SHS-Tacos (Seite 101) oder Hähnchen-Burritos (Seite 174). Guacamole ist außerdem ein guter Dip für Grünkohlchips oder Kochbananenchips (Seite 232).

- 2 Avocados, geschält, entkernt und zerstampft
- ½ Zwiebel, gewürfelt
- ½ Gurke, in feine Streifen geschnitten (gestiftelt)
- ½ gelber Kürbis, gerieben
- ½ Zucchini, gerieben
- 2 Karotten, in feine Streifen geschnitten (gestiftelt)
- 1 Knoblauchzehe, gehackt
- Saft von ½ Limette
- 2 EL gehackter Koriander
- Feines Meersalz, nach Belieben
- Limettenschnitze

Alle Zutaten mit Ausnahme von Meersalz und Limettenschnitzen in einer Schüssel vermengen. Mit Salz abschmecken.

Sofort servieren oder abdecken und 1 bis 2 Tage im Kühlschrank aufbewahren. Mit Limettenschnitzen servieren.

Fruchtsnacks

Kinder und Erwachsene lieben diese gesunden Snack-Alternativen zu Gummibärchen und verarbeiteten Fruchtgummis. Antihaft-Silikon-Bonbonformen gibt es in allen Größen und Formen (Sterne, Herzen, Tiere) in Haushaltswarengeschäften, großen Supermärkten oder im Internet. Wenn Sie keine Silikon-Bonbonformen haben, gießen Sie die Mixtur in eine 22- cm- oder 24-cm-Springform (oder 20 x 20 cm Backform). Bissfest abkühlen lassen und dann mit kleinen Ausstechformen die gewünschten Formen ausschneiden. Eine andere Möglichkeit sind Fruchtlederstreifen, die zusammengerollt werden. Dafür das Fruchtpüree auf einem Backblech verstreichen.

- 120 ml ungesüßter Granatapfelsaft
- 2 EL The Myers Way Gelatin (oder ähnliche Gelatine)
- 1 TL Steviapulver

Den Saft, die Gelatine und das Stevia in einen kleinen Topf geben. Verquirlen und etwa 5 Minuten quellen lassen.

Die Mischung im Topf bei geringer bis mittlerer Temperatur erhitzen. Wenn sich das Fruchtpüree erwärmt, wird es flüssiger. Sobald die Gelatine aufgelöst ist, Herdplatte abschalten und die Mischung noch einmal kurz verquirlen.

Nun die dickflüssige Mischung auf einem mit Backpapier ausgelegten Backblech verteilen (um »Fruchtlederstreifen« herzustellen) oder in eine Silikonform für Bonbons gießen. Das Backblech oder die Formen rund 2 Stunden oder bis zur vollständigen Aushärtung kühl stellen. Dann in Streifen aus »Fruchtleder« schneiden oder Gummis vorsichtig aus den Formen pressen. In einer Vorratsdose im Kühlschrank aufbewahren.

Apfel-Snacks: Ersetzen Sie den Granatapfelsaft durch 120 ml reinen Apfelsaft.

Himbeer-Zitronen-Snacks: Ersetzen Sie den Granatapfelsaft durch 120 ml Himbeeren, püriert mit 1 Esslöffel frisch gepresstem Zitronensaft.

Gemischte Beeren-Snacks: Ersetzen Sie den Granatapfelsaft durch 120 ml gemischte und pürierte Beeren, wie Brombeeren, Himbeeren, Heidelbeeren und Erdbeeren.

Rosmarin-Salz-Cracker

Endlich ein Cracker, den sich auch Menschen mit Autoimmunerkrankungen ohne schlechtes Gewissen schmecken lassen können! Ideal zum Dippen in Steckrübenhummus (Seite 233), Spinat-Artischocken-Dip (Seite 239) oder Fünf-Gemüse-Guacamole (Seite 236). Experimentieren Sie und verwenden Sie statt des Rosmarins oder in Kombination damit getrockneten Thymian, Dill, Oregano oder Fenchelsamen. Machen Sie ruhig zwei Backbleche mit diesen knackigen Crackern, denn glauben Sie mir, sie werden nicht lange halten!

Für 10 bis 12 Cracker
- 120 g Maniokmehl
- 1 TL aluminiumfreies Backpulver
- 1 TL feines Meersalz
- 120 ml gefiltertes Wasser
- 2 EL natives Olivenöl extra, plus extra zum Aufpinseln auf den Teig
- Meersalzflocken, nach Belieben
- ½ EL gehackte frische Rosmarinblätter

Den Backofen auf 200 °C vorheizen. In einer Rührschüssel Maniokmehl, Backpulver und Meersalz mischen. Wasser und Olivenöl hinzufügen und alles gut verrühren.

Den Teigklumpen auf leicht mit Maniokmehl bestäubtes Backpapier legen. Mit einem Nudelholz 0,2 bis 0,3 cm dick ausrollen und dann mit Olivenöl bestreichen. Meersalz und Rosmarin darüber streuen und leicht in den Teig drücken. Den Teig mit einem Messer in Cracker schneiden. Zum Schluss das Backpapier vorsichtig auf ein Backblech legen.

Rund 20 Minuten lang oder goldbraun backen und auf einem Drahtgestell abkühlen lassen. Die Cracker in einem luftdichten Behälter aufbewahren.

Spinat-Artischocken-Dip

Für 6 bis 8 Personen

Als Kind freute ich mich jedes Jahr zu Weihnachten auf den berühmten Spinat-Artischocken-Dip meiner Tante. Sie machte ihn mit Käse und Mayonnaise, aber hier finden Sie nun die Variante in Übereinstimmung mit der Myers-Methode. Servieren Sie diesen Partydip mit Kochbananenchips (Seite 232), Süßkartoffelpommes (Seite 201), Rosmarin-Meersalz-Crackern (Seite 238) oder Chicoréeblättern.

- 400-g-Dose Artischockenherzen, abgetropft und grob gehackt
- 1 EL Avocadoöl
- ½ Zwiebel, gehackt
- 1 Knoblauchzehe, klein geschnitten
- 450 g frischer Spinat (oder 250 g tiefgefrorener Spinat)
- 400-g-Dose Kokoscreme
- 2 EL Aïoli (Seite 213)
- 1 EL frisch gepresster Zitronensaft
- ¼ TL feines Meersalz

Den Backofen auf 200 °C vorheizen. In einer Pfanne den Knoblauch und die Zwiebel im Avocadoöl etwa 2 Minuten dünsten, bis sich das Aroma entfaltet. Spinat und Artischockenherzen dazugeben und anbraten, bis die Spinatblätter zusammenfallen. In eine Schüssel geben und Kokoscreme, Aïoli, Zitronensaft und Salz unterrühren.

Die Mischung gleichmäßig in eine 22-cm- oder 24-cm-Springform geben und 30 Minuten backen. Warm servieren.

Trockenfleisch

Hausgemachtes Trockenrindfleisch ist für mich und meine Familie ein idealer Snack, wenn wir auf Reisen oder sonst unterwegs sind. Es lässt sich einfach einpacken und benötigt keine Kühlung. Im Handel erhältliches Trockenfleisch stammt vielfach von Rindern aus nicht artgerechter Haltung und/oder enthält unerwünschte Zutaten wie Sojasauce oder Zucker. Bei der Zubereitung des Fleisches wenden Sie den sogenannten Schmetterlingsschnitt an: Sie schneiden die Fleischscheibe mit einem sehr scharfen Messer waagerecht in zwei gleich dünne Scheiben, aber so, dass sie an einer Seite miteinander verbunden bleiben. Auf diese Weise lässt sich das Fleischstück zu doppelter Größe auseinanderfalten; es kann also wie ein Buch oder eben wie Schmetterlingsflügel geöffnet werden. Anstelle des Flankensteaks können Sie auch eine dünn geschnittene Schwanzrolle verwenden.

- 500-g-Flankensteak von Tieren aus Weidehaltung
- Fleischmarinade (Seite 218) oder Marinade für asiatisches Flankensteak (Seite 219)

Das Flankensteak flach auf ein Schneidebrett legen und mit der flachen Hand von oben festhalten. Mit einem scharfen Messer wie oben beschrieben horizontal schneiden.

Das Fleischstück wie ein Buch öffnen und mit einem Fleischklopfer plattieren, auf eine Dicke von 0,3 bis maximal 0,6 cm. In eine große flache Schüssel geben, die Marinade darüber gießen und mindestens 30 Minuten oder besser über Nacht marinieren.

Den Backofen auf 80 °C vorheizen. Ein Backblech mit Backpapier auslegen und auf der unteren Schiene des Ofens platzieren. Das Fleisch auf den Bratrost legen und diesen direkt oberhalb des Backblechs oder zur Ermöglichung von Luftzirkulation um das Fleisch auf der obersten Backofenschiene positionieren. Das Fleisch etwa 5 Stunden garen, bis es ganz durchgegart und trocken ist. Danach aus dem Ofen nehmen und vollständig abkühlen lassen. In einem Glasbehälter im Kühlschrank aufbewahren.

Sushi mit Garnelen aus Wildfang

Für 6 Personen

Dies ist eines der beliebtesten Rezepte aus meinem Buch Die Schilddrüsen-Revolution. *Kinder lieben es, von Hand Sushirollen zu machen! Nori, gerösteter Seetang, ist leicht zu finden und eine ausgezeichnete Quelle für Jod, das der Körper benötigt, um Schilddrüsenhormone herzustellen. Sie können die Zutaten variieren, zum Beispiel Garnelen weglassen und/oder wild gefangenen Lachs, blanchierten Spargel, geröstete Süßkartoffelwürfel oder Butternusskürbiswürfel verwenden. Eine Platte mit Sushirollen ist eine fantastische Vorspeise.*

- 4 Nori-Blätter
- 1 große Avocado, zerdrückt
- 1 EL geriebener frischer Ingwer
- 20 g Babyspinatblätter
- 18 wild gefangene Garnelen, entdarmt und gekocht
- 2 kleine Karotten, in streichholzdünne Sticks geschnitten
- 1 Gurke, in dünne Scheiben geschnitten
- 2 Zitronenschnitze

Ein Nori-Blatt auf eine Sushimatte oder ein Schneidebrett legen. Mit einem flachen Löffel das Avocadofruchtfleisch gleichmäßig und dünn auf der gesamten Fläche verteilen. Zuerst etwas geriebenen Ingwer und dann den Spinat darauf geben. Eine Reihe Garnelen entlang der unteren Kante des Nori-Blatts auslegen. Direkt oberhalb der Garnelen eine zweite Reihe aus den Karottensticks und dann eine dritte Reihe aus den Gurkenscheiben bilden.

Das Nori-Blatt von unten über die Zutatenreihen klappen und dann vorsichtig zu einer kompakten Sushi-Rolle einrollen. Die fertige Rolle mit einem sehr scharfen Messer in mehrere Stücke schneiden.

Das Ganze mit den verbleibenden Nori-Blättern und Zutaten wiederholen. Die fertigen Sushis auf einen Teller legen und mit den Zitronenschnitzen servieren.

Hähnchenfleisch-Satay mit »Erdnuss«-Sauce

Für 8 Personen

Indonesische Satay-Spießchen bestehen aus gegrilltem, vorher mariniertem Geflügel- oder anderem Fleisch und werden mit einer Sauce serviert. Holzspießchen können Sie in jedem Supermarkt kaufen. Es ist wichtig, dass Sie sie vor Gebrauch in Wasser einweichen, damit sie nicht anbrennen. Servieren Sie Satay mit Blumenkohlreis (Seite 77), gebratenem »Reis« mit Gemüse (Seite 194) oder Phat Thai mit Hühnerfleisch (Seite 173) als Hauptgericht oder Vorspeise auf Ihrer nächsten Party.

- 8 Holzspieße
- 5 cm Zitronengras, äußere Blätter entfernt und fein gehackt
- 2 Knoblauchzehen, klein geschnitten
- 2 EL Coconut Aminos (Kokos Aminos)
- 1 TL Fischsauce
- 1 TL Honig
- Saft einer 1 Limette
- 1 EL Avocadoöl
- 500 g Bio-Hähnchenbrustfilets (ohne Haut), in etwa 2,5 cm große Stücke geschnitten
- »Erdnuss«-Sauce (Seite 217)

Die Holzspieße 30 Minuten lang in Wasser einweichen.

Für die Marinade Zitronengras, Knoblauch, Kokos Aminos, Fischsauce, Honig und Limettensaft in einer Schüssel verrühren. Die Hähnchenstücke auf die eingeweichten Spieße stecken und von allen Seiten gründlich mit der Marinade bestreichen.

Avocadoöl auf eine Grillpfanne streichen und auf hoher Stufe erhitzen. Die Hähnchenspieße auf jeder Seite 3 bis 5 Minuten grillen und nach etwa der Hälfte der Zeit noch einmal mit der Marinade bepinseln. Die Spieße aus der Pfanne nehmen und mit der »Erdnuss«-Sauce servieren.

11

Desserts

Dessertliebhaber (zu denen ich mich auch zähle!) können aufatmen! Mit den neu entdeckten Zutaten wie Maniok-, Pfeilwurzel- und Kokosmehl, Kokoszucker und Gelatine haben sie die Möglichkeit, bei besonderen Anlässen ein Stück Kuchen, einen Keks oder Schokoladenmousse zu genießen, ohne ihre Gesundheit zu gefährden! Nur wer an Hefepilz-Überwucherung oder Dünndarmfehlbesiedlung leidet, sollte jede Form von Zucker vermeiden, bis diese Infektionen beseitigt sind.

Eine weitere gute Nachricht: Die Rezepte in diesem Kapitel verwenden weniger Zutaten als traditionelle Backwaren oder Süßigkeiten und sind einfacher herzustellen – ohne dass dies dem Genuss Abbruch tut!

In diesem Kapitel finden Sie autoimmunfreundliche Versionen von Klassikern wie Brownies, Cupcakes, Zitronenschnitten, Gewürzkuchen und Kürbiskuchen ebenso wie neuartige süße Verführungen, die Sie zum ersten Mal probieren können. Ob Sie zu Hause feiern oder das Dessert zu einer Party mitnehmen, Sie können Leckerbissen präsentieren, die jeder lieben wird.

Annes wunderbare Zimt-Rosinen-Cookies

Ergibt 9 Cookies

Ich habe diese Cookies als Geburtstagsgeschenk von Anne, der Frau eines meiner Teammitglieder, bekommen. Sie erinnern mich sehr an die Rosinenkekse aus Haferflocken, die meine Mutter immer gebacken hat und die ich nicht mehr genießen konnte, seitdem ich mich nach der Myers-Methode ernähre. Die Cookies sind innen herrlich weich und außen knusprig. Durch den Zimt und die Rosinen schmecken sie fast wie das Original und sind doch zu hundert Prozent konform mit der Myers-Methode. Sie werden ganz sicher dieses Jahr auf unserem Weihnachtstisch stehen. Anne war so freundlich, mir zu erlauben, ihr Rezept abzudrucken – danke, Anne!

- 50 g Palmin soft
- 2 EL reiner Ahornsirup
- 50 g Kokosnusszucker
- 1 ½ TL reiner Vanilleextrakt
- 90 g Pfeilwurzelmehl
- 30 g Erdmandelmehl
- 1 EL The Myers Way Gelatin (oder ähnliche Gelatine)
- 1 TL aluminiumfreies Backpulver
- ½ TL Weinsteincreme
- 2 TL gemahlener Zimt
- ½ TL feines Meersalz
- 50 g Rosinen

Den Backofen auf 175 °C vorheizen. Ein Backblech mit Kokosfett oder Palmin soft einfetten.

In der großen Schüssel eines Elektromixers Palmin soft, Ahornsirup, Zucker und Vanille aufschlagen, bis die Mischung cremig ist.

In einer weiteren Schüssel das Pfeilwurzelmehl, Erdmandelmehl, Gelatine, Backpulver, Weinsteincreme, Zimt und Meersalz verrühren.

Nun ganz allmählich die trockenen Zutaten in die Schüssel mit den feuchten Zutaten einschütten und auf mittlerer Mixerstufe vermischen. Die Rosinen mit einem Spatel unterheben. Hinweis: Daraus ergibt sich ein trockener und krümeliger Teig, der sich jedoch leicht zu Kugeln formen lässt. Falls der Teig nicht zusammenklebt, einen weiteren Esslöffel Palmin soft hinzufügen, damit die Masse feuchter wird.

Mit angefeuchteten Händen den Teig zu etwa 2,5 cm großen Kugeln formen. Die Teigkugeln im Abstand von 5 cm auf das vorbereitete Backblech legen. 10 bis 12 Minuten backen.

Das Backblech aus dem Ofen nehmen und die Kekse 5 bis 10 Minuten darauf abkühlen lassen. Abschließend auf ein Kuchengitter geben und vollständig auskühlen lassen.

Gewürzkuchen

Für 8 Personen

Meine Mutter hat jedes Jahr im Winter Gewürzkuchen und Gewürzkuchenkekse gebacken. Nun freue ich mich, Ihnen diese autoimmunfreundliche Version des berühmten Gewürzkuchens meiner Mutter zu präsentieren! Bei diesem kastenförmigen Kuchen dreht sich alles um die aromatischen Gewürze, achten Sie deshalb darauf, dass Sie nur frische Gewürze als Zutaten nehmen.

Gewürzkuchen

- 120 g Maniokmehl
- 75 g Kokosmehl
- 40 g Pfeilwurzelmehl
- 1 EL The Myers Way Gelatine (oder ähnliche Gelatine)
- 2 TL Backpulver
- 2 TL gemahlener Zimt
- 2 TL gemahlener Ingwer
- 1 TL gemahlener Kardamom
- 1 TL gemahlener Piment (Nelkenpfeffer)
- ½ TL gemahlene Nelken
- ½ TL Weinsteincreme
- ½ TL feines Meersalz
- 240 ml ungesüßtes Apfelmus (Apfelmark)
- 180 ml gefiltertes Wasser
- 60 ml Kokosöl
- 80 ml Ahornsirup
- 1 EL reiner Vanilleextrakt

Kuchenguss

- 50 g Kokosbutter
- 2 EL Ahornsirup
- 2 EL gefiltertes Wasser oder Kokosmilch

Den Backofen auf 175 °C vorheizen. Eine Kuchenform (20 x 10 cm) innen mit Kokosöl einpinseln.

Um den Kuchen zu backen: In der Schüssel eines Elektromixers Maniokmehl, Kokosmehl, Pfeilwurzelmehl, Gelatine, Backpulver, Zimt und Ingwer, Kardamom, Piment, Nelken,

Weinsteincreme und Meersalz zuerst mit einem Küchenlöffel grob verrühren und dann mit dem Mixer auf niedriger Stufe mischen.

Apfelmus, Wasser, Kokosöl, Ahornsirup und Vanille zu den trockenen Zutaten geben und 1 bis 2 Minuten auf mittlerer Stufe mischen, bis sich ein dicker Teig ergibt.

Auf das vorbereitete Backblech legen und 50 Minuten backen, bis ein Zahnstocher in der Mitte sauber herauskommt.

Für die Herstellung des Kuchengusses: In einem Topf Kokosbutter, Ahornsirup und Wasser bei schwacher Hitze gleichmäßig miteinander verrühren. Abschließend mit dem Schneebesen verquirlen und beiseitestellen.

Den Kuchen aus dem Ofen nehmen und vollständig abkühlen lassen. Erst dann vom Backblech nehmen, mit dem Guss übergießen und zum Servieren in Scheiben schneiden.

Cremige Brownies

Ergibt 8 Brownies

Was gibt es Besseres, als in einen köstlichen schokoladigen und cremigen Brownie zu beißen? Der Genuss wird noch gekrönt, wenn Sie die Brownies mit Kokosnuss-Schokoladen-Mousse (Seite 261) oder der Vanille-Zimt-Variante servieren. Die Brownies eignen sich ideal als kulinarischer Beitrag zu einer Schulparty und für Verwöhntage.

- 60 g Kokosmehl
- 120 g Pfeilwurzelmehl
- 1 TL Backpulver
- 40 g ungesüßtes Kakaopulver
- 2 EL The Myers Way Gelatine (oder ähnliche Gelatine)
- 2 TL reiner Vanilleextrakt
- 1 Avocado, entkernt und in mehrere Stücke geschnitten
- 120 ml Ahornsirup
- 300 ml gefiltertes Wasser
- 50 g Palmin soft

Eine Glasauflaufform (20 x 20 cm) mit Kokosöl oder Palmin soft einfetten.

Den Backofen auf 175 °C vorheizen. Kokos- und Pfeilwurzelmehl, Backpulver, Kakaopulver und Gelatine zuerst mit einem Küchenlöffel grob verrühren und dann mit dem Mixer auf niedriger Stufe mischen. Die restlichen Zutaten hinzufügen. Mit dem Mixer aufschlagen, bis sich ein Teig gebildet hat.

Den Teig in die vorbereitete Form geben und gleichmäßig verteilen. Etwa 35 bis 40 Minuten backen, bis ein Zahnstocher sauber herauskommt. Aus dem Ofen nehmen und 5 Minuten abkühlen lassen. In kleine Stücke (Brownies) schneiden.

Zitronenschnitten

Ergibt 9 Schnitten

Die Entscheidung zwischen Brownies mit cremiger Füllung (Seite 248) und diesen Zitronenschnitten wird Ihnen schwerfallen. Die Zitronenschnitten sind gerade süß genug, um den säuerlichen Zitronengeschmack auszugleichen.

Teig
- 120 g Kokosmehl
- 30 g Pfeilwurzelmehl
- 300 g Palmin soft
- 60 ml Ahornsirup

Füllung
- 320 ml frisch gepresster Zitronensaft
- 220 g Kokoszucker
- 1 Prise gemahlene Kurkuma
- 360 ml Kokoscreme
- 30 g Pfeilwurzelmehl

Den Backofen auf 175 °C vorheizen. Eine Backform (20 x 20 cm) innen mit Kokosöl einpinseln.

In der Schüssel eines Elektromixers 120 g Kokosmehl und Pfeilwurzelmehl vermischen. Palmin soft und Ahornsirup dazugeben und auf niedriger Stufe zu einer gleichmäßigen Teigmischung mixen. Diesen Teig mit den Fingern vorsichtig in den Boden der vorbereiteten Form drücken.

Im Ofen 10 Minuten backen. Die Form wieder herausnehmen und die Backofentemperatur auf 160 °C senken.

Füllung: In der Schüssel eines Elektromixers Zitronensaft, Kokoszucker, Kurkuma, Kokoscreme und Pfeilwurzelmehl auf mittlerer Stufe gut miteinander verrühren. In die Form auf die untere Teigschicht gießen. Rund 20 Minuten lang backen, bis die Füllung fest geworden ist (im Kühlschrank wird sie dann später noch fester). Aus dem Ofen nehmen und 10 Minuten abkühlen lassen. Dann mindestens 30 Minuten in den Kühlschrank stellen und vor dem Servieren vollständig fest werden lassen. In quadratförmige Schnitten schneiden.

Geburtstags-Cupcakes

Ergibt 18 Cupcakes

Wir feierten Elles ersten Geburtstag mit einem Turm aus diesen bunten Cupcakes, die mit Schokolade-, Ahorn-Zimt- und Erdbeerglasur überzogen waren. Die meisten Gäste auf unserer kleinen Party waren Erwachsene, aber nichtsdestotrotz blieb kein einziger Cupcake übrig!

Cupcakes
- 160 g Maniokmehl
- 60 g Kokosmehl
- 30 g Pfeilwurzelmehl
- 4 TL Backpulver
- 4 TL Weinsteincreme
- 340 g Kokoszucker
- 2 EL The Myers Way Gelatine (oder ähnliche Gelatine)
- 170 g Palmin soft
- 2 EL reiner Vanilleextrakt
- 120 ml ungesüßtes Apfelmus
- 2 TL Apfelessig
- 360 ml vollfette Kokosmilch

Glasur
- 670 g Palmin soft
- 80 ml Kokosöl
- 2 EL reiner Vanilleextrakt
- ¾ TL Steviapulver
- 2 EL Ahornsirup
- 1 EL Tapiokastärke

Schokoladenglasur:
- Beim Mixen zu Vanille etc. noch 2 EL Kakaopulver und 1 EL Ahornsirup hinzufügen.

Ahorn-Zimt-Glasur:
- Beim Mixen zu Vanille etc. noch 2 EL Ahornsirup und 1 ½ TL Zimtpulver hinzufügen.

Erdbeerglasur:
- Beim Mixen zu Vanille etc. noch 200 g frische Erdbeeren (zerkleinert) hinzufügen.

Den Backofen auf 175 °C vorheizen. Die Vertiefungen eines Muffinblechs mit Cupcake-Papierförmchen auslegen oder 18 Silikon-Muffinbecher auf ein Backblech legen.

Um die Cupcakes zuzubereiten: In der Schüssel eines Elektromixers Maniokmehl, Kokosmehl, Pfeilwurzelmehl, Backpulver, Weinsteincreme, Kokoszucker und Gelatine bei niedriger Geschwindigkeit vermischen. Palmin soft, Vanille, Apfelmus, Essig und Kokosmilch hinzufügen. Auf niedriger, dann hoher Stufe mixen und die Masse mit einem Teigspatel immer wieder von der Behälterinnenseite herunterschieben, bis alles gut vermischt ist.

Jeden Muffinbecher zu zwei Dritteln mit Teig füllen. Den Teig leicht in die Becher drücken. Rund 20 Minuten lang backen, bis ein Zahnstocher, der zur Probe in die Mitte von ein oder zwei Cupcakes eingeführt wird, sauber herauskommt. Die Cupcakes vor dem Übergießen mit der Glasur vollständig abkühlen lassen.

Um die Glasur zuzubereiten: In der Schüssel eines Elektromixers Palmin soft und das Kokosöl auf niedriger Stufe aufschlagen. Vanille, Stevia, Ahornsirup und Tapiokastärke hinzufügen. Auf niedriger Stufe 1 Minute pürieren, dann die Geschwindigkeit auf mittel-hoch erhöhen und mixen, bis die Glasur keinerlei Klümpchen mehr aufweist.

Dunkle Schokoladenrinde

Ergibt 10 bis 12 Stück

Dieser dünne, zarte Genuss kann Ihr Verlangen nach Schokolade stillen, ohne Ihre Taille zu sabotieren. Das Myers Way Collagen Protein gibt Ihnen einen Protein- und Energieschub. Sie können diese »Rinde« mit allen möglichen Toppings zubereiten, ganz nach Ihrem Geschmack. Wenn sie dann fertig ist, brechen Sie ein Stück ab, um es zu genießen. Dann noch eins … und noch eins …

- 220 g Kokosfett
- 180 g ungesüßtes Kakaopulver
- 1 TL Stevia
- 2 Messlöffel The Myers Way Collagen Protein (oder ähnliches Kollagenpulver)
- Optionale Toppings: Gefriergetrocknete Früchte, grobes Meersalz, geröstete ungesüßte Kokosraspel

Ein Backblech mit Backpapier auslegen.

Das Kokosfett in einem Topf bei schwacher Hitze schmelzen. Den Topf vom Herd nehmen und Kakaopulver, Stevia und Kollagen hinzufügen. Zum Mischen umrühren.

Die Schokoladenmasse auf das vorbereitete Backblech gießen. Mit Toppings Ihrer Wahl belegen. 30 Minuten kühl stellen, bis die Masse fest ist. Vor dem Servieren in Stücke brechen.

Himbeer-Cheesecake-Energiekugeln

Ergibt 12 Stück

Wenn es Ihnen wie mir geht, haben Sie keine Zeit, aufwendige Desserts zu machen, brauchen aber ab und an einfach mal etwas Süßes. Diese Cheesecake-Kugeln sind cremig und leicht. Geben Sie The Myers Way Collagen Protein hinzu, um Ihren Protein- und Energiebedarf zu decken und von darmheilenden Eigenschaften dieser süßen Verführung zu profitieren.

Cheesecake
- 170 g Kokosbutter
- 100 g frische Himbeeren
- 2 Datteln
- 1/8 TL gemahlener Zimt
- 1/8 TL gemahlener Ingwer
- 1 TL geriebene Schale einer Bio-Zitrone
- 1 Messlöffel The Myers Way Collagen Protein (optional)

Optionale Glasur
- 60 g Kokosfett
- 1 Messlöffel The Myers Way Vanilla Paleo Protein (oder ähnliches Proteinpulver)

Für die Cheesecake-Happen: Alle Zutaten in die Schüssel einer Küchenmaschine geben. Mittels Impulsschalter gut mischen. Mit angefeuchteten Händen etwa 2 cm große Kugeln formen und auf einem großen Teller verteilen. Etwa 10 bis 15 Minuten in den Kühlschrank stellen.

Für die Glasur: In einem Topf bei mittlerer Hitze das Kokosfett schmelzen. Vom Herd nehmen und das Proteinpulver unterrühren.

Die Cheesecake-Kugeln aus dem Kühlschrank nehmen und in die Glasurflüssigkeit dippen (oder die Kugeln mit der Glasur beträufeln). Wieder zurück in den Kühlschrank stellen und Glasur 10 bis 15 Minuten hart werden lassen.

Whoopie Pies (cremegefüllte Küchlein)

Ergibt 4 Stück

Bei diesem amerikanischen Klassiker befindet sich die cremige Glasur zwischen zwei dunklen Schokoladenküchlein, wie bei einem Sandwich. Whoopie Pies sind halb Kuchen und halb Keks – und sehr köstlich! Verwenden Sie die Schokoladenglasur aus dem Rezept für die Geburtstags-Cupcakes (Seite 250), auch wenn Sie wahrscheinlich nicht die gesamte Menge benötigen.

- 75 g Maniokmehl
- 30 g Kokosmehl
- 2 EL Pfeilwurzelmehl
- 60 g ungesüßtes Kakaopulver
- 110 g Kokoszucker
- 2 TL Backpulver
- 2 TL Weinsteincreme
- 1 EL The Myers Way Gelatin (oder ähnliche Gelatine)
- 240 ml Vollfett-Kokosmilch
- 120 ml ungesüßtes Apfelmus
- 2 EL reiner Vanilleextrakt
- 2 TL Apfelessig
- 110 g Palmin soft
- Schokoladenglasur (Seite 250)

Den Backofen auf 175 °C vorheizen. Zwei Backbleche mit Backpapier auslegen.
In der Schüssel eines Elektromixers Maniokmehl, Kokosmehl, Pfeilwurzelmehl, Kakao, Zucker, Natron, Weinsteincreme und Gelatine bei niedriger Geschwindigkeit mischen.
In einer separaten Schüssel Kokosmilch, Apfelmus, Vanille und Apfelessig verquirlen. Die Flüssigkeit dann in die Rührschüssel mit den anderen Zutaten gießen und auf niedriger, dann hoher Stufe pürieren. Zwischendurch immer wieder die Masse von der Innenseite der Schüssel mit einem Teigspatel nach unten schieben. Wenn alles vermischt ist, Palmin soft dazugeben und noch einmal gut vermengen.
Mit angefeuchteten Händen acht etwa gleich große Kugeln aus der Teigmasse formen und auf die vorbereiteten Backbleche legen. Die Teigkugeln mit der Hand flach drücken. Etwa 10 Minuten backen, bis ein Zahnstocher, der in die Mitte eines Rundstücks eingesetzt wird, sauber herauskommt. Aus dem Ofen nehmen und abkühlen lassen.
Während die Küchlein im Ofen sind, die Glasurcreme vorbereiten. Auf 4 Rundstücke jeweils 1 bis 2 Esslöffel der Creme geben und dann mit einem anderen »Keks« belegen.

Fruchteis am Stiel

Ergibt 6 Stück

Sie brauchen Ihren Kindern gar nicht zu sagen, dass dieses Eis am Stiel so gesund ist. Das Eis ist so süß und cremig, dass sie gleich um ein zweites betteln werden. Einen besseren Nachtisch gibt es kaum. Wenn Sie weniger cremiges Eis bevorzugen, können Sie die Kokosmilch durch Kokoswasser oder gefiltertes Wasser ersetzen.

- 300 g gefrorene Erdbeeren
- 300 g gefrorene Mangos
- Insgesamt 1 Dose Vollfett-Kokosmilch

Erdbeeren und die Hälfte der Kokosmilch in einen Mixer geben und cremig mixen. In einen Messbecher gießen und beiseitestellen. Dann Mangos und restliche Kokosmilch in den Mixer geben und ebenfalls cremig mixen.

In Eis-am-Stiel-Formen oder kleinen Pappbechern abwechselnd Erdbeer- und Mangocreme einfüllen. Die Stiele bzw. Holzstäbchen einsetzen und Formen in den Gefrierschrank stellen. Mindestens 1 Stunde einfrieren, bis die Masse hart ist.

Eis-am-Stiel-Formen bzw. Becher unter warmes Wasser halten und das Eis herausnehmen.

Kürbiskuchen

Für 8 Personen

Wenn Sie jemand fragt, ob Sie vielleicht einen Kürbiskuchen zu einem Weihnachtsessen mitbringen mögen, dann können Sie jetzt sagen: »Aber ja, natürlich!« Der Teig besteht aus Kokos- und Pfeilwurzelmehl und die Füllung aus Bio-Kürbispüree, das das ganze Jahr über erhältlich ist. Zur Erinnerung: Kaufen Sie Kürbispüree und nicht eine Kürbiskuchenfüllung mit Zuckerzusatz. Nach dem Abkühlen den Kuchen mit Vanille-Zimt-Kokosnuss-Mousse (Seite 261) bestreichen.

Teig
- 120 g plus 2 EL Kokosmehl
- 3 EL Pfeilwurzelmehl plus etwas zum Bestäuben
- 180 ml Kokosöl
- 3 EL Ahornsirup

Füllung
- 400 g fertig gekauftes Bio-Kürbispüree (Dose/Glas)
- 360 ml vollfette Kokosmilch
- 170 g Kokoszucker
- 2 TL Pfeilwurzelmehl
- 2 TL reiner Vanilleextrakt
- ¾ TL gemahlener Zimt
- ½ TL gemahlene Muskatnuss
- ½ TL gemahlener Ingwer
- ¼ TL gemahlene Nelken
- 1 TL feines Meersalz

Für den Teig: Den Backofen auf 175 °C vorheizen. In einem Mixer die Teigzutaten auf niedriger Stufe mischen, bis eine Teigmasse entsteht. Den Teig zu einer Kugel formen, in Frischhaltefolie verpacken und 10 Minuten im Kühlschrank aufbewahren.

Während der Teig gekühlt wird, die Füllungszutaten in der Schüssel eines Mixers mit einem Schneebesenaufsatz gut verquirlen.

Den Teig aus dem Kühlschrank nehmen. Eine Arbeitsfläche mit etwas Pfeilwurzelmehl bestäuben. Den Teig ausrollen, damit er auf eine Glaskuchenplatte passt. Wenn sich Risse im Teig bilden, diese mit den Fingern wieder zusammenfügen. Schließlich den

Teig in das vorbereitete, eingefettete Kuchenblech legen und überstehenden Teig entfernen.

Etwa 5 Minuten backen, bis der Teig leicht gebräunt ist. Aus dem Backofen nehmen und die Temperatur auf 190 °C erhöhen. Die Füllung gleichmäßig auf dem vorgebackenen Teig verteilen. 45 bis 50 Minuten backen, bis die Füllung fest geworden ist. Aus dem Ofen nehmen und auf einem Gitter abkühlen lassen. In den Kühlschrank stellen und kalt servieren.

Bananensüßspeise

Für 12 Personen

Dieses Bananendessert ist kinderleicht zu machen und ein Favorit der Myers-Familie. Eine Bananenmasse wird mit einem süßen, knackigen und krümeligen Belag überzogen.

Füllung
- Insgesamt 720 ml vollfette Kokosmilch
- 1 EL reiner Vanilleextrakt
- 2 TL The Myers Way Gelatin (oder ähnliche Gelatine)
- 4 reife Bananen
- 1 EL Ahornsirup

Teig
- 30 g Erdmandelmehl
- 60 g Kokosmehl
- $1/8$ TL feines Meersalz
- ¼ TL Backpulver
- 1 TL gemahlener Zimt
- 60 ml Kokosöl
- 60 ml Honig
- 1 TL reiner Vanilleextrakt

Zur Herstellung der Füllung: In einem Topf 480 ml Kokosmilch und Vanille zum Kochen bringen. In einer separaten Schüssel die restliche Kokosmilch mit der Gelatine verrühren. Den Topf vom Herd nehmen und mit der Gelatinemischung verrühren. In eine Glasschüssel geben und bis zum Aushärten rund 3 Stunden kalt stellen.

Während die Masse fest wird, den Backofen auf 175 °C vorheizen. Ein Backblech mit Backpapier auslegen.

Für die Streusel: In einer Schüssel das Erdmandel- und Kokosmehl, Salz, Backpulver, Zimt, Kokosöl, Honig und Vanille miteinander vermengen, sodass die Mischung zusammenklebt. Diesen Teig in einer Dicke von etwa einem halben Zentimeter auf das vorbereitete Backblech drücken. Rund 15 Minuten backen, bis der Teig leicht gebräunt ist. Abkühlen lassen und dann zu Streuseln zerkrümeln.

Mit dem Pürierstab auf mittlerer Stufe zwei Bananen und Ahornsirup pürieren. Die Hälfte der Füllung zugeben und gut vermischen. Dann noch die restliche Füllung hinzufügen und gründlich zu einer cremigen Masse mischen.

Ein Drittel der Streusel gleichmäßig auf den Boden einer Auflaufform verteilen. Eine Banane in Scheiben schneiden und die Scheiben auf die Streusel legen. Die Hälfte der Masse darüber gießen. Dann nochmals drei Schichten Streusel-Banane-Masse darauf geben. Mit den restlichen Streuseln abdecken. Vor dem Servieren 30 Minuten lang kühl stellen.

Apfelauflauf (Apple Crisp)

Für 6 Personen

Dank der Erdmandeln müssen Sie sich bei Desserts nicht mehr einschränken. Auch Apple Crisp, ein weiterer Klassiker, kann mit Erdmandeln und Erdmandelmehl zubereitet werden. Erdmandeln überzeugen durch Präbiotika, die zuckerarm und für die Gesundheit des Darms wichtig sind. Sie haben gerade keine Äpfel zur Hand? Dann nehmen Sie stattdessen die gleiche Menge Birnen oder 300–400 g gemischte frische oder gefrorene Beeren.

Fruchtfüllung
- 4 mittelgroße Äpfel, zerkleinert
- 2 EL Erdmandelmehl
- Saft von ½ Zitrone
- ½ TL gemahlener Zimt
- ½ TL gemahlene Muskatnuss

Topping
- 200 g Erdmandeln, in dünne Scheiben geschnitten
- 170 g Kokoszucker
- 30 g Erdmandelmehl
- 4 EL Palmin soft
- 1 TL reiner Vanilleextrakt
- ½ TL gemahlener Zimt
- $1/8$ TL feines Meersalz

Den Backofen auf 190 °C vorheizen.

Zur Zubereitung der Füllung: In einer Schüssel Äpfel, Mehl, Zitronensaft, Zimt und Muskatnuss mischen. In eine Auflaufform geben.

Für das Topping: In einer separaten Schüssel mit einer Gabel die Erdmandelscheiben, den Zucker, das Erdmandelmehl, das Palmin, die Vanille, den Zimt und das Salz zu einem krümeligen Belag vermengen. Dieses Topping gleichmäßig über die Äpfel geben. Etwa 35 bis 40 Minuten backen, bis der Belag leicht gebräunt ist. Warm servieren.

Kokoscreme-Schoko-Mousse

Für 4 Personen

Ich habe so viele E-Mails von Lesern und Leserinnen von Die Autoimmun-Lösung *erhalten, die von diesem Dessert schwärmen, dass ich eine nur leicht abgewandelte Version auch in dieses Buch aufnehmen möchte. Bei der Zubereitung von traditioneller Schokoladenmousse müssen Eiweiß und –gelb getrennt und Schokolade geschmolzen werden. Für meine milchfreie Mousse benötigen Sie nur eine einzige Schüssel zum Mischen der Zutaten, sodass sie im Handumdrehen fertig ist.*

- 2 Dosen à 400 g Kokosmilch, über Nacht im Kühlschrank kalt stellen
- 2 EL ungesüßtes Kakaopulver
- 1 TL reiner Vanilleextrakt
- 10 bis 15 Tropfen flüssiger Stevia
- ½ TL gemahlener Zimt
- ¼ TL feines Meersalz
- Frische Beeren (optional)
- Ungesüßte Kokosflocken (optional)

Die oberste cremige Schicht der Kokosmilch abnehmen und in eine Schüssel geben, den wässrigen Teil in der Dose belassen.

Mit dem Schneebesen oder Pürierstab zur gewünschten Konsistenz aufschlagen. Eventuell vor dem Hinzugeben des Kakaopulvers etwas Kokossahne wegnehmen, um die Mousse vor dem Servieren damit zu garnieren.

Kakao, Vanille, Stevia, Zimt und Salz mit einem Löffel unterheben. Die Mischung in eine Servierschale geben und mit Beeren, Kokosflocken oder Kokossahne garnieren.

Vanille-Zimt-Mousse: Kakaopulver weglassen und stattdessen mehr Zimt nehmen (1 Teelöffel statt nur einem halben).

»Erdnussbutter«-Cups

Ergibt 12 Cups

Erdnussbutter-Cups waren als Kind meine Lieblingssüßigkeiten. Da meine Eltern aber sehr gesundheitsbewusst waren, durfte ich sie nur zu Ostern und Halloween essen. Diese gesündere Version können Sie unbedenklich auch öfter als zweimal im Jahr genießen. Sie sind schokoladig, nussig und unwiderstehlich. Und total einfach herzustellen.

- 120 g Kokosfett
- 120 g ungesüßtes Kakaopulver
- ½ TL Stevia
- 2 Messlöffel The Myers Way Collagen Protein (oder ähnliches Kollagenpulver)
- 60 g Erdmandelbutter (Seite 235) oder Kokosbutter (Seite 80)

Das Kokosfett in einem Topf schmelzen und Kakaopulver, Stevia und Kollagen unterrühren.

Eine Muffinform mit zwölf Einweg-Backförmchen (Muffinbecher) bestücken. In jeden Becher zuerst einen großen Löffel der Schokoladenmischung und dann 1 Teelöffel Erdmandel- oder Kokosbutter hineingeben. Mit dem Rest der Schokoladenmischung abdecken.

Abkühlen lassen, bis die Masse fest ist (etwa 30 Minuten).

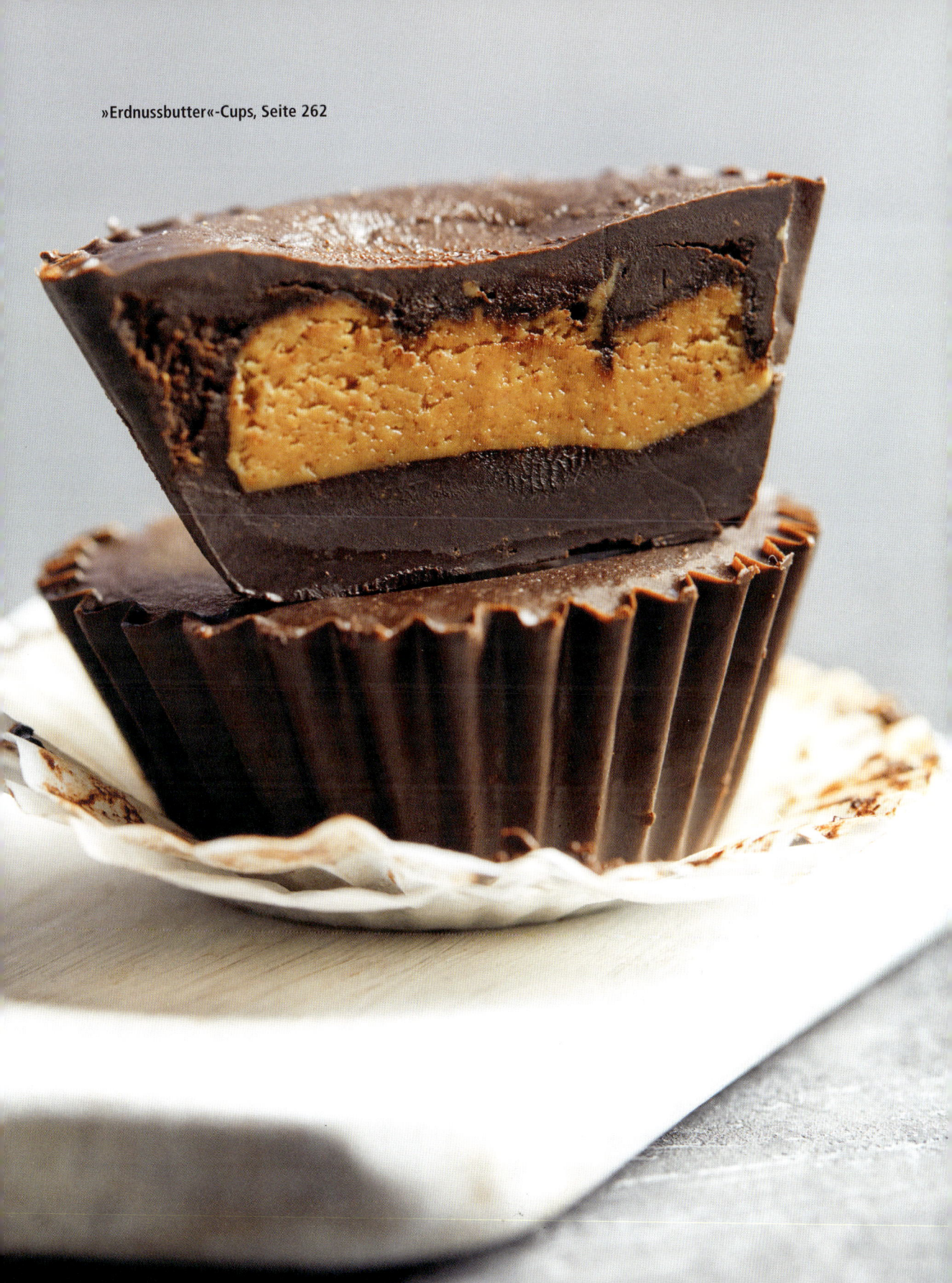

»Erdnussbutter«-Cups, Seite 262

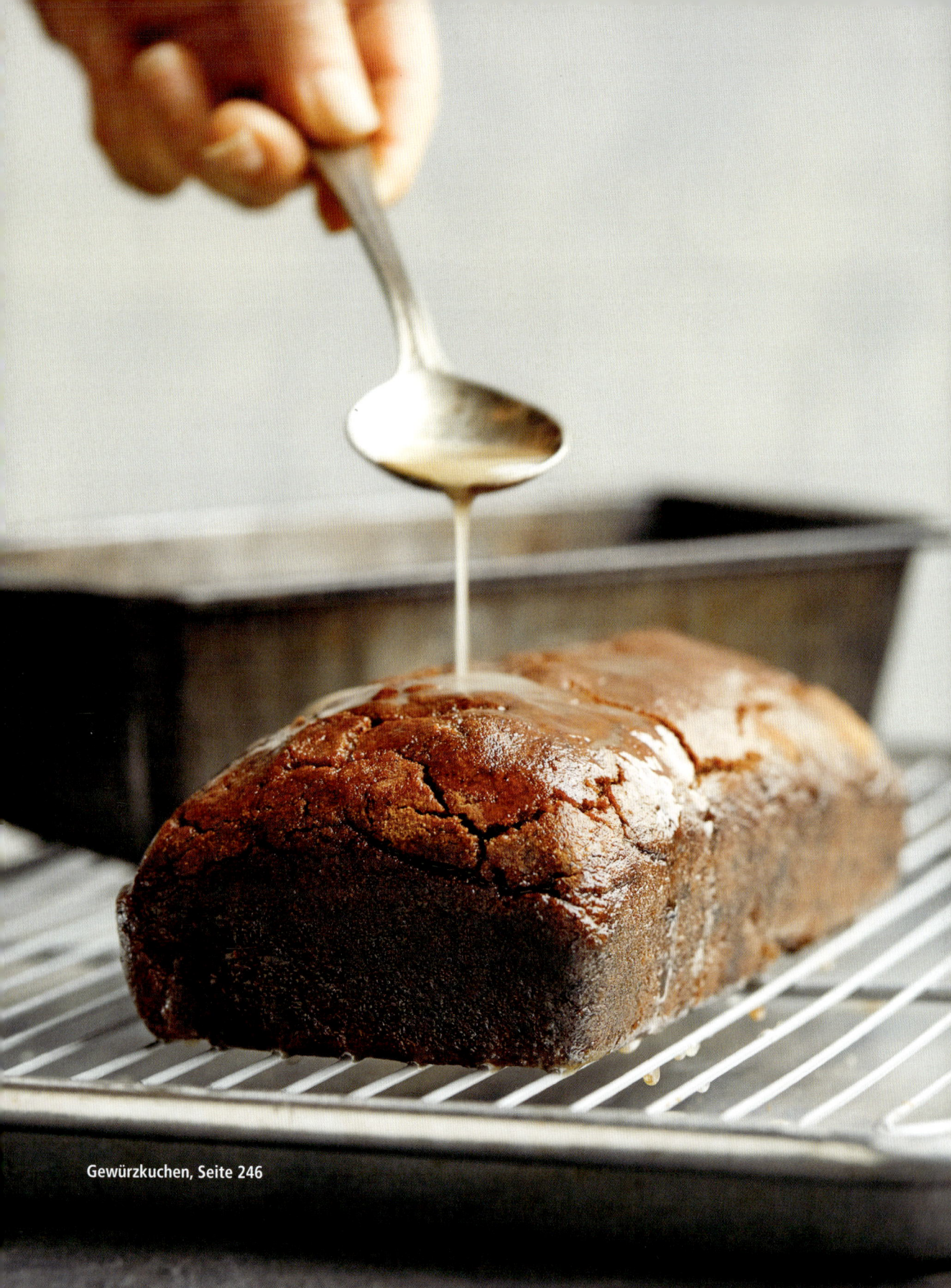

Gewürzkuchen, Seite 246

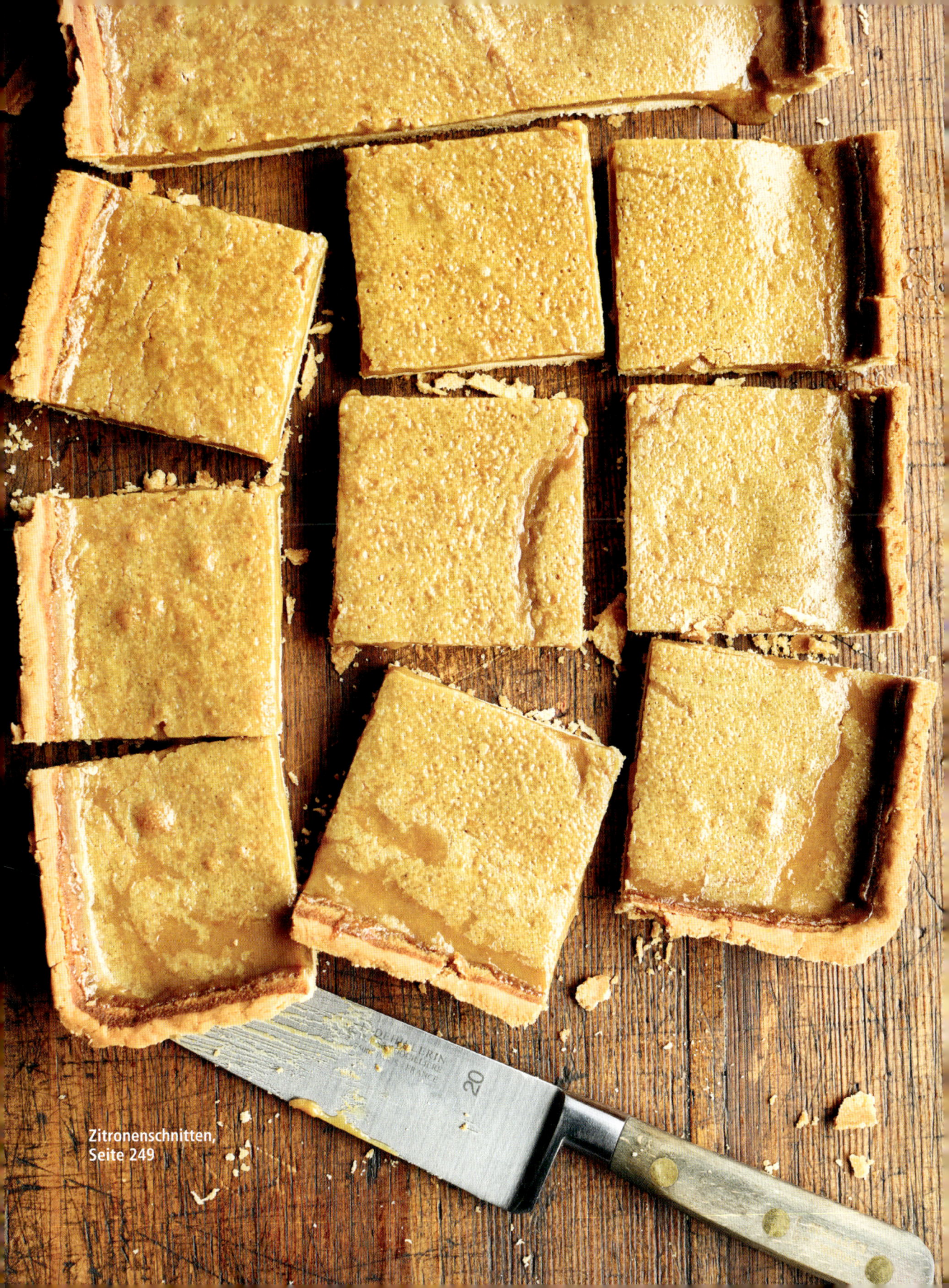

Zitronenschnitten,
Seite 249

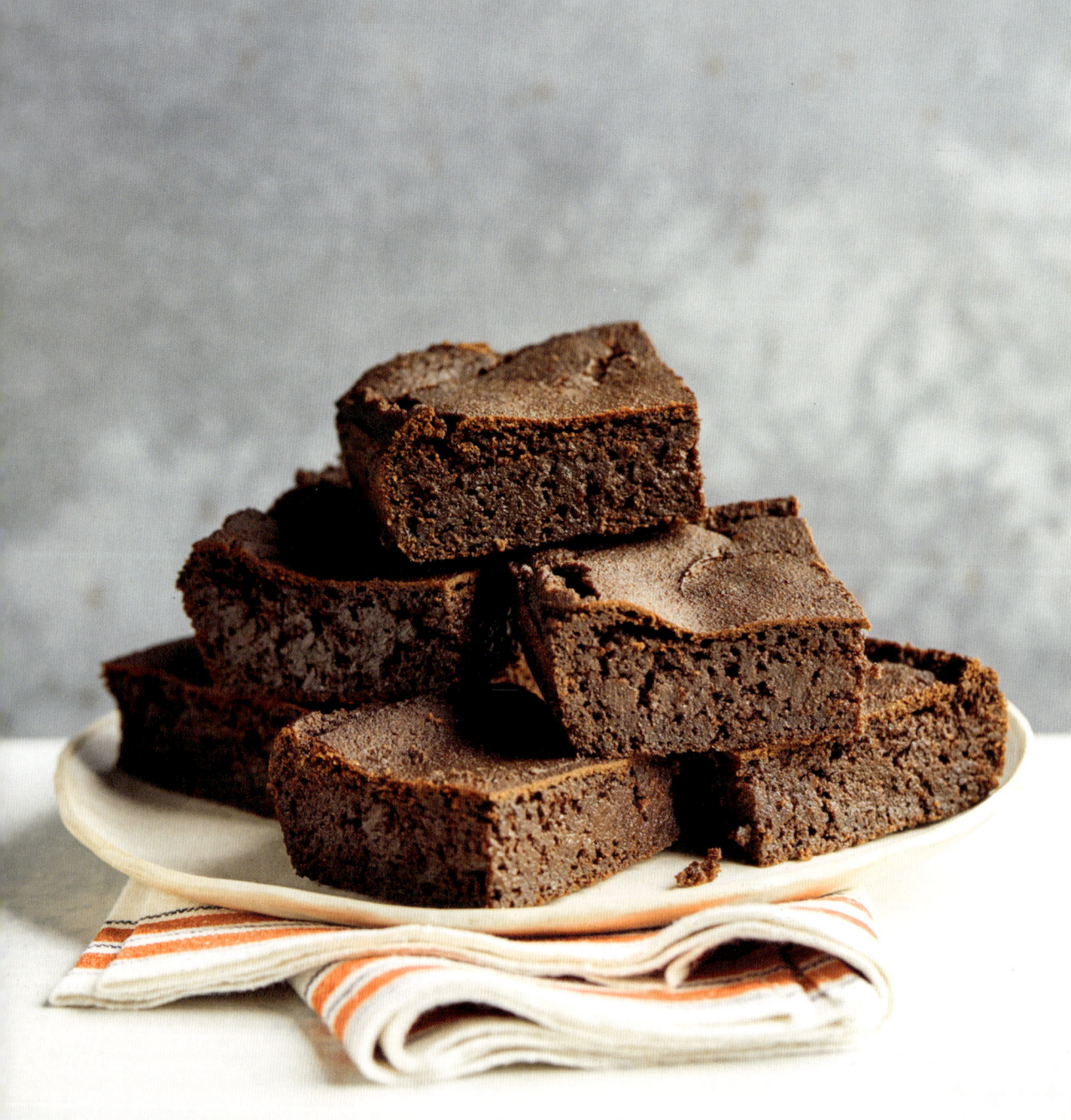

Cremige Brownies, Seite 248

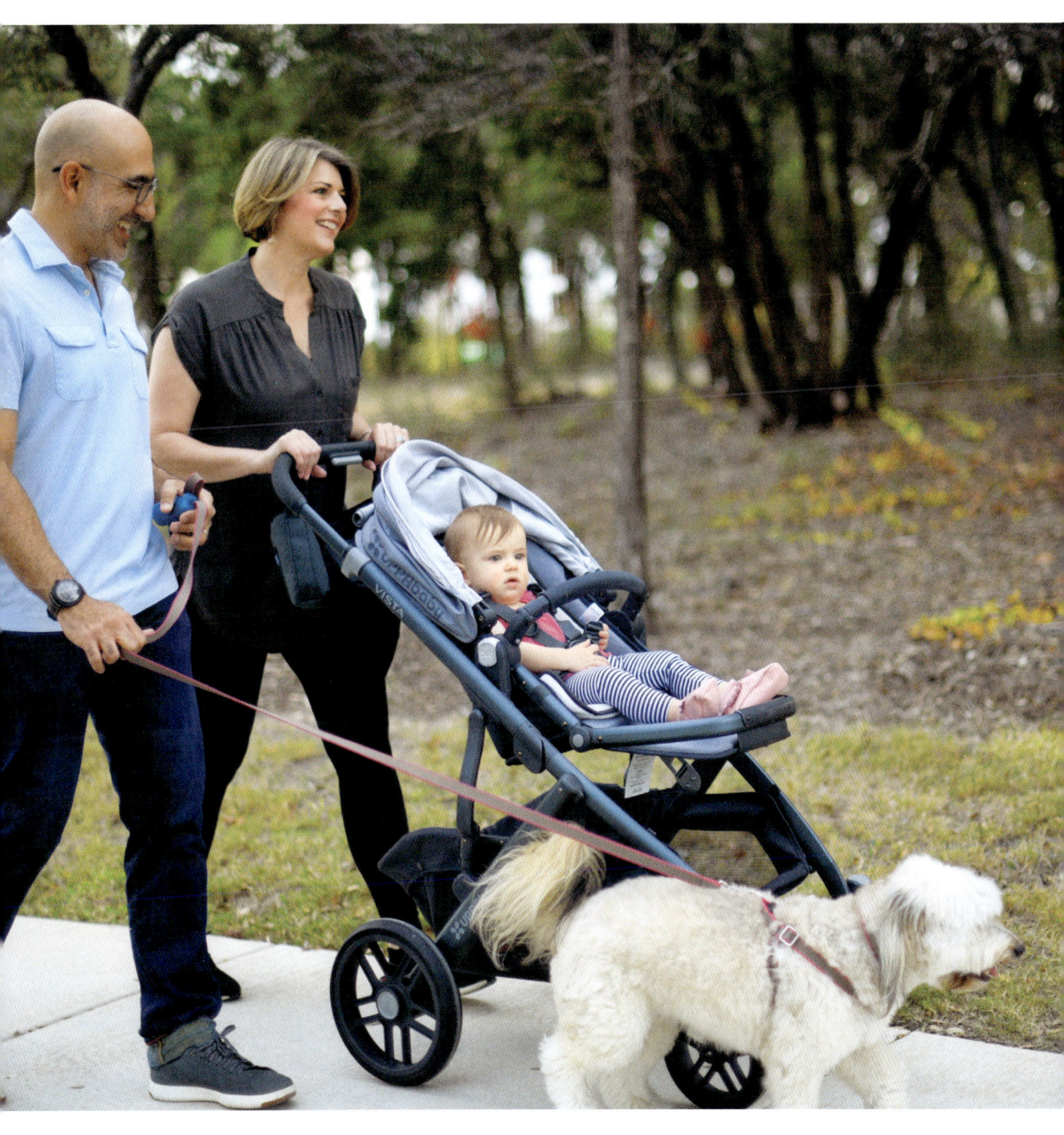

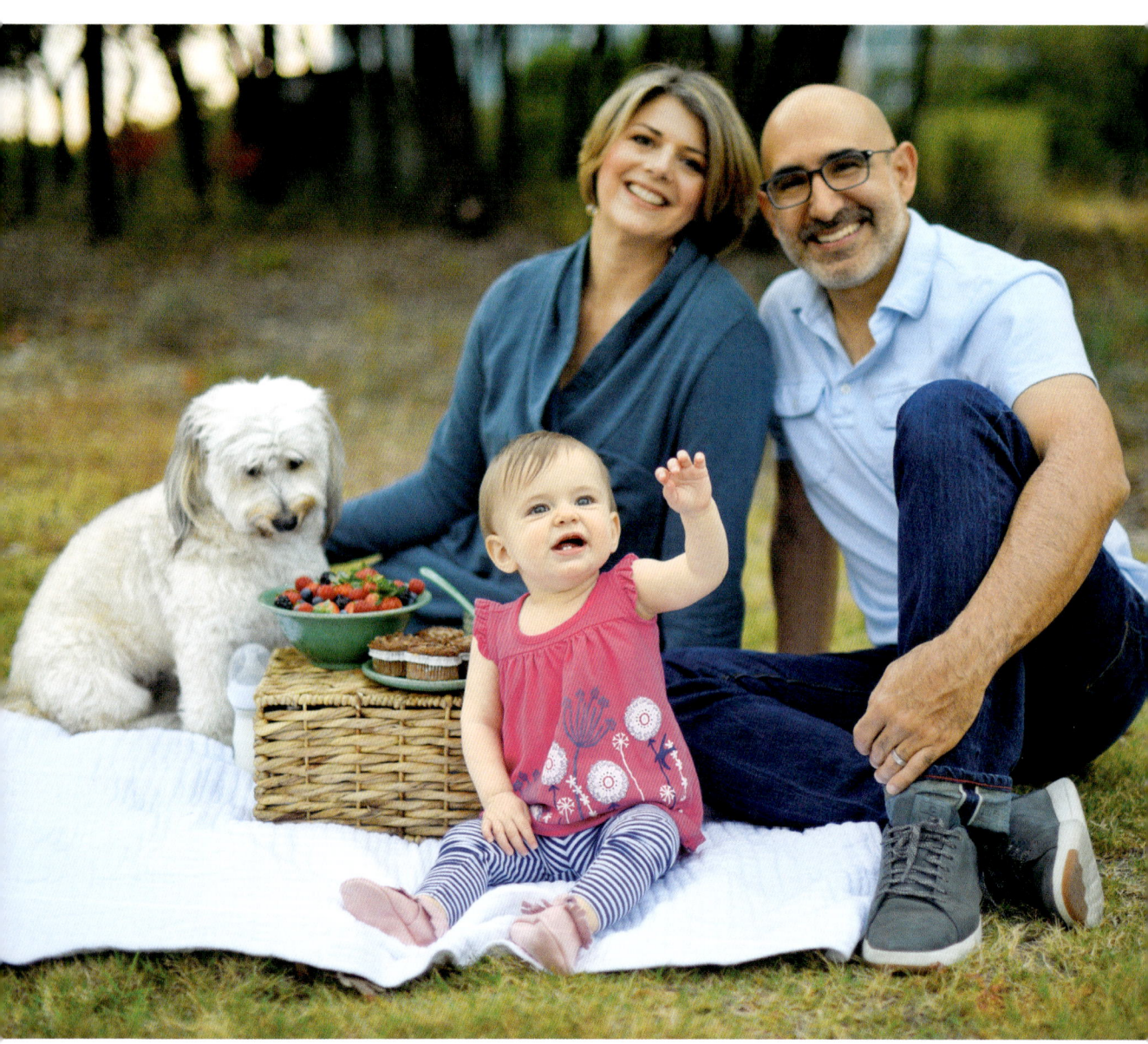

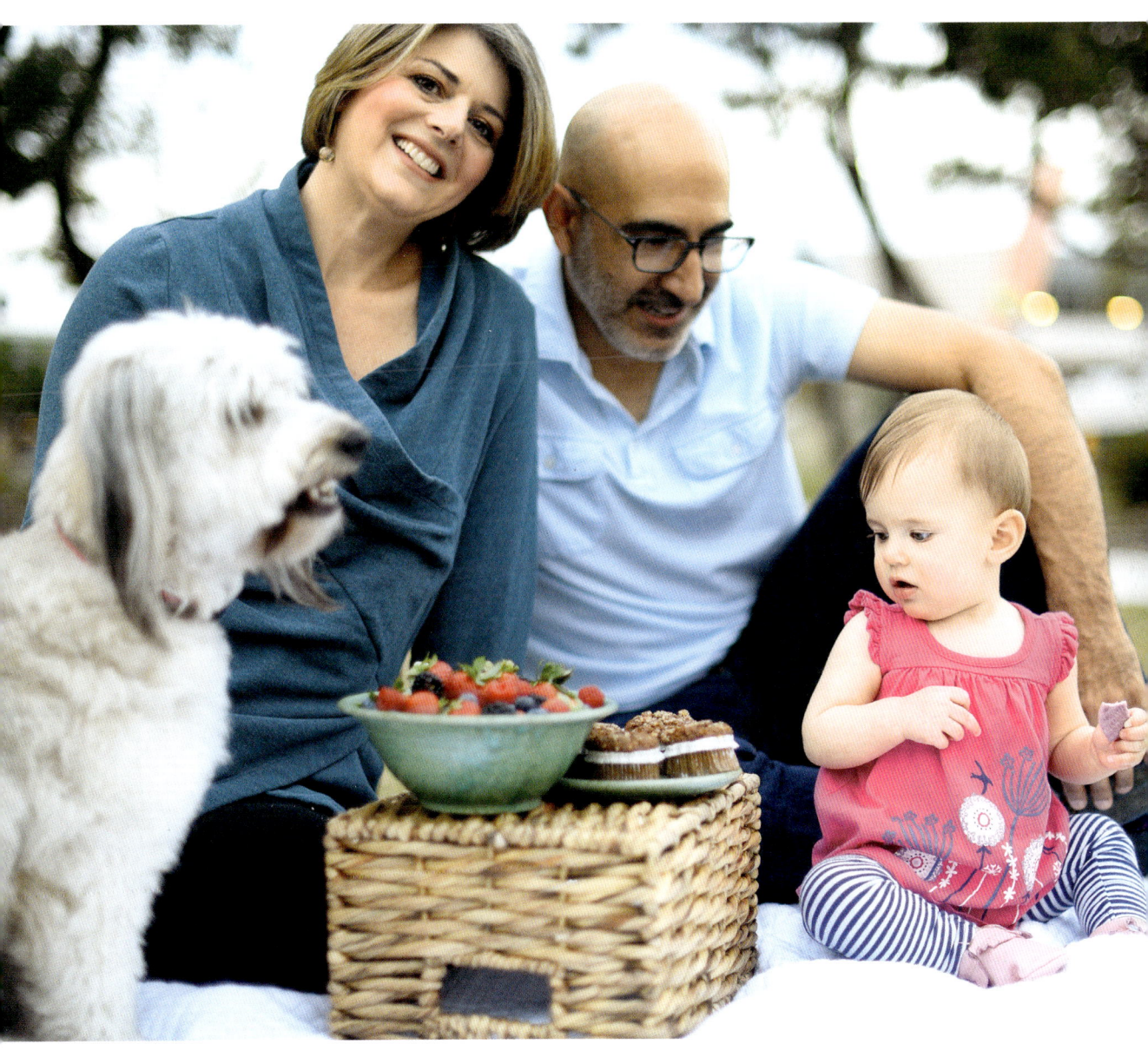

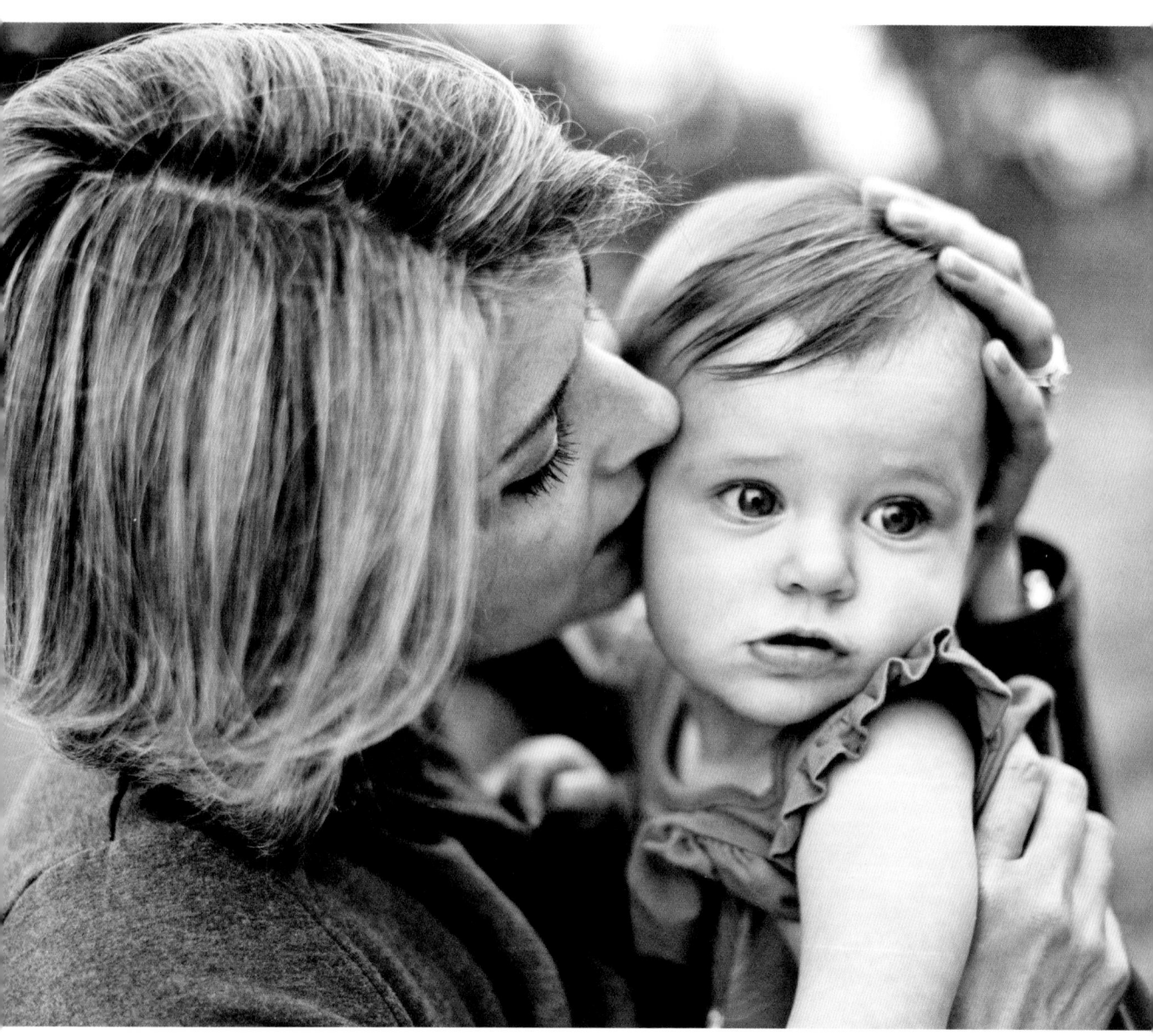

Ernährung bei spezifischen Krankheitsbildern

	Autoimmun-freundlich	Schilddrüsen-freundlich	Candida	DDFB*	Histaminarm**
GRUNDSTOCK					
Karamellisierte Zwiebeln	✓	✓	✓		
Blumenkohlreis	✓	✓	✓	✓	
Kokosbutter	✓	✓	✓	✓	
Kokosmilch	✓	✓	✓	✓	
Kokosjoghurt	✓	✓	✓	✓	
Heilende Brühe für den Darm	✓	✓	✓		
Gerösteter Knoblauch	✓	✓	✓		
FRÜHSTÜCK					
Acai-Smoothie	✓	✓			
SHS-Tacos	✓	✓	✓	✓	
Manioktortillas	✓	✓			✓
Kokosjoghurtparfaits	✓	✓			
Knuspermüsli mit Ahornsirup	✓	✓			
Kürbispfannkuchen	✓	✓			✓
Süßkartoffel-Bagels mit Räucherlachs	✓	✓	✓	✓	
Frühstücksfrikadellen	✓	✓	✓	✓	✓
Spaghettikürbispuffer	✓	✓	✓	✓	✓
Süßkartoffel-Speck-Haschee mit Avocadocreme	✓	✓	✓	✓	
Süßkartoffelbrötchen	✓	✓			✓
Erdmandelflocken	✓	✓			
Erdmandelwaffeln	✓	✓			✓

* Wenn Sie an Dünndarmfehlbesiedlung (DDFB/SIBO) leiden und empfindlich auf Knoblauch und/oder Zwiebeln reagieren, lassen Sie beides einfach weg. Die jeweiligen Rezepte funktionieren auch ohne diese Zutaten.
** Siehe »Hinweis zum Thema Histamin-Intoleranz« auf Seite 269.

Rezept					
Haschee aus Putenhackfleisch und Butternusskürbis	✓	✓	✓	✓	✓
Zucchini-Muffins	✓	✓			

SMOOTHIES, SÄFTE UND ANDERE GETRÄNKE

Rezept					
Agua Fresca	✓	✓			
Alkoholfreier Moscow Mule	✓	✓			
Chai-Smoothie	✓	✓	✓	✓	
Chai Tea Latte (verbessert)	✓	✓			✓
Kirschsmoothie Sunrise	✓	✓			✓
Klassischer grüner Entgiftungssaft	✓				
Cremige heiße Schokolade	✓	✓	✓	✓	
Schokoladen-Kirschen-Smoothie	✓	✓	✓	✓	
Freie-Radikale-Fänger	✓	✓			
Französischer Vanille-Kaffeeweißer	✓	✓	✓	✓	✓
Lebkuchensmoothie	✓	✓			
Goldene Milch	✓	✓	✓	✓	✓
Darmheilungs-Kollagentee	✓	✓	✓	✓	
Smoothie mit Grünkohl, Minze und Zitronengras	✓		✓	✓	
Kühner grüner Smoothie	✓	✓	✓	✓	
Minz-Schokoladensplitter-Smoothie	✓	✓	✓	✓	
Grüner Margarita-Saft	✓	✓			
Heiße Pfefferminzschokolade	✓	✓	✓	✓	
Kürbiskuchensmoothie	✓	✓	✓	✓	
Kürbisgewürz-Milchkaffee (Pumpkin Spice Latte)	✓	✓			✓
Violette Perfektion	✓	✓			
Rosmarin-Zitrone-Schorle	✓	✓	✓	✓	
Sangria	✓	✓			
Ein Spritzer Sonnenschein	✓	✓			
Erdbeer-Cheesecake-Smoothie	✓	✓	✓	✓	
Erdbeer-Mojito	✓	✓	✓	✓	

Rezept	1	2	3	4	5
Grüner Tropensmoothie	✓	✓			
Beerensmoothie	✓	✓	✓	✓	✓

SUPPEN UND SALATE

Rezept	1	2	3	4	5
Aprikosen-Hühnerfleisch-Salat	✓	✓			
Rosenkohl-Rotkohl-Salat	✓				
Butternusskürbis-Salbei-Suppe	✓	✓	✓	✓	
Sämige Blumenkohlsuppe	✓	✓	✓	✓	
Hühner-»Nudel«-Suppe	✓	✓	✓	✓	
Hühner-Tortilla-Suppe	✓	✓	✓	✓	
Cremige Zucchini-Basilikum-Suppe	✓	✓	✓	✓	
Gurken-Meeresalgen-Salat	✓	✓			
Currykarottensuppe	✓	✓	✓	✓	
»Kartoffel«-Salat mit Kräutern	✓	✓	✓	✓	
Mardi-Gras-Salat	✓	✓	✓	✓	✓
Gemüsesuppe	✓	✓	✓	✓	
Würziger Krautsalat	✓				
Thailändische Fleischklößchensuppe	✓	✓			
Tropischer Nicaragua-Salat	✓	✓			
Wintersalat mit Ahornsirup-Vinaigrette	✓			✓	

HAUPTSPEISEN

Rezept	1	2	3	4	5
Schweinekoteletts mit Apfelfüllung und Ahornsirupglasur	✓	✓		✓	
Gebackene Hähnchenbrust mit Süßkartoffeln und Zitronen-Rosmarin-Sauce	✓	✓	✓	✓	
Bison-Chili	✓	✓	✓	✓	
Geschmorte Schweinerippchen	✓	✓		✓	
Carolina Pulled Pork (Zupfbraten)	✓	✓	✓	✓	

Gericht					
Hähnchen-Burritos	✓	✓	✓	✓	✓
Chicken Nuggets	✓	✓	✓	✓	✓
Phat Thai mit Hühnerfleisch	✓	✓			
Hähnchenbrust-Rollatini mit Speck und Pesto	✓	✓	✓	✓	
Lammfleischspieße mit Chimichurri	✓	✓	✓	✓	
Kokosgarnelen	✓	✓			
Ihre eigene Kokoscurry-Kreation	✓	✓	✓	✓	✓
Heilbutt-Piccata	✓	✓	✓	✓	
Gebratenes Hähnchen mit Kräutern	✓	✓	✓	✓	✓
Mit Honig und Ingwer glasierter Lachs	✓	✓		✓	
Glasierte Lammkoteletts	✓	✓			
Lammfleischbällchen in Salatwickeln	✓	✓	✓	✓	
Fleischbällchen	✓	✓	✓	✓	✓
Mississippi Roast (Rinderbraten)	✓	✓	✓	✓	
Pilze-Spargel-Blumenkohlreis-Risotto	✓	✓			
Daddys Burger	✓	✓	✓	✓	✓
Pesto-Pizza	✓	✓			
Schweinefilets mit Senfsauce	✓	✓	✓	✓	
Schüsselpastete mit Putenhackfleisch	✓	✓	✓	✓	
Gebratener Reis mit Gemüse	✓	✓			
Asiatisches Flankensteak	✓	✓			
BEILAGEN					
Speckumhüllter Spargel	✓	✓	✓	✓	
Brokkolini mit Knoblauch und Zitrone	✓	✓	✓	✓	
Safran-Blumenkohlreis	✓	✓	✓	✓	
Cremiges Gemüse »Alfredo«	✓	✓	✓	✓	✓

Gegrillter Pak Choi (Chinesischer Senfkohl)	✓	✓			
Gefüllte Ofensüßkartoffeln	✓	✓	✓	✓	✓
Püree aus Blumenkohl und Rüben	✓	✓	✓	✓	✓
Gerösteter Rosenkohl mit Speck	✓	✓			✓
Ofengemüse	✓	✓	✓	✓	✓
Pfannkuchen mit Wurzelgemüse	✓	✓	✓	✓	✓
Pommes frites aus Süßkartoffeln	✓	✓	✓	✓	✓
Grünes Blattgemüse mit Speck	✓	✓	✓	✓	
Zucchininudeln mit Spinat-Grünkohl-Pesto	✓	✓	✓	✓	

SALATDRESSINGS, SAUCEN UND WÜRZMITTEL

Aïoli	✓	✓	✓	✓	
Apfel-Zimt-Kompott	✓	✓			
Bettys Italian Dressing	✓	✓		✓	
Brombeervinaigrette	✓	✓			
Heidelbeer-Zitronen-Kompott	✓	✓			
Karamellisiertes Bananenkompott	✓	✓			
Kirsch-Grillsauce	✓	✓			
Das Dressing der grünen Göttin	✓	✓	✓	✓	
Kräutervinaigrette	✓	✓	✓	✓	
Ketchup	✓	✓	✓	✓	
Mango-Avocado-Salsa	✓	✓			
Fleischmarinade	✓	✓			
Tomatensauce ohne Tomaten	✓	✓	✓	✓	
»Erdnuss«-Sauce	✓	✓			
Ranch-Dressing	✓	✓			
Spinat-Grünkohl-Pesto	✓	✓		✓	
Tapenade	✓	✓	✓	✓	

Tsatsiki	✓	✓	✓	✓	
Marinade für asiatisches Flankensteak	✓	✓			
SNACKS					
Trockenfleisch	✓	✓	✓	✓	
Hähnchenfleisch-Satay mit »Erdnuss«-Sauce	✓	✓			
Kokosnuss-Kollagen-Energiehappen	✓	✓	✓	✓	✓
Fünf-Gemüse-Guacamole	✓	✓	✓	✓	✓
Fruchtsnacks	✓	✓	✓	✓	
Kochbananenchips	✓	✓	✓	✓	✓
Wurzelgemüsechips	✓	✓	✓	✓	✓
Rosmarin-Salz-Cracker	✓	✓			✓
Steckrübenhummus	✓	✓	✓	✓	✓
Spinat-Artischocken-Dip	✓	✓	✓	✓	
Süß-salziges Studentenfutter	✓	✓			
Erdmandelbutter	✓	✓			✓
Sushi mit Garnelen aus Wildfang	✓	✓	✓	✓	
DESSERTS					
Annes wunderbare Zimt-Rosinen-Cookies	✓	✓		✓	
Apfelauflauf (Apple Crisp)	✓	✓			
Bananensüßspeise	✓	✓			
Geburtstags-Cupcakes	✓	✓			✓
Whoopie Pies (cremegefüllte Küchlein)	✓	✓			
Kokoscreme-Schoko-Mousse	✓	✓	✓	✓	✓
Fruchteis am Stiel	✓	✓	✓	✓	
Dunkle Schokoladenrinde	✓	✓	✓	✓	
Brownies mit cremiger Füllung	✓	✓			
Gewürzkuchen	✓	✓			

Zitronenschnitten	✓	✓		
»Erdnussbutter«-Cups	✓	✓	✓	✓
Kürbiskuchen	✓	✓		
Himbeer-Cheesecake-Energiekugeln	✓	✓		

HINWEIS ZUM THEMA HISTAMININTOLERANZ

Die Symptome einer Histaminunverträglichkeit sind unspezifisch und äußerst vielfältig. Lebensmittel enthalten unterschiedlich viel Histamin. Zu den besonders stark histaminhaltigen Nahrungsmitteln gehören:

- Apfelessig
- Avocado
- Speck
- Bananen
- Knochenbrühe
- Zitrusfrüchte
- Kakao
- Kokos Aminos
- Trockenfrüchte
- Fischsauce
- Oliven
- Schalentiere
- Spinat
- Erdbeeren

Einige der Rezepte, die oben als »histaminarm« ausgewiesen sind, enthalten möglicherweise solche Nahrungsmittel, können aber problemlos auch ohne diese Zutaten zubereitet werden. Lassen Sie sie gegebenenfalls einfach weg!

Oftmals ist eine Dünndarmfehlbesiedlung (DDFB/SIBO) eine Grundursache für eine Histaminintoleranz. Um festzustellen, ob Sie an DDFB leiden, machen Sie meinen Test unter amymd.io/quiz.

12

Reinigungs- und Körperpflegemittel

Wussten Sie, dass Ihre Pflegeprodukte und Haushaltsreiniger wahrscheinlich Chemikalien enthalten, die Ihr Immunsystem beeinträchtigen?

Mehr als achtzigtausend chemische Stoffe sind in den USA im Einsatz, und die überwiegende Mehrheit wurde nicht auf Sicherheit getestet. Darüber hinaus enthalten die meisten Produkte eine Reihe von toxischen Chemikalien, die noch nicht einmal isoliert auf Sicherheit getestet wurden, geschweige denn in Kombination mit anderen.

Die Kosmetikindustrie hat eine besonders hässliche Seite, da alle kosmetischen Inhaltsstoffe von der Cosmetic Ingredient Review (CIR), einem von der Industrie eingesetzten und finanzierten Gremium, auf ihre Sicherheit überprüft werden, und nicht von einer unabhängigen Behörde wie der Food and Drug Administration (FDA).

Da das Einschränken von Toxinen die dritte Säule der Myers-Methode ist, will ich Ihnen in diesem Kapitel aufzeigen, wie Sie Ihre eigenen schadstofffreien Körperpflege- und Reinigungsprodukte herstellen können. Das geht im Grunde ganz einfach und ist noch dazu viel kostengünstiger, als wenn Sie solche Produkte im Laden kaufen. Sie können also sowohl Ihre Gesundheit (und die Ihrer Familie) als auch Ihren Geldbeutel schonen.

Für das, was Sie nicht selbst herstellen können oder wollen, sollten Sie sich an Produkte halten, die als »Naturkosmetik«, besser noch »kontrollierte Naturkosmetik« deklariert sind. Sie können dann sicher sein, dass gefährliche Inhaltsstoffe wie PEG, Silikone, Paraffine und Ähnliches darin nicht enthalten sind.

Es ist sehr wichtig, dass Sie im Rahmen der Myers-Methode auf ungiftige Produkte umsteigen, denn Toxine schaden Ihrem Immunsystem und Ihrer allgemeinen Gesundheit.

REZEPTE FÜR KÖRPERPFLEGEMITTEL

Stressabbauendes Lavendel Spa Badesalz

Ergibt etwa 220 g

Stressabbau ist die vierte Säule der Myers-Methode, und mit diesem Badesalz ist das ganz einfach! Es ist einfach herzustellen und kostet kein halbes Vermögen wie viele der in Parfümerien erhältlichen Badesalze. Ich lasse mir fast jeden Abend ein heißes Bad mit diesem Salz ein und fühle mich hinterher wie neugeboren. Probieren Sie als Zutat auch andere entspannende ätherische Öle aus, Ihrer Experimentierlust sind keine Grenzen gesetzt.

- 180 g Bittersalz
- 40 g Backpulver
- 1 EL grobes Meersalz
- 10 Tropfen Bio-Lavendelöl

Alle Zutaten in einem verschließbaren Glasbehälter mit einem Löffel vermischen. Dann Deckel schließen und gut schütteln. Etwa ein Fünftel der Mischung ins Badewasser hinzugeben.

Natürliches Deo mit Zitronengrasduft

Ergibt etwa 120 ml

Dieses fabelhaft duftende und wirksame Deodorant leistet mir in den heißen texanischen Sommern gute Dienste. Das natürliche Deo tut Ihrem Körper und Ihrem Geldbeutel gut.

- 40 g Backpulver
- 30 g Pfeilwurzelstärke
- 6 EL Kokosöl
- Ätherisches Zitronengrasöl oder ein anderes ätherisches Öl Ihrer Wahl (optional)

Backpulver und Pfeilwurzelstärke in einer Schüssel mischen. Kokosöl hinzufügen und alles mit einer Gabel zu einer cremeartigen Masse vermischen. Ein paar Tropfen ätherische Öle hinzugeben. Zur einfachen Handhabung in einem kleinen Glasgefäß aufbewahren. Das Deo mit zwei Fingerspitzen in den Achselhöhlen auftragen.

Zahnpasta

Ergibt etwa 180 ml

Sie werden nicht glauben, wie glatt und sauber sich Ihre Zähne anfühlen, wenn Sie diese natürliche und schadstofffreie Zahnpasta verwenden. Sie können sie als Pulver oder Paste herstellen.

- 80 g Backpulver (Natron)
- 1 TL feines Meersalz
- Wasserstoffperoxid, 3 Prozent
- Gefiltertes Wasser
- 1 EL Kokosöl (optional)
- 2–6 Tropfen ätherisches Pfefferminzöl (optional)

In einem Glasgefäß Backpulver und Meersalz und in einer separaten dunklen Glasflasche 1 Teil Wasserstoffperoxid und 1 Teil gefiltertes Wasser mischen. Die Zahnbürste zuerst in die Wasserstoffperoxid-Wasser-Mischung und dann in die Natron-Salz-Mischung tauchen und Zähne putzen.

Zur Herstellung einer Paste Kokosöl und ätherisches Öl mit der Natron-Salz-Mischung verrühren.

REZEPTE FÜR HAUSHALTSREINIGER

Allzweckreiniger

Ergibt etwa 0,6 l

Wir verwenden in unserem Haus nur selbst gemachte Reinigungsmittel. Sie sind frei von giftigen Chemikalien und entfernen auch den härtesten Schmutz.

- 500 ml gefiltertes Wasser
- 80 ml flüssige Olivenölseife
- 10 Tropfen ätherisches Öl Ihrer Wahl, z. B. Zitronen-, Teebaum- oder Pfefferminzöl

Alle Zutaten in einer entsprechend großen Sprühflasche aus Glas vermischen. Vor Gebrauch gut schütteln.

Badreiniger

Ergibt etwa 0,6 l

Dieses leicht zu handhabende Scheuermittel bringt die gleichen Ergebnisse wie die Produkte, die Sie im Laden kaufen können – und das ohne schädliche Chemikalien.

- 160 g Backpulver (Natron)
- 10 Tropfen ätherisches Öl Ihrer Wahl, z. B. Zitronen-, Teebaum- oder Pfefferminzöl
- 80 ml flüssige Olivenölseife
- 500 ml gefiltertes Wasser

In einem Glasbehälter Backpulver und ätherisches Öl mischen. In einer Sprühflasche die Flüssigseife und das Wasser mischen. Zum Gebrauch die Natronmischung auf die zu reinigende Oberfläche geben, dann die Seifenmischung auf die Oberfläche sprühen und mit einer Bürste oder einem Schwamm schrubben.

Glasreiniger

Ergibt etwa 0,6 l

Mit diesem selbst gemachten Reinigungsmittel bekommen Sie Glastische, Spiegel und Fenster streifenfrei sauber.

- 500 ml gefiltertes Wasser
- 2 EL Weißweinessig
- 2 EL Franzbranntwein (Reinigungsalkohol)
- 5 Tropfen ätherisches Pfefferminzöl

Alle Zutaten in einer Sprühflasche aus Glas vermischen. Vor Gebrauch gut schütteln. Kurz aufsprühen, nachwischen und schon ist das Glas wieder blitzblank.

Teil IV

Die Myers-Methode als Lebensstil

13

Die ganze Familie an Bord holen

In meiner Kindheit gab es bei uns zu Hause nur Vollwertnahrung zu essen. Wir kauften im lokalen Naturkostladen ein (das war lange bevor es Bio-Supermärkte gab), hatten einen Garten, züchteten Sprossen und stellten unseren eigenen Joghurt her. Meine Mutter brachte mir bei, wie man backt, und mein Vater, wie man kocht. Ich lernte damals bereits vieles über die Nährstoffe im Essen und dass es wichtig ist, sich bewusst zu sein, was man isst. Ich habe dieses Buch meinen Eltern gewidmet, weil sie mir die Bedeutung nahrhaften Essens und echter Vollwertkost nahegebracht haben. Obwohl sich später herausstellen sollte, dass die vegetarische Ernährung aus Getreiden, Hülsenfrüchten und Milchprodukten wegen meiner Neigung zur Autoimmunität letztendlich gar nicht gut für mich war, werde ich meinen Eltern immer dankbar sein, dass sie mir Wissen zum Thema Ernährung vermittelten, über das sonst keiner meiner gleichaltrigen Freunde verfügte und das auch heute noch vielen Kindern abgeht.

Für Sie (und für Ihre Familien und Freunde!) wünsche ich mir, dass Sie die Nahrung als ein Werkzeug zur Heilung betrachten und informierte Entscheidungen treffen, wenn es um Ihre Ernährung geht, damit Sie Ihre Gesundheit wiedererlangen und gesund bleiben können. Meine Vorschläge, wie Sie die Myers-Methode in Ihr Leben integrieren können, unterscheidet sich ein wenig von dem, was Sie vielleicht in anderen Kochbüchern oder Diätbüchern gelesen haben. Ich rate Ihnen nicht, sich »auch mal etwas zu gönnen« oder sich am Geburtstag mit einem klebrigen, glutenhaltigen Cupcake »verwöhnen« zu lassen. *Die Myers-Methode ist keine Diät. Sie ist eine Lebensweise.* Dies ist ein wichtiger Unterschied, denn Autoimmunerkrankungen beeinflussen unser kurz- und langfristiges Wohlbefinden. In meinem Buch finden Sie kein Gewichtsabnahme-Programm, bei dem ein Ausnahmetag ab und zu in Ordnung ist, weil er keine weiteren Folgen hat, als dass die Pfunde ein klein wenig langsamer purzeln. Sobald Autoimmunitätssymptome festgestellt werden, ist es wichtig, die Ursache zu finden und die Lösung zu leben, um an das gesunde Ende des Autoimmunspektrums zu gelangen und dort zu bleiben.

Wenn Sie dieses Buch in Händen halten, ist die Wahrscheinlichkeit groß, dass Sie eine Frau sind. Frauen sind dreimal häufiger als Männer von einer Autoimmunerkrankung betroffen, und in vielen Fällen entwickelt sich die Krankheit während oder nach einer Schwangerschaft. Als Familienfrau sind Sie es gewohnt, die eigenen Bedürfnisse zugunsten anderer zurückzustellen – zugunsten der Kinder, des Partners, der Eltern. Ich selbst bin Mutter, Frau, Ärztin und Geschäftsinhaberin, ich weiß, wovon ich rede! Aber ich möchte, dass Sie Folgendes verinnerlichen: Dies ist der Moment, in dem Sie *sich selbst in den Vordergrund stellen* müssen. Denken Sie daran, Ihre Familie hat am meisten von Ihnen, wenn Sie gesund und glücklich sind. Indem Sie sich für *Ihre* Gesundheit einsetzen, unterstützen Sie auch die Menschen in Ihrer Umgebung. Und am einfachsten ist dieser Weg, wenn Sie Ihre Familie mit an Bord holen.

Die Familie dazu bringen, nahrhafte Lebensmittel zu schätzen

Erklären Sie Ihrer Familie, dass Sie Ihre Ernährungsweise ändern werden und dass Sie in Zukunft köstliche, vollwertige Lebensmittel auf den Tisch bringen, die allen guttun werden. Sie müssen es gar nicht zum Thema machen, dass bestimmte Lebensmittel wegfallen. Betonen Sie vielmehr, wie Ihnen die Gesundheit und das Wohlbefinden aller am Herzen liegen. Anfangs werden Ihre Familienmitglieder vielleicht nur aus Solidarität mit Ihnen bereitwillig mitmachen, aber sobald sie dann die positiven Veränderungen bemerken, die sich durch die Ernährung nach der Myers-Methode einstellen, werden sie ganz von selbst dabei bleiben. Frauen sagen mir oft, dass ihr Partner schlanker geworden ist, wieder klarer denken kann und mehr Energie hat als früher. Und dass ihre Kinder in der Schule konzentrierter sind und weniger emotionale Ausbrüche und verhaltensbedingte Probleme haben – alles als Folge des Myers-Lebensstils.

Eine Umstellung der Ernährung am Familienesstisch ist mit kleineren Kindern meist einfacher durchzuführen als mit solchen im Teenageralter. Ich bin meinen Eltern auch deshalb dankbar, weil ich, als ich schließlich herausfand, welche Ernährung für mich mit meiner Autoimmunerkrankung wirklich gut ist, keinen plötzlichen Wechsel von industriellen Fertignahrungsmitteln zu frischem Gemüse vollziehen musste, sondern ja immer schon Gemüse gegessen hatte und nun einfach Getreide durch mageres Weidefleisch ersetzte.

Jetzt bin ich in der glücklichen Position, meiner eigenen Tochter die gleiche Wertschätzung für die Ernährung vermitteln zu können. Ich koche nur Mahlzeiten nach der Myers-Methode für meine Familie, und Xavier und Elle, die beide keine Autoimmunerkrankungen haben, lieben jeden Bissen. Statt Reis war Elles erste feste Nahrung eine Bio-Avocado, und bisher hatte ihr kleiner Körper noch überhaupt nie Kontakt mit Gluten oder Kuhmilch. Elle wurde in den ersten zehn Monaten gestillt und trinkt jetzt Kamelmilch und isst Fleisch von Weidetieren sowie Bio-Gemüse und -Obst. Sie hat keine Probleme mit dem Immunsystem, und wenn ich ihr weiterhin diese Art der Ernährung angedeihen lasse, wird dies mit großer Wahrscheinlichkeit auch so bleiben. Elle wächst und gedeiht, und wir essen jeden Abend als Familie zusammen und genießen viele der Rezepte, die ich in diesem Buch zusammengetragen habe.

Denken Sie daran, dass es bei der Myers-Methode nicht um Entbehrungen geht. Im Gegenteil, der Genuss hat eine hohe Priorität. Sie werden köstliche, geschmackvolle Lebensmittel genießen können, die Ihnen Energie geben und Sie satt halten. Es kann einige Tage dauern, bis Sie sich vollständig auf die Veränderungen eingestellt haben, aber vergessen Sie niemals: Der menschliche Körper ist so gemacht, dass er von vollwertigen Lebensmitteln gesund erhalten wird. Sie, Ihr Partner und Ihre Kinder werden von einer Ernährungsumstellung auf jeden Fall profitieren.

Schritt für Schritt beginnen

Sollten weder Sie noch sonst jemand in der Familie mit einer Autoimmunerkrankung zu kämpfen haben und Sie einfach nur Ihre Ernährung verbessern wollen, um Gesundheitsproblemen vorzubeugen, können Sie langsam vorgehen, vor allem, wenn Ihr Partner oder Ihr Kind ein besonders wählerischer Esser ist (ich hatte mit etwa zwölf Jahren eine Phase, in der ich nur weißen Reis und Hüttenkäse aß). Wenn zum Beispiel Makkaroni mit einer Fertigkäsesauce zu den Favoriten Ihres Kindes zählen, wechseln Sie zunächst zu einer glutenfreien und laktosefreien Version dieses Gerichts. Eine Neuerung, die alle lieben werden, ist der Tagesbeginn mit einem köstlichen Smoothie, der mit The Myers Way Paleo Protein angereichert ist und somit jeden bis zum Mittagessen satt und voller Energie hält. Ihr Kind kann sich sogar seine eigenen Zutaten aussuchen, um in den Prozess eingebunden zu werden.

Wenn Ihr Kind oder Ihr Lebenspartner es gewohnt ist, sich ein Pausenbrot mitzunehmen, können Sie zunächst auf glutenfreies Brot umsteigen und dann nach einer Weile noch autoimmunfreundlichere Manioktortillas (Seite 114) oder Salat-Wraps in die Pausen-Box packen.

Das gleiche Prinzip gilt für Desserts und Süßspeisen. Ersetzen Sie beispielsweise Milcheiscreme durch eine beliebige milchfreie Alternative und verwöhnen Sie Ihre Schleckermäuler dann nach einiger Zeit mit meinem Frucheis am Stiel (Seite 255) oder gefrorener Kokosnuss-Schoko-Mousse (Seite 261).

Während Sie diese Veränderungen vornehmen, achten Sie darauf, dass Sie immer gesunde Snacks und vollwertige Speisen vorrätig haben – gekochtes Hühnerfleisch, gebratene Süßkartoffeln, Beeren, Kokosjoghurt (Seite 82). Wenn jemand Ihrer Lieben Appetit bekommt, wird er gerne darauf zurückgreifen.

Konzentrieren Sie sich auf das Wesentliche

Zu viele Einschränkungen – ob im Zusammenhang mit Hausaufgaben, Schlafenszeit oder Essen – können dazu führen, dass sich Kinder wie Außenseiter fühlen oder anfangen, prinzipiell gegen alle Regeln zu rebellieren. Den Vergleich mit anderen auszuhalten (»Emmas Familie isst Nudeln mit Tomatensauce ...«), gegen Werbung anzukommen (»Kinder, probiert dieses neue Müsli ...«) und auch bei engen Zeitplänen den Myers-Ernährungsprinzipien treu zu bleiben, wird immer etwas Anstrengung erfordern. Der Schlüssel ist, sich auf das für Sie Wesentliche zu konzentrieren. Können Sie damit leben, dass Ihre Familienmitglieder in einem Restaurant bestellen, was sie wollen, während zu Hause natürlich weiterhin nur gesunde Lebensmittel auf den Tisch kommen? Können Sie es verschmerzen, wenn Ihr Kind auf einer Geburtstagsfeier »normale« Kuchen isst? Nur Sie und Ihre Familie können entscheiden, welche Richtlinien am besten funktionieren.

Ich zum Beispiel kaufe für zu Hause ausschließlich Bio-Lebensmittel und versuche nur in Restaurants zu essen, die Bio-Zutaten verwenden. Manchmal ist ein solches Restaurant aber auf die Schnelle nicht zu finden, und dann esse ich eben auch mal Speisen mit Zutaten aus konventioneller Herstellung. Daheim und im Büro trinke ich nur gefiltertes Leitungswasser und nehme es unterwegs in einer Glasflasche mit. Wenn ich mich jedoch in einem fremden Land in einem ländlichen Gebiet aufhalte und das einzige sichere Trinkwasser in Plastikflaschen angeboten wird, kaufe ich halt auch solches Wasser. Wir leben nicht in einer perfekten Welt, und es wird immer Anlässe geben, an denen Zugeständnisse gemacht werden müssen. Es geht darum, fundierte Entscheidungen zu treffen und ein Gleichgewicht zu finden. Ich kenne meine »Niemals«-Lebensmittel, die ich wirklich nie esse, und gehe bei anderen Speisen Kompromisse ein, wenn es notwendig ist.

14

Reisetipps

Da ich häufig reise, ist es mir wichtig, meinen gesunden Lebensstil so weit wie möglich auch unterwegs beizubehalten. Meine wichtigste Reiseempfehlung für Sie lautet: *Seien Sie immer vorbereitet.*

Packen Sie Snacks und Mahlzeiten ein. Wenn Sie im Voraus planen und Ihre eigenen kleinen Mahlzeiten mitnehmen, ersparen Sie sich, auf ungesunde Snacks oder Fast-Food-Ernährung zurückgreifen zu müssen. Vor Flugreisen zum Beispiel bereite ich mir immer eine kleine Stärkung zum Mitnehmen vor – auch bei relativ kurzen Inlandsflügen, denn man weiß nie, ob es Verspätungen geben wird. Ich habe es schon oft erlebt, wie Mitreisende sehnsüchtig mein Kräuterbrathähnchen mit Rosenkohl und Speck betrachten, während sie sich irgendeine Schnellmahlzeit reinziehen, die sie im Flughafen ergattern konnten (oder einen der Fertigsnacks, die im Flugzeug als Essen angeboten werden). Zu meinen Snacks und Mahlzeiten für unterwegs gehören ein grüner Salat mit Kräuterbrathähnchen-Resten (Seite 168), Steckrübenhummus (Seite 233) mit einigen Rosmarin-Meersalz-Crackern (Seite 238), Trockenfleisch (Seite 240) und süß-salziges Studentenfutter (Seite 230).
In vielen Hotelzimmern gibt es kleine Kühlschränke, in denen Sie Ihren Proviant und Ihre Smoothie-Zutaten aufbewahren können. Wenn Sie statt-

dessen eine Minibar vorfinden, räumen Sie sie einfach aus (und wieder ein, wenn Sie abreisen). Eine Airbnb-Unterkunft ist oft eine gute Option, weil Ihnen dann eine richtige Küche zur Verfügung steht.

Trinken Sie genug. Xavier und ich nehmen Glas- oder Edelstahl-Wasserflaschen überall hin mit, und Elle hat eine Schnabeltasse aus Glas, die sie auf Reisen benutzt. Am Flughafen müssen Sie Ihre Wasserflasche entleeren, bevor Sie durch den Sicherheitscheck gehen, und dann nach Wasserstationen auf der anderen Seite der Kontrolle suchen, damit Sie Ihre Wasserflasche vor dem Einsteigen wieder füllen können.

Nehmen Sie Protein zu sich. Für eine einfache, sättigende Mahlzeit auf Reisen nehme ich The Myers Way Paleo Proteinpulver mit, damit ich mir unterwegs einen nahrhaften, proteinreichen Smoothie zusammenrühren kann. Außerdem habe ich immer The Myers Way Collagen Protein dabei, das praktisch jedem Heiß- oder Kaltgetränk hinzugefügt werden kann, um einen Proteinschub zu geben.

Tragen Sie Ihre Nahrungsergänzungsmittel immer bei sich. Alle Nahrungsergänzungsmittel und lebenswichtigen Medikamente, wie zum Beispiel Ihr Schilddrüsenhormonpräparat, sollten Sie in Ihrer Handgepäcktasche bei sich haben, für den Fall, dass es zu Verspätungen oder Gepäckverlust kommt. Ich empfehle vier für alle in der Familie unentbehrliche Nahrungsergänzungsmittel (Seite 300), damit Sie sich eine starke Grundlage für eine optimale Gesundheit schaffen können, wo immer Sie sind.

Packen Sie Dusch- und Körperpflegeprodukte von Naturkosmetikfirmen ein. Um nicht auf das Shampoo und die Seifen des Hotels angewiesen zu sein, nehme ich immer meine eigenen Produkte mit. Ich fülle reisegroße Fläschchen mit Seife, Lotion und Shampoo von Naturkosmetikfirmen. Auch mein selbst gemachtes, natürliches Deo mit Zitronengrasduft (Seite 273) habe ich dabei sowie schadstofffreies Make-up. Halten Sie sich beim Kauf von Körperpflegeprodukten an zertifizierte Naturkosmetikhersteller wie Lavera, Dr. Hauschka, Weleda, Sante und andere. Diese Firmen haben auch sichere Sonnenschutzmittel im Angebot.

15

Auswärts essen

Während des 30-Tage-Programms der Myers-Methode (siehe mein Buch *Die Autoimmun-Lösung*) empfehle ich Ihnen, alle Ihre Mahlzeiten zu Hause zu kochen, damit Sie die volle Kontrolle über die Zutaten zu Ihren Speisen haben. Auch wenn immer mehr Restaurants Bio-Zutaten in ihre Gerichte aufnehmen und Fleisch von Tieren aus artgerechter Haltung anbieten, werden Sie nie zu hundert Prozent wissen, was in einer Mahlzeit enthalten ist, wenn Sie sie nicht selbst zubereiten. Sollten Sie ein Restaurant kennen, das mit der Myers-Methode oder einer Autoimmun-Paleo-Diät vertraut ist und Ihre Wünsche erfüllen kann, können Sie natürlich gerne dorthin gehen. Aber in aller Regel wird das Kochen zu Hause während des 30-Tage-Programms die beste Wahl sein.

Wenn Sie nach diesen ersten dreißig Tagen gemäß der *Autoimmun-Lösung* bestimmte Lebensmittel wieder eingeführt haben und wissen, was Ihre »Niemals«-Lebensmittel sind (siehe Kapitel 17), dann können Sie Ihre Fühler zu bestimmten Restaurants ausstrecken und auch wieder bei Freunden am Esstisch sitzen und genießen. Halten Sie sich einfach an ein paar kleine Tipps und Tricks:

Bevor Sie sich für ein Restaurant entscheiden, werfen Sie online einen Blick auf die Speisekarte. Wenn wirklich nichts auf einer Speisekarte angeboten wird, das Sie essen können – vielleicht gibt es zum Beispiel nur Pizza –

dann wählen Sie eben ein anderes Restaurant, um einen schönen Abend mit Familie oder Freunden zu verbringen. Das ist jedoch ziemlich selten, da die meisten Restaurants ihren Gästen gerne entgegenkommen, wenn sie wissen, worum es geht. Ich rufe manchmal auch einfach im Voraus an und spreche mit dem Koch.

Es muss Ihnen überhaupt nicht peinlich sein, den Kellner oder Geschäftsführer nach den Zutaten oder der Zubereitung von Speisen zu fragen. Sie sind schließlich der Kunde und bezahlen für das Essen. Denken Sie auch daran, dass ein Lächeln und die Zauberwörter »bitte« und »danke« viel bewirken können. Wenn das Bedienungspersonal Ihnen nicht sagen kann, ob der Fisch mit Semmelbröseln paniert ist oder welche Art von Öl zum Kochen verwendet wurde, bitten Sie höflich um eine kurze Unterredung mit dem Koch.

Bitten Sie darum, die Salatsauce selbst machen zu können. Drücken Sie einen Zitronenschnitz aus und träufeln Sie etwas Olivenöl über den Salat. Wenn Sie sich für einen gemischten Salat entscheiden, geben Sie bei der Bestellung an, dass Tomaten und Paprika weggelassen werden sollen.

Beilagen. Anstatt die Kartoffel-, Getreide- oder Nachtschattengewächsbeilage zu nehmen, fragen Sie nach gedünstetem Brokkoli, Spargel, Karotten oder anderem Gemüse.

Bitten Sie darum, dass Ihre Speisen ohne Saucen zubereitet werden. Saucen enthalten oft Butter, Mehl, Zucker oder Sojasauce. Fragen Sie, ob der Fisch, das Geflügel oder das Rindfleisch mit Olivenöl anstelle von Butter gegart werden können. Auch Marinaden werden vielfach mit Sojasauce, Zutaten auf Tomatenbasis und Gewürzen wie Paprika und Cayennepfeffer zubereitet; bestellen Sie deshalb nur Fleisch, das vor dem Kochen nicht mariniert wurde.

Glutenfrei. Teilen Sie der Bedienung ausdrücklich mit, dass Sie nur glutenfreie Lebensmittel essen können. Einige Köche fügen nämlich Mehl zum Fett hinzu, um die Bratsauce einzudicken.

Keine frittierten Speisen. Speisen, die in einer Fritteuse zubereitet werden, können kreuzkontaminiert sein, wenn die Fritteuse auch für Pommes frites oder Hähnchen-Nuggets benutzt wird. Außerdem wirken häufig verwendete Frittieröle – Raps oder Soja – entzündungsfördernd.

Wenn Sie privat zum Essen eingeladen werden, teilen Sie Ihre Bedürfnisse vorher mit. Niemand will in Peinlichkeiten geraten und Speisen servieren, die ein Gast gar nicht essen kann. Erklären Sie Ihre Situation rechtzeitig; je früher, desto besser, damit der Gastgeber Zeit hat, etwas Passendes vorzubereiten. Ich habe inzwischen festgestellt, dass meine Freunde Gerichte aus meinen Büchern für mich und die anderen Gäste zubereiten, was ich als großes Kompliment betrachte! Vor Kurzem fuhr ich wieder mal in meine Heimat nach New Orleans, um meiner Großfamilie die kleine Elle vorzustellen, und meine Tante servierte uns ein Mittagessen aus gegrilltem Huhn, Rosenkohl und »Kartoffel«-Salat mit Kräutern (Seite 165). Sie können es Ihren Gastgebern auch noch einfacher machen, indem Sie ihnen ein Gericht vorschlagen und am besten gleich das Rezept mitliefern oder anbieten, beim Kochen zu helfen.

16

Schlaf

Wir alle wissen, wie wichtig es ist, eine volle Nacht erholsamen Schlafs zu bekommen. Während des Schlafs repariert unser Körper beschädigtes Gewebe und dämmt Entzündungsherde ein. Der Mensch hat sich so entwickelt, dass er bei Tageslicht wach ist und bei Dunkelheit schläft – damit er die Erholungszeit bekommt, die er braucht. Dieses Muster des Aufwachens bei Sonnenaufgang und des Schlafs bei Dunkelheit wird *circadianer Rhythmus* genannt, ein regelmäßiger Schlaf-Wach-Rhythmus. Er beeinflusst das Hormon- und Energieniveau und die Regenerationsfähigkeit eines Menschen. In der heutigen Welt jedoch stören viele Faktoren den natürlichen circadianen Rhythmus: Reisen durch Zeitzonen, die Verwendung elektronischer Geräte auch abends und nachts, das Erleben von Stress und Depressionen und der Konsum von Koffein, Zucker und Alkohol. Das kann dazu führen, dass Sie den von Körper und Gehirn dringend benötigten, heilenden Schlaf nicht bekommen. Hier sind einige Tipps, wie Sie Schlafstörungen verringern und die Schlafqualität verbessern können.

Gehen Sie gleich morgens ins Freie. So wie Sie nachts im Dunkeln sein müssen, brauchen Sie tagsüber Tageslicht, welches Ihrem circadianen Rhythmus signalisiert, dass Sie wach sind. Eine gute Möglichkeit, Ihre innere Uhr wieder in den natürlichen Rhythmus zu bringen, besteht darin, innerhalb von zwanzig Minuten nach dem Aufstehen nach draußen zu gehen. Machen Sie einen Spaziergang oder etwas Gartenarbeit oder setzen Sie sich aufs Fahrrad. Nebenbei kurbeln Sie damit auch die Vitamin-D-Produktion Ihres Körpers an.

Schränken Sie Ihre Blaulichtbelastung nach Sonnenuntergang ein. Leuchtstoff- und LED-Glühbirnen und Flachbildfernseher sowie die Displays unserer Computer, Tablets und Smartphones weisen einen großen Blaulichtanteil auf. Ist die Netzhaut einem solchen blauen Licht ausgesetzt, so interpretiert das Gehirn es als Tageslicht und hemmt die Ausschüttung von Melatonin, dem Hormon, das uns schläfrig macht. Jedes Mal, wenn Sie solche Geräte verwenden, signalisiert also das Licht Ihrem Gehirn, dass es Tag ist und Sie wach sein sollten. Aus diesem Grund empfehle ich, die Verwendung von künstlichem Licht nach Sonnenuntergang zu beschränken, Glühbirnen mit Gelblicht im Haus zu verwenden, alle elektronischen Geräte zwei Stunden vor dem Schlafengehen auszuschalten und in einem dunklen, kühlen Raum zu schlafen. Auf diese Weise trainieren Sie Ihren Körper zu erkennen, dass die Nacht zum Schlafen da ist und der Tag die Zeit ist, in der Sie wach und voller Energie sein wollen.

Tragen Sie eine »Blaulichtblocker«-Brille. Möglichst wenige künstliche Lichtquellen einzuschalten, ist schon mal ein großartiger erster Schritt. Aber natürlich kommt sozusagen niemand abends ganz ohne Licht und Geräte mit Bildschirm aus. Deshalb ist mein Lieblingsschlafwerkzeug, ohne das ich nicht verreise, eine sogenannte »Blue Blocker«-Brille mit gelb bis orangegelb gefärbten Gläsern, die einen Großteil des Blaulichts herausfiltern. Setzen Sie die Brille auf, sobald die Sonne untergeht, und nehmen Sie sie erst kurz vor dem Schlafengehen wieder ab.
Außerdem gibt es sowohl für Computer als auch mobile Geräte Software (zum Beispiel die kostenlos herunterladbare Software bzw. App *f.lux*), die sich an die Tageszeit anpasst und den Bildschirm nach Einbruch der Dunkelheit in Gelb- oder Orangetönen einfärbt. Eine ähnliche App für iPhones und iPads heißt *Night Shift*.

Passen Sie sich an die Jahreszeiten an. Sie denken wahrscheinlich, dass es im Winter, wenn es früher dunkel wird, schwierig sein wird, elektronische Geräte so lange ausgeschaltet zu lassen, die Lampen zu dimmen und sich früh schlafbereit zu machen. Schläft man dann nicht zu viel? Keine Sorge, denn so wie der menschliche Körper sich natürlicherweise an die Tageszeiten anpasst, tut er es auch mit den Jahreszeiten. Im Winter ist es von der Natur so vorgesehen, dass der Mensch mehr Ruhe braucht und einen höheren Schlafbedarf hat. Der Winter ist die Zeit, in der der Körper Energie spart und den Körper repariert, besonders wenn Sie in einem kälteren Klima leben.

Melatonin-Kapseln unterstützen gesunde Schlafgewohnheiten. Wenn es draußen dunkel wird, produziert Ihr Körper auf natürliche Weise das Schlafhormon Melatonin, um Ihnen beim Ein- und Durchschlafen zu helfen. Wegen des allgegenwärtigen künstlichen Lichts, einer manchmal unvorhersehbaren Terminplanung und eines gelegentlichen Jetlags nehme ich oft zwanzig Minuten vor dem Schlafengehen ein Melatonin-Nahrungsergänzungsmittel, um sicherzustellen, dass ich eine volle Nacht erholsamen Schlafs bekomme, wenn mein circadianer Rhythmus gestört ist. Ich empfehle ein Produkt mit verzögerter Wirkstoffabgabe (Retardkapseln), sodass das Melatonin in zwei Phasen freigesetzt wird und Sie die ganze Nacht schlafen können.

Reduzieren Sie Stress. Eine wichtige Komponente für einen guten Schlaf ist es, regelmäßig den Stress einzudämmen, damit Sie jede Nacht friedlich abschalten können. Ich verwende die HeartMath-App und den dazugehörigen Sensor, um meinen Atem, mein Herz und meinen Geist zu synchronisieren (siehe Adressen und Bezugsquellen). Da ich eine sehr zielorientierte Person bin (ja, auch bei der Stressreduktion!), kommt es mir sehr entgegen, dass ich mir mit diesen Tools Ziele setzen und meine Fortschritte verfolgen kann. Außerdem nutze ich an mehreren Abenden pro Woche meine Infrarotsauna, um Stress und Muskelverspannungen abzubauen und mich gleichzeitig zu entgiften (ein Doppelsieg!). Denken Sie jedoch daran, dass das Wichtigste ist, die stresslösende Aktivität zu finden, die für *Sie* funktioniert – ob Yoga, Meditation, Tagebuchschreiben oder Spaziergänge in der Natur – und dann dabei zu bleiben!

Ich persönlich liebe es, mit einem heißen Bad unter Verwendung von stressabbauendem Lavendel Spa Badesalz (Seite 272) und mit einer Tasse Darmheilungs- Kollagentee (Seite 143) vor dem Schlafengehen zu entspannen. Ein heißes Bad hilft Ihrem Lymphsystem, Giftstoffe leichter auszuscheiden. Die Aminosäuren im Kollagen helfen, den Blutzuckerspiegel über Nacht im Gleichgewicht zu halten, und das Glycin wirkt schlaffördernd.

17

Wiedereinführung von Nahrungsmitteln

Ein wichtiger Teil der Myers-Methode ist die systematische Wiedereinführung einiger der Nahrungsmittel, die Sie während des 30-Tage-Programms weggelassen haben. Auf diese Weise können Sie feststellen, welche Speisen Sie zukünftig bei gelegentlichen besonderen Anlässen genießen können und welche Ihre »Niemals«-Lebensmittel sind, die Sie dauerhaft vermeiden werden. Wie ich zu Beginn dieses Buches erwähnt habe, weiß ich zum Beispiel, dass ich, solange ich mich am gesunden Ende der Autoimmunskala befinde und mich gut fühle, hin und wieder Lebensmittel wie Reis und Eier und bei seltenen Gelegenheiten sogar einen glutenfreien, milchfreien Muffin verspeisen kann, ohne dass die Symptome aufflackern. Sobald ich mich aber in die ungesunde Richtung der Skala bewege, vielleicht aufgrund von einer Schimmelpilzbelastung oder ganz generell einer hohen Stressbelastung, lasse ich auch diese Ab-und-zu-Lebensmittel weg und lebe zu hundert Prozent gemäß den vier Saulen, bis ich meinen Weg zurück zu einer optimalen Gesundheit gefunden habe. Auf jeden Fall weiß ich, dass Gluten und Milchprodukte für mich (und alle Menschen mit einer Autoimmunerkrankung) »Niemals«-Lebensmittel sind, und dementsprechend meide ich sie konsequent.

Wenn Sie das 30-Tage-Programm und die anschließende Wiedereinführungsphase absolviert haben, dann wissen Sie bereits, welche Ihre »Ja«-, »In Maßen«-

und »Niemals«-Lebensmittel sind und können dieses Kapitel überspringen. Falls Sie aber neu bei der Myers Way sind, empfehle ich Ihnen unbedingt, sich zunächst dreißig Tage an den in meinem Buch *Die Autoimmun-Lösung* dargelegten Ernährungsplan zu halten und dann den nachstehenden Ablauf der Wiedereinführung zu beherzigen, um Ihre ganz persönlichen Listen von »Ja«-, »In Maßen«- und »Niemals«-Lebensmitteln aufzustellen.

Allgemeine Tipps für die Wiedereinführung von Nahrungsmitteln

- Ich empfehle nicht, dass Sie jemals wieder Gluten und Kuhmilch in Ihren Speiseplan aufnehmen (die Proteine in Kamel-, Schaf- und Ziegenmilch unterscheiden sich von denen in Kuhmilch; Sie können also ausprobieren, ob Sie diese Arten von Milch vertragen).
- Meiden Sie auch große Mengen Koffeinhaltiges, Zucker, Alkohol, Salz, Getreide und Hülsenfrüchte.
- Streichen Sie »Giftiges« wie künstliche Süßstoffe, gentechnisch veränderte Nahrungsmittel, künstliche Farb- und Konservierungsstoffe, Glucose-Fructose-Maissirup (GFS), *Trans*fette und gehärtete Fette.
- Denken Sie daran: Ihre Gesundheit ist ein kontinuierlicher Prozess. Es kann sein, dass Sie zu unterschiedlichen Zeiten in Ihrem Leben unterschiedliche Nahrungsmittel vertragen.

Mögliche Herausforderungen

- Wenn Sie noch an Symptomen leiden, ist der Zeitpunkt für eine Wiedereinführung von Nahrungsmitteln eher ungünstig.
  Vorschlag: Suchen Sie – wie in *Die Autoimmun-Lösung* beschrieben – nach weiteren Möglichkeiten, gesund zu werden, oder geben Sie der Myers-Methode mehr Zeit.
- Sie spüren vielleicht nicht immer Symptome, auch wenn sich im Körper Entzündungen oder andere Reaktionen entwickeln.
  Vorschlag: Bitten Sie Ihren Arzt, dass er für Sie vor und nach dem

erneuten Verzehr eines bestimmten Nahrungsmittels ein Blutbild erstellt, in dessen Rahmen alle Entzündungs- und/oder Autoimmunmarker, zum Beispiel die Schilddrüsenantikörper, bestimmt werden.
- Wenn Sie Medikamente nehmen, die das Immunsystem unterdrücken, spüren Sie möglicherweise nicht, wie Ihr Körper reagiert.

    Vorschlag: Arbeiten Sie mit Ihrem Arzt zusammen, um unnötige Medikamente absetzen zu können. Das sollte jetzt möglich sein, denn Sie haben Ihren Darm ausgeheilt, Entzündungen reduziert, Toxine ausgeleitet, Infektionen beseitigt und Stress abgebaut. Sobald Sie keine Immunsuppressiva mehr nehmen, können Sie beginnen, sich einige der gestrichenen Nahrungsmittel wieder zuzuführen, und dann beobachten, wie Ihr Körper reagiert.

Testen Sie Ihre Reaktion auf folgende Nahrungsmittel

Ich empfehle, die nachstehenden Nahrungsmittel in der angegebenen Reihenfolge wieder einzuführen, um zu sehen, ob Sie sie vertragen und wieder in Ihre Ernährung aufnehmen können. Davor möchte ich aber auch noch darauf hinweisen, dass Sie keines dieser Nahrungsmittel wieder einführen *müssen*, sondern auch einfach fortfahren können, die große Auswahl nahrhaften Essens, wie sie Ihnen im Rahmen der Myers-Methode zur Verfügung steht, zu genießen.

- Eier
- Tomaten
- Kartoffeln
- Aubergine
- Paprika
- Ziegenmilchprodukte
- Schafmilchprodukte

Auch folgende Nahrungsmittel und Substanzen können Sie testen, aber bitte nur in kleinen Mengen und nur *gelegentlich*:

- Alkoholische Getränke

- Koffeinhaltige Getränke
- Zucker
- Nüsse und Samen
- Glutenfreies Getreide
- Hülsenfrüchte
- Gluten- und laktosefreie Backwaren bei besonderen Anlässen

Wie Sie Nahrungsmittel testen

Bezüglich der sieben Produkte der ersten Gruppe (Eier, Tomaten, Kartoffeln, Aubergine, Paprika sowie Schaf- und Ziegenmilch) empfehle ich Ihnen, dass Sie Ihren Körper damit »bombardieren«, indem Sie **jeweils eines der Nahrungsmittel drei Tage lang dreimal täglich zu sich nehmen.** Ist eines davon der Auslöser einer Entzündung, sollten Sie das möglichst schnell herausfinden. Das ist viel besser, als wenn sich eine Entzündung langsam einschleicht und ungewollte Gesundheitsprobleme verursacht. Folgendes sollten Sie beim Austesten beachten:

- Immer nur je *ein* Nahrungsmittel einführen. Wenn Sie nämlich zwei der oben erwähnten Nahrungsmittel am selben Tag verzehren und sich eine Entzündungsreaktion einstellt, wissen Sie nicht, welches von beiden dafür verantwortlich ist.
- Das jeweilige Nahrungsmittel drei Tage lang dreimal täglich zu sich nehmen.
- Danach wieder drei Tage lang nach der Myers-Methode essen und am vierten Tag mit dem nächsten Nahrungsmittel wie oben beschrieben fortfahren.
- Zeigt sich eine Reaktion, das betreffende Nahrungsmittel absetzen und abwarten, bis Sie wieder symptomfrei sind, bevor Sie das nächste Nahrungsmittel versuchen.
- Zeigt sich keine Reaktion, das betreffende Nahrungsmittel noch nicht in den Speiseplan aufnehmen und nach drei Tagen Myers-Methode das nächste probieren.
- Am Ende der Testphase können Sie die Nahrungsmittel, die zu keiner Reaktion geführt haben, wieder bedenkenlos verzehren.

Worauf ist bei der Wiedereinführung zu achten?

Achten Sie auf Anzeichen einer Entzündung. Denken Sie daran: Die Reaktionen können zunächst sehr mild sein und es kann bis zu 72 Stunden dauern, bis sie sich zeigen. Beobachten Sie Ihren Körper genau. Beispiele für Warnhinweise und Symptome sind:

- Erhöhte Anzahl von autoimmunen Blutmarkern
- Konzentrationsschwierigkeiten
- Veränderte Anzahl von Entzündungs- und/oder Autoimmunmarkern
- Angst/depressive Verstimmungen
- Durchfall/Verstopfung
- Durchschlafstörungen
- Müdigkeit
- Gase/Blähungen
- Kopfschmerzen
- Übersteigerte Emotionen
- Gelenkschmerzen
- Stimmungsschwankungen
- Hautausschlag
- Schläfrigkeit nach dem Essen
- Schwellungen (Wassereinlagerungen) an Händen, Füßen und Beinen
- Gewichtszunahme

Wenn Sie eines oder mehrere Symptome bei sich feststellen, setzen Sie das neu eingeführte Nahrungsmittel sofort ab. Mithilfe des Symptomerfassungsbogens auf Seite 27 können Sie die Reaktionen Ihres Körpers notieren. Sie sehen dann am Ende der Testphase auf einen Blick, welche Nahrungsmittel Sie zukünftig ganz vermeiden sollten.

18

Nahrungsergänzungsmittel

Die Frage, die mir am häufigsten gestellt wird, lautet: »Glauben Sie, jeder sollte Nahrungsergänzungsmittel einnehmen?«

Die einfache Antwort ist: Ja! Denn leider ist es nun mal so, dass wir in unserer modernen Welt einfach nicht alle essenziellen Nährstoffe abbekommen, die wir für eine optimale Gesundheit benötigen. Die heutige Ernährung in den Industrieländern besteht zu einem großen Teil aus nährstoffarmen, kalorienreichen Fertigprodukten, und mit zahlreichen Lebensmitteln führen wir uns auch GVOs und Pestizide zu. Die Böden sind nährstoffärmer geworden, was bedeutet, dass die darauf angebauten Feldfrüchte an Nährwert verloren haben. Wir sind ständig Schadstoffen ausgesetzt, aus unseren Lebensmitteln, aus dem Wasser, der Luft und sogar aus Körperpflege- und Reinigungsmitteln. Unser Stresspegel ist hoch, und viele Menschen haben es mit Darmproblemen wie Candidapilzen und DDFB zu tun, die die Nährstoffaufnahme beeinträchtigen.

Die nächste Frage lautet dann natürlich: »Welche soll ich nehmen?« Es gibt im Wesentlichen vier Nahrungsergänzungen, von denen ich glaube, dass sie für jeden Menschen wichtig sind – ein umfassendes Multivitamin, Omega-3-Fischöl, Probiotika und Vitamin D mit Vitamin K (siehe Seiten 301–302). Xavier und ich nehmen all dies jeden Tag, und auch Elle wird seit dem Tag ihrer Geburt damit versorgt.

Darüber hinaus könnten Sie zusätzliche Nahrungsergänzungsmittel benötigen, abhängig von Ihren individuellen genetischen und biochemischen Bedürfnissen sowie Ihrem Gesundheitszustand. In den Zeiten, als ich mich von Candida, SIBO, durchlässigem Darm, Schwermetallbelastung und dann später toxischer Schimmelpilzbelastung kurierte, nahm ich eine Menge Ergänzungsmittel, um die Genesung zu unterstützen und zu beschleunigen. Jetzt bin ich geheilt und brauche nur noch wenig Supplementierung. Da meine Entgiftungswege geschwächt sind und ich eine Veranlagung zu Autoimmunerkrankungen habe, helfen mir die Nahrungsergänzungen, dass ich am gesunden Ende der Autoimmunskala bleibe.

Nachstehend finden Sie einen Überblick über den häufigsten Nahrungsergänzungsbedarf, wie ich ihn bei meinen Autoimmunpatienten feststelle:

Auf meiner Webseite amymd.io/cookbook finden Sie eine praktische Liste mit Links zu den in diesem Buch angegebenen Bezugsquellen sowie einen kostenlosen Geschenkgutschein im Wert von 10 US-Dollar, der Ihnen auf Einkäufe in meinem Online-Shop angerechnet wird.

Die vier wichtigsten Nahrungsergänzungsmittel

Das Myers-Multivitamin

Ein hochwertiges Multivitamin ist entscheidend für den Aufbau einer starken Grundlage für eine optimale Gesundheit. Das Myers-Multivitamin enthält einen hohen Anteil an wichtigen Nährstoffen, darunter vormethylierte B-Vitamine, Kalzium und Vitamin D, Vitamine A und C sowie Magnesium, alle in der am besten bioverfügbaren Form. Ich habe das Myers-Multivitamin speziell für Menschen mit Autoimmunerkrankungen und Schilddrüsenfehlfunktionen wie Hashimoto und Morbus Basedow entwickelt. Es überzeugt durch optimale Mengen an Jod, Selen und Zink zur Unterstützung der Immun- und Schilddrüsenfunktion.

Omega-3-Fischöle

Omega-3-Fettsäuren aus Fischöl beugen Entzündungen vor und dämmen sie ein. Solche Entzündungen sind die Wurzel aller chronischen Krankheiten, insbesondere von Autoimmunerkrankungen. Omega-3-Fettsäuren sind auch sehr wichtig für die Gesundheit des Gehirns, für das Gedächtnis, die Stimmung und das Denkvermögen, weil das menschliche Gehirn zu 60 Prozent aus Fett besteht. Die Fettsäuren unterstützen außerdem die Schilddrüsenfunktion. Sie halten die Zellintegrität aufrecht, sodass Schilddrüsenhormone in die Zellen gelangen und sich an Rezeptoren binden können. Meine Empfehlung ist es, täglich mindestens 1000 Milligramm Fischöl einzunehmen.

Probiotika

Neuere Forschungen haben gezeigt, dass die Zahl der Bakterien auf und in uns sogar die Anzahl unserer Körperzellen übersteigt. Die Billionen von Mikroorganismen, die in Ihrem Verdauungstrakt leben, bilden Ihr *Darmmikrobiom*. Sie spielen eine enorme Rolle für die Gesundheit Ihres Immunsystems, denn fast 80 Prozent des Immunsystems befinden sich im Darm. Die tägliche Einnahme eines Probiotikums, also einer Dosis von guten Bakterien, stärkt das Immunsystem und verhindert eine Überwucherung mit pathogenen Hefen und Bakterien. Wählen Sie ein Probiotikum mit *Lactobacillus* und *Bifidobacterium*. Ich empfehle die Einnahme eines Probiotikums mit 100 Milliarden KBE, wenn Sie an einer Darmstörung wie durchlässiger Darm oder Hefeüberwucherung leiden. Zur Vorbeugung genügt eine tägliche Dosis von 30 Milliarden KBE.

Vitamin D in Kombination mit Vitamin K

Vitamin-D-Mangel ist bei den Autoimmunpatienten, die ich kenne, fast allgegenwärtig, und darüber hinaus schätzen Studien, dass eine Milliarde Menschen weltweit einen unzureichenden Vitamin-D-Spiegel haben. Dies ist zum Teil auf die Ernährung mit einem niedrigen Gehalt an Vitamin D und auf die Tatsache zurückzuführen, dass viele Menschen heutzutage wenig Sonnenlicht abbekommen, vor allem in den Wintermonaten. Sonnenlicht regt die Bildung von Vitamin D im menschlichen Körper an. Meine Zufuhrempfehlung für Personen mit einer Autoimmunerkrankung lautet 1000 bis 5000 IE Vitamin D3 täglich. Beraten Sie sich mit Ihrem Arzt und lassen Sie Ihren Vitamin-D-Spiegel testen, falls Sie mehr als 2000 IE pro Tag einnehmen, da dieses fettlösliche Vitamin in Überdosen toxisch sein kann. Es ist außerdem wichtig, dass Sie zusammen mit dem Vitamin D auch Vitamin K einnehmen, denn dieses erhöht die Aufnahme von Vitamin D in die Knochen, ohne dass sich dadurch Kalziumablagerungen in den Arterien bilden.

Zugaben

Methylierungsunterstützung

Dies ist eine Nahrungsergänzung, die ich für mich und andere mit einer oder mehreren MTHFR-Genmutationen (Methylentetrahydrofolat-Reduktase) für sehr wichtig ansehe. MTHFR-Genmutationen reduzieren Ihre Fähigkeit zur Methylierung – ein biochemischer Prozess, der Toxine in sicherere Substanzen verwandelt, die aus Ihrem Körper gespült werden können. Ein tägliches Methylierungspräparat mit vormethyliertem Vitamin B12, Vitamin B6, Folsäure und Magnesium hilft Ihrem Körper, optimal zu methylieren und die Bildung von Toxinen zu verhindern.

The Myers Way Paleo Proteinpulver

Ich scherze nicht, wenn ich sage, dass ich ernsthaft süchtig nach diesem Proteinpulver bin! Es macht die köstlichsten, cremigsten Smoothies und ist vollständig kompatibel mit der Myers-Methode, da das Protein von Kühen aus Weidehaltung stammt, die kein Futter mit Hormonen, Antibiotika oder GVO bekommen. Das Proteinpulver ist ein perfekter und bequemer Weg, um sicherzustellen, dass Sie alle neun essenziellen Aminosäuren erhalten, die Ihr Körper benötigt, und gleichzeitig ein wohlschmeckendes Getränk genießen können. Ich empfehle Ihnen jeden Tag eine Portion The Myers Way Paleo Protein.

Nahrungsergänzungsmittel bei Entzündungen und Autoimmunerkrankungen

Dies sind die Nahrungsergänzungsmittel, die ich persönlich einnehme, meinen Autoimmunpatienten empfehle und die auch in *Die Autoimmun-Lösung* aufgeführt sind.

Acetyl-Glutathion

Glutathion ist der größte Entgifter des Körpers. Es hilft, Toxine aus dem Körper zu entfernen, indem es sich an freie Radikale (Moleküle, die Ihren Körper schädigen) bindet. Ohne genügend Glutathion kann der Körper nicht richtig entgiften, was bedeutet, dass die Toxine länger in der Blutbahn verweilen oder sogar im Fett gespeichert werden. Studien zeigen, dass Menschen mit Autoimmunität oder Krebs einen niedrigeren Glutathionspiegel haben als Gesunde. Glutathion wird allerdings oral nicht gut aufgenommen und im Darm nicht aufgespalten. Am besten wirkt Acetyl-Glutathion deshalb mit Nanopartikeln als Wirkstofftransporter. Ich empfehle 300-900 Milligramm täglich für eine optimale Entgiftung. Acetyl-Glutathion wirkt synergistisch mit Curcumin und Resveratrol, das heißt, wenn Sie alle drei zusammen nehmen, verstärkt sich die Wirkung von allen drei Stoffen noch einmal.

Kurkumin (fettlöslich)

Dieses Ergänzungsmittel stammt aus der Gewürzkurkuma, die schon seit Jahrtausenden in der Medizin verwendet wird. Sie hilft Ihnen, Entzündungsherde einzudämmen, freie Radikale zu bekämpfen und Ihre Entgiftungswege zu unterstützen. Allerdings müssten Sie Kurkuma pfundweise essen, um von all ihren erstaunlichen gesundheitlichen Vorteilen profitieren zu können. Es ist wichtig, fettlösliche Kurkumin-Kapseln einzunehmen, damit das Kurkumin wirklich in Ihre Zellen gelangen kann, wo es entzündungshemmend wirkt. Ich empfehle, täglich 1000 Milligramm fettlösliches Kurkumin. Kurkumin wirkt synergistisch mit Acetylglutathion und Resveratrol.

Resveratrol

Dieses entzündungshemmende Antioxidans aus der Gruppe der Polyphenole ist zum Beispiel in Rotwein ebenso wie in rotem Traubensaft enthalten. Es ist ein Radikalfänger, der ein ausgeglichenes Immunsystem, eine gesunde Entzündungsreaktion und ein optimales Altern unterstützt. Um von den gesundheitlichen Vorteilen von Resveratrol zu profitieren, ohne schädlichen Zucker und Alkohol konsumieren zu müssen, nehmen Sie 25 Milligramm Resveratrol pro Tag in Tablettenform. Resveratrol wirkt synergistisch mit Acetyl-Glutathion und Curcumin.

Immune-Booster

Immune-Booster-Kapseln sind ein Immunglobulinkonzentrat aus Kolostrum, wie es in der Muttermilch von Menschen und Tieren vorkommt. Immunglobuline, auch Antikörper genannt, sind Proteine, die im Dienste des Immunsystems mögliche Eindringlinge bekämpfen. Sie sind sozusagen die erste Verteidigungslinie im Magen-Darm-Trakt. Im Laufe meiner Arbeit konnte ich feststellen, dass die meisten meiner Autoimmunpatienten einen niedrigen Gehalt an Immunglobulinen haben. Sie können Ihren Immunglobulinspiegel anheben und damit Ihrem Immunsystem und Ihrem Darm ein optimales Funktionieren ermöglichen, indem Sie täglich 2 Gramm Immunglobuline einnehmen.

Nahrungsergänzungsmittel für die Darmgesundheit

Praktisch alle meine Autoimmunpatienten haben es mit Darmproblemen zu tun, und die Wiederherstellung der Darmgesundheit ist ein entscheidender erster Schritt, um eine Autoimmunerkrankung einzudämmen. Die folgenden Nahrungsergänzungsmittel empfehle ich, um die Darmreparatur zu unterstützen und einen gesunden Darm fürs Leben zu erhalten.

The Myers Way Collagen Protein (Kollagenprotein)

Kollagen ist der starke Klebstoff, der Ihren Körper zusammenhält, und findet sich unter anderem in den Fasern von Sehnen, Bändern, Knochen und Knorpeln. Kollagene sind reich an vier wichtigen Aminosäuren, die Schäden in der Darmwand reparieren, und unterstützen gesunde Knochen und Gelenke, die kardiovaskuläre Gesundheit und schöne Haare, Haut und Nägel. Achten Sie darauf, dass Ihr Kollagenpulver als Ergänzungsmittel von Weidetieren stammt, also frei von Gentechnik, Hormonen und Antibiotika ist. Für eine optimale Darmgesundheit nehmen Sie pro Tag bis zu 25 Gramm (ca. 2 Esslöffel) Kollagenpeptide ein. Ich benutze es außerdem als Zutat zu meinen Smoothies (Seiten 117–129) und trinke vor dem Schlafengehen eine Tasse Darmheilungs-Kollagentee (Seite 143).

L-Glutamin

Da ein durchlässiger Darm ein Vorläufer der Autoimmunität ist, empfehle ich allen meinen Autoimmunpatienten, L-Glutamin einzunehmen, um eine optimale Darmgesundheit aufrechtzuerhalten. L-Glutamin ist eine Aminosäure, die dazu beiträgt, »Löcher« in der Darmschleimhaut zu schließen. Ich empfehle täglich 2500-4000 Milligramm L-Glutamin.

EMPFOHLENE NAHRUNGSERGÄNZUNGSMITTEL

Die vier wichtigsten Nahrungsergänzungen

Ergänzung	Empfohlene Tagesdosis
The Myers Way Multivitamin	6 Pillen
Omega-3-Fischöl	1000–2000 mg
Probiotika	100 Milliarden KBE für die Wiederherstellung der Darmgesundheit; 30 Milliarden KBE für die Instandhaltung
Vitamin D mit Vitamin K	1000–5000 IE

Zugaben	
Methylierungsunterstützung	1–2 Pillen (bei Vorliegen einer MTHFR-Genmutation)
The Myers Way Paleo Protein	1 Messlöffel

Bei Entzündungen und Autoimmunerkrankungen

Ergänzung	Empfohlene Tagesdosis
Acetylglutathion	300–900 mg
Kurkumin (fettlöslich)	1000 mg
Resveratrol	25 mg
Immune-Booster	2 g

Für die Darmgesundheit

Ergänzung	Empfohlene Tagesdosis
The Myers Way Collagen Protein	Bis zu 25 g
L-Glutamine	2500–4000 mg
Verdauungsenzyme	1–2 Pillen mit jeder Mahlzeit
Probiotika	100 Milliarden KBE für die Wiederherstellung der Darmgesundheit; 30 Mill. KBE für die Instandhaltung

Verdauungsenzyme

Verdauungsenzyme helfen Ihnen, die Nährstoffe aus Ihrer Nahrung zu verdauen und zu resorbieren; die Belastung des Darms wird reduziert. Darüber hinaus bauen sie entzündliche Antigene in der Nahrung ab, um Schäden an Ihrem Darm zu minimieren, und helfen Ihnen, versehentlich verzehrtes Gluten schneller abzubauen und aus Ihrem System zu entfernen. Ich selbst nehme Verdauungsenzyme, wenn ich reise oder in einem Restaurant esse. Meine Empfehlung lautet, 1-2 Pillen zu jeder Mahlzeit einzunehmen.

Probiotika

Wie oben unter »Die vier wichtigsten Nahrungsergänzungsmittel« bereits erwähnt, empfehle ich die Einnahme von 100 Milliarden KBE Probiotika, wenn Sie versuchen, eine Darmdysfunktion zu überwinden, und 30 Milliarden KBE, um die Darmgesundheit aufrechtzuerhalten.

WIE SIE QUALITATIV HOCHWERTIGE NAHRUNGSERGÄNZUNGSMITTEL FINDEN

Da die Zusammensetzung von Nahrungsergänzungsmitteln ganz unterschiedlich sein kann, enthalten viele Mittel nicht unbedingt das, was Sie brauchen. Es ist wichtig, dass Sie sich vorab selbst informieren, um sicherzustellen, dass Sie Ihr Geld nicht verschwenden. Bio-Nahrungsergänzungen aus der EU erkennen Sie zum Beispiel am EU-Bio-Logo, neben dem die Kontrollstellennummer steht. Seriöse Hersteller hochwertiger Produkte machen genaue Angaben zur Konzentration und Menge der enthaltenen Stoffe. Ein zusätzliches Qualitätsmerkmal: Der weitgehende Verzicht auf künstliche Geschmacksstoffe und andere Zusatzstoffe (außer natürliche Stoffe wie Reismehl oder Leinsamenmehl). Wer auf Nummer sicher gehen möchte, sollte in Apotheken bzw. Drogerien vor Ort kaufen und sich dort beraten lassen.

Ein sehr wichtiges Indiz für einen guten Hersteller ist das HACCP-Siegel (Hazard Analysis and Critical Control Points). Hersteller, die dieses Siegel tragen, müssen sich Kontrollmaßnahmen, wie Laboranalysen, unterziehen. Weitere Siegel, die Ihnen helfen, einen guten Hersteller zu finden, sind das TÜV-Siegel sowie DIN-Normen (DIN ISO 9001 und weitere).

Nahrungsergänzungsmittel enthalten häufig komplexe Wirkstoffgemische, die vor hellem Licht, hohen Temperaturen und Feuchtigkeit geschützt werden sollten. Bewahren Sie die Produkte deshalb am besten in der verschlossenen Originalpackung auf. Günstig ist die Lagerung an einem kühlen, trockenen, vor direkter Sonneneinstrahlung geschützten Ort.

DANKSAGUNG

Ich war richtig glücklich, als ich angefragt wurde, dieses Kochbuch zu schreiben! Ich genieße gesundes Backen und Kochen seit meiner Kindheit und mir war auch bewusst, dass ein Kochbuch für Menschen mit Autoimmunerkrankungen noch fehlte. Als mir aber der Liefertermin genannt wurde, war ich erst einmal nicht mehr so begeistert. Ich konnte mir kaum vorstellen, wie ich es schaffen sollte, in so kurzer Zeit über 150 Rezepte zu entwickeln und zu testen und nebenher Patienten zu empfangen, eine Mutter zu sein, meine Firma zu leiten und ehrenamtlich in der Gemeinde tätig zu sein. Als Erstes besprach ich mich mit meiner Mitarbeiterin Dana Faris, einer lizenzierten Ernährungsberaterin. An einem Wochenende Intensivarbeit erstellten wir eine Liste von Rezepten und einen Rahmen für dieses Kochbuch. Und danach machte sie sich an die Arbeit und testete und testete, um sicherzustellen, dass jedes einzelne Gericht in diesem Buch absolut perfekt und köstlich ist. Dana, du warst ein wahres Geschenk des Himmels, und ich hätte dieses fantastische Kochbuch ohne dich nicht vollenden können. Ich danke dir!

Darüber hinaus möchte ich mich bei den folgenden Personen bedanken:

Gideon Weil, danke, dass du immer an mich und meine Mission geglaubt hast. Mit dir und dem gesamten HarperOne-Team zusammenzuarbeiten ist ein wahres Vergnügen und ich bin so froh, dass ich auch dieses Projekt mit euch durchführen konnte.

Stephanie Tade, wie ich schon früher gesagt habe, bist du so viel mehr als eine Buchagentin. Du bist mir Vertraute, Freundin und Fürsprecherin. Du tust so viel mehr als es deine Pflicht wäre, ganz besonders auch wieder bei diesem Projekt. Herzlichen Dank dafür!

Jordyn Bean, danke, dass du den Text am Ende noch mal durchgegangen bist und geholfen hast, dass dieses Buch wirklich meine Mission und meine Leidenschaft vermittelt. Manchmal denke ich, du weißt besser als ich, was ich ausdrücken möchte.

Tracy Behar und Little Brown, danke, dass ihr mir erlaubt habt, dieses Kochbuch mit Gideon und HarperOne zu machen. Ich schätze eure Bereitschaft und Großzügigkeit sehr.

Auch bei dir, Harriet Bell, bedanke ich mich für deine Unterstützung bei der Umsetzung dieses Buches.

Mein Team bei AmyMyersMD.com. Leute, ihr rockt! Ich könnte mir keine besseren Mitarbeiter vorstellen. Ich danke euch allen, dass ihr an mich und meine Mission glaubt, und vor allem, dass ihr mir geholfen habt, so vielen Menschen auf der ganzen Welt die Möglichkeit zu geben, wieder gesund zu werden. Ohne euch würde ich auf verlorenem Posten stehen.

Meine Patienten und die AmyMyersMD.com Community. Sie sind ein ständiger Ansporn für mich, meine Arbeit weiterzuführen. Ich schätze Sie alle für Ihr Engagement für Ihre Gesundheit. Vielen Dank, dass Sie mir vertrauen!

Mein lieber Mann, Xavier, danke, dass du dich mit meinen langen Arbeitstagen abgefunden und mich immer unterstützt hast.

Meine kostbare Tochter, Elle, du bist mein Ein und Alles. Ich liebe dich.

Tia Norma und Nana, danke euch beiden für alles, was ihr für unsere Familie und für Elle tut. So viele Überstunden und Wochenendspielstunden mit Elle, damit ich an diesem Buch arbeiten konnte. Ohne euch beide hätte ich es nicht geschafft.

Am wichtigsten ist mir der Dank an meine Mutter und meinen Vater, dass sie mich Backen und Kochen gelehrt und mir die nährende Kraft des Essens beigebracht haben. Ich liebe euch und ich vermisse euch beide!

Adressen und Bezugsquellen

Auf meiner Webseite amymd.io/cookbook finden Sie eine praktische Liste mit Links zu den in diesem Buch angegebenen Bezugsquellen sowie einen kostenlosen Geschenkgutschein im Wert von 10 US-Dollar, der Ihnen auf Einkäufe in meinem Online-Shop angerechnet wird.

Amy Myers MD Online

Verbinden Sie sich online mit mir, um hilfreiche Informationen und Tipps zu erhalten.

Meine Website: amymyersmd.com
Die Myers-Community: amymyersmd.com/community
Facebook: www.facebook.com/amymyersmd
Twitter: //@amymyersmd
Instagram: @amymyersmd
Pinterest: www.pinterest.com/amymyersmd

Begleitmaterial zur Myers-Methode

Auf meiner Website amymyersmd.com finden Sie unter anderem folgende Angebote zum Bestellen:

The Autoimmune Solution (englische Originalfassung des Buches *Die Autoimmun-Lösung*)

The Thyroid Connection (englische Originalfassung des Buches *Die Schilddrüsen-Revolution*)

The Autoimmune Solution Summit (Interviews mit Forschern, Wissenschaftlern und Ärzten zum Thema Autoimmunerkrankungen)

The Thyroid Connection Summit (Interviews wie oben zum Thema Schilddrüsenerkrankungen)

The Myers Way Autoimmune Solution Program (Das Autoimmun-Lösungs-Programm)

The Myers Way Candida Breakthrough Program (Hilfe bei Candida-Pilzen)

The Myers Way SIBO Breakthrough Program (Hilfe bei DDFB)

The Myers Way Leaky Gut Breakthrough Program (Hilfe bei durchlässigem Darm)

The Myers Way Parasite Breakthrough Program (Hilfe bei Parasiten)

The Myers Way Guide to the Gut eCourse (E-Kurs zum Thema Darmerkrankungen)

The Myers Way Elimination Diet eCourse (E-Kurs, mit dem Sie die für Sie beste Ernährungsweise herausfinden können)

The Myers Way Meal Planning Tool (Tool zur Mahlzeitenplanung bei Durchführung der Myers-Methode)

Functional Medicine

Ärzte für Functional Medicine identifizieren und behandeln die Ursachen Ihrer Symptome.

Amy Myers MD Wellness Coaching

Meine als Wellness-Coach fungierende Mitarbeiterin ist eine lizenzierte Ernährungsberaterin. Sie arbeitet an meiner Seite und berät Patienten aus aller Welt, die an Autoimmunerkrankungen, Schilddrüsenkrankheiten, Darminfektionen und anderen chronischen Gesundheitsproblemen leiden. Sie kann Sie bezüglich spezieller Diäten, empfohlener Nahrungsergänzungsmittel, Labortests, Zielsetzungen und Zuständigkeiten beraten. Informieren Sie sich und vereinbaren Sie einen Termin unter amymd.io/wellness.

Das Institute for Functional Medicine (IFM)

Ich selbst wurde an diesem Institut ausgebildet. Wenn Sie keinen Termin mit meiner Wellness-Coach-Mitarbeiterin vereinbaren können, empfehle ich Ihnen, die Website des IFM (www.ifm.org) zu besuchen. Unter »Find a practitioner« können Sie Ihr Land eingeben und finden dann einige Ärzte und Ärztinnen aufgeführt, die Functional Medicine praktizieren. Die Functional Medicine identifiziert und behandelt Krankheitsursachen und bedient sich dabei einer systembiologischen Methodik. Arzt und Patient arbeiten in einer therapeutischen Partnerschaft zusammen. Dieser evolutionäre Fortschritt in der angewandten Medizin wird den Anforderungen an das Gesundheitssystem im 21. Jahrhundert besser gerecht.

IFU – Institut für Functional Medicine und Umweltmedizin

Das Institut für Umweltmedizin (www.ifu-wolfhagen.de) mit Sitz im nordhessischen Wolfhagen wurde vor mehr als 30 Jahren von dem international tätigen Umweltmediziner und Buchautor Klaus-Dietrich Runow gegründet. Das IFU Diagnostic Center ist offizieller Lizenzpartner der größten US-amerikanischen Laboratorien auf dem Sektor der Umwelt- und Ernährungsmedizin.

Das Online-Programm der Myers-Autoimmun-Lösung

Egal, an welcher Stelle der Autoimmunskala Sie sich gerade befinden, das The Myers Way Autoimmune Solution Program bietet Ihnen die Werkzeuge und Informationen, die Sie benötigen, um Ihren Körper, Ihre Gesundheit und Ihr Wohlbefinden zu unterstützen. Das Programm ist vollgepackt mit informativen Ressourcen und befähigenden Tools, die helfen, das bewährte Programm meines *New York Times* Bestsellers *Die Autoimmun-Lösung* in die Praxis umzusetzen. Alles Weitere finden Sie auf amymd.io/autoimmunity.

Gesunde Ernährung

The Myers Way Meal-Planning-Tool: Dies ist ein interaktives Tool, mit dem Sie Hunderte von Rezepten, die der Myers-Methode entsprechen, durchsuchen können, um einen individuellen wöchentlichen Speiseplan und eine personalisierte Einkaufsliste zu erstellen. Sie finden das Tool unter amymd.io/mealplan.

Die Ausstattung Ihrer Küche

Hier sind einige meiner Lieblingsprodukte und -marken, die Ihnen helfen, Ihre Küchenausstattung zu optimieren und Ihre toxische Belastung zu reduzieren.

Backutensilien

- **Edelstahl-Backbleche:** Die meisten Backbleche sind aus Aluminium gefertigt, das in die Lebensmittel eindringen kann. Edelstahl ist eine bessere Alternative.
- **Backformen aus Glas:** Gläserne Backformen gibt es in vielen Größen und Varianten; sie sind unglaublich langlebig. Eine bekannte und hochwertige Marke ist Pyrex (die Produkte finden Sie zum Beispiel unter https://www.purenature.de/pyrex).
- **Standmixer von KitchenAid:** Diese Geräte erledigen schnell wieder-

kehrende Kochaufgaben wie das Vermischen von trockenen Zutaten, das Pürieren von Wurzelgemüse und das Kneten von Teig. Einige Modelle haben sogar Spiralschneider- und Küchenmaschinenaufsätze (www.kitchenaid.de).

Küchenutensilien

- **Messbecher aus Glas:** Solche Messbecher sollten in Ihrer Küche auf keinen Fall fehlen. Sie ermöglichen es Ihnen, heiße Zutaten sicher und plastikfrei zu messen.
- **Messlöffel aus Edelstahl:** Edelstahl ist robust, langlebig und stellt eine gute Alternative zu herkömmlichem Kunststoffmesszubehör dar, wie es in Küchen vielfach zum Einsatz kommt.
- **Fleischthermometer:** Es ist sehr wichtig, sicherzustellen, dass Fleisch gut durchgegart wird, um allen am Esstisch einen sorglosen Genuss zu ermöglichen. Der superschnelle Thermapen von ThermoWorks zum Beispiel misst die Innentemperaturen in 2 bis 3 Sekunden (siehe www.thermoworks.com).
- **Messer:** Ohne zuverlässige Kochmesser geht beim Kochen gar nichts! Einige Qualitätsmarken, auf die ich mich verlasse, sind Global (www.global-messer.shop), Henckels (de.zwilling-shop.com) und Shun (https://www.kai-europe.com/kitchen/shunclassic.php?lang=de).

Mixer, Küchenmaschinen und Entsafter

- **Vitamix Mixer:** Vitamix ist einer der Marktführer bei Mixgeräten. Die Vitamix-Geräte eignen sich ideal für die Zubereitung von Smoothies oder das Mixen von Suppen und Saucen. Besuchen Sie www.vitamix.com/de/de_DE.
- **NutriBullet Mixer:** Mit einem der praktischen NutriBullet Mixer mixen Sie Ihren Smoothie direkt in einen Becher hinein. Dann setzen Sie den Deckel auf den Becher und können ihr gesundes Getränk überallhin mitnehmen(www.nutribullet.de).

- **Breville Entsafter:** Meine Lieblingsentsafter sind diejenigen, bei denen die größtmögliche Menge von Nährstoffen und Ballaststoffen erhalten bleibt. Breville kann genau das garantieren. Ich bevorzuge Saftpressen und »Slow Juicer«, die mit wenigen Umdrehungen auf eine schonende Weise für eine große Saftausbeute sorgen. Alle Modelle im Überblick finden Sie auf www.sageappliances.com/de/de/home/index.html.
- **Cuisinart Küchenmaschine:** Für größere Portionen von Lebensmitteln wie Suppen, bei denen die Zutaten gut vermischt werden müssen, ist eine Küchenmaschine definitiv nützlich. Beispiele finden Sie unter www.cuisinart.de/c62/kuechenmaschinen/.
- **Pürierstab:** Ein Pürierstab, auch Stabmixer oder Zauberstab genannt, eignet sich zum Pürieren von Obst und Gemüse wie zum Mixen von Flüssigkeiten. Er ist super einfach zu reinigen (siehe zum Beispiel www.cuisinart.de/c57/stabmixer/).

Schnellkochtöpfe und Schongarer

- **Crock-Pot Schongarer:** Ein Schongarer macht die Zubereitung von Speisen so einfach! Alle Zutaten in den Topf geben, einschalten und ein paar Stunden garen lassen. Ich kann mir ein Küchenleben ohne Schongarer nicht mehr vorstellen. Besuchen Sie www.crockpot.com.de.
- **Instant Pot:** Dieses großartige kleine Gerät ist ein Alleskönner. Es kann als Schnellkochtopf, Schongarer, Sauteuse, Joghurtbereiter und vieles mehr genutzt werden. Weitere Informationen finden Sie auf www.wunderpot.de.

Töpfe und Pfannen

- **Le Creuset:** Dieses Unternehmen bietet eine große Auswahl an Koch- und Backgeschirr, das unglaublich langlebig und noch dazu schadstofffrei ist: www.lecreuset.de.
- **Staub:** Eine weitere großartige Marke für gusseisernes und ungiftiges Kochgeschirr! Und das Beste: Alles ist in einer Vielzahl

von lustigen Farben erhältlich. Sie finden die Modelle unter de.zwilling-shop.com/Nach-Hersteller/STAUB/.

Toxine reduzieren

- **DVD und Rezept-E-Book:** Auf meiner Webseite amymd.io/toxinfree können Sie eine DVD kaufen, auf der ich Ihnen Schritt-für-Schritt zeige, wie Sie es ohne Verwendung von schadstoffhaltigen Reinigungsprodukten schaffen, dass Ihr Zuhause frisch duftet und picobello aussieht! Von dem dazugehörigen Rezept-E-Book können Sie die Rezepte für selbst gemachte Reinigungsmittel herunterladen oder ausdrucken, um sie beim Einkauf der Zutaten als Erinnerungsstütze mit in den Laden zu nehmen.
- **Aquasana Wasserfilter:** Eine Strategie zur Toxinreduzierung besteht darin, dass Sie Ihr Wasser durch Wasserfilter an jedem Wasserhahn reinigen oder einen Wasserfilter für das ganze Haus einbauen lassen. Ich empfehle die Wasserfilter von Aquasana (www.trinkwassershop.de).
- **HEPA-Luftfilter:** Die Luft sollten Sie zu Hause und/oder im Büro mit einem Schwebstofffilter (HEPA) reinigen. Solche Filter scheiden kleinste Staub- und Rauchpartikel und andere Schadstoffe aus. Meine Lieblings-Luftreiniger von IQAir entfernen auch die kleinsten Partikel aus der Luft, einschließlich Viren, Haustierhaaren, Staubmilben und sogar Zigarettenrauch; besuchen Sie zum Beispiel www.oeko-planet.com.

Stress abbauen

- **HeartMath Inner Balance:** Bei Nutzung der iPhone-App »Inner Balance« befestigen Sie einen Sensor am Ohrläppchen, um über den Puls den Herzrhythmus zu messen und bewusst wahrzunehmen. Diese Biofeedback-App ist super einfach zu bedienen: www.heartmathdeutschland.de.
- **Muse Meditationsstirnband:** Wenn Sie meditieren möchten, empfehle ich Ihnen das smarte Stirnband »Muse«. Es verwendet sieben Sensoren, um zu messen, ob Ihr Geist ruhig oder aktiv ist, und übersetzt diese Daten dann in Wettergeräusche. Wenn Sie ruhig sind, hören Sie ruhige Wetterge-

räusche; wenn Ihr Geist umherschweift, wird das Wetter stürmischer, und Sie werden zurück in einen entspannten Zustand geführt. Besuchen Sie www.choosemuse.com.

- **Binaurale Beats:** Mitte des 19. Jahrhunderts fanden Physiker heraus, dass wenn den beiden Ohren Schall mit unterschiedlicher Frequenz zugeführt wird, das Gehirn eine dritte Frequenz erzeugt, um die beiden anderen zu synchronisieren. Diese dritte Frequenz kann dazu genutzt werden, Ihren Geist in einen entspannteren Zustand zu bringen, indem Sie sich leichter von Ihren Sorgen abkoppeln und sich positiver gestimmt fühlen. Weitere Informationen finden Sie auf amymd.io/binaural.
- **Infrarotsaunen von Sunlighten:** Infrarotsaunen sind ein wirksames Mittel zur natürlichen Heilung und Vorbeugung von Krankheiten. Wenn Sie sich keine eigene einbauen lassen möchten, können Sie ja stattdessen eine öffentliche Sauna oder eine in einem Fitnessclub aufsuchen.
- **Brille mit gelben Gläsern:** Genügend Schlaf ist entscheidend für Ihre Gesundheit und Ihr Wohlbefinden. Dies gilt insbesondere, wenn Sie krank sind und versuchen, wieder gesund zu werden. Meine Gelbbrille ist mir eine sehr große Hilfe, um meinen Körper langsam auf die Nacht einzustellen, damit ich dann erholsamen Nachtschlaf finde. Gehen Sie auf amymd.io/amber; dort finden Sie weitere Informationen.

Register

30-Tage-Programm   10, 15, 53, 75, 87, 89, 288, 295
4-A-Methode (Abschaffen, Aufbauen, Ansiedeln, Ausbessern)   33 ff.
Ablation   21 f.
Acetyl-Glutathion   304 f.
ADHS (Aufmerksamkeitsdefizit-Hyperaktivitätsstörung   26
Adressen und Bezugsquellen   311–318
Agglutinine   38
Ahornsirup   15, 75 f., 90, 108 ff., 112, 139, 158, 162, 170, 187, 203, 216, 227, 235, 244, 246–251, 256, 258, 263, 265
Algen   52 f., 166, 178, 265
Alkohol   33, 38, 89, 291, 296 f., 305
Aluminium   53, 62, 92, 111, 116, 238, 244
– Kochgeschirr aus   92, 314

Aminosäuren   35, 57, 65, 72 ff., 117, 294, 303, 306
Angst(zustände)   21 ff., 26, 28, 36, 299
Antazide   32
Antibabypille   32
Antibiotika   32, 49 f., 57 f., 60, 67 f., 72 ff., 167, 303, 306
Antigene
– entzündliche   307
– kryptische   41
Antihaft-Kochgeschirr   92
Antioxidantien   50, 63 f., 70, 76, 93, 113, 119 f., 127, 132, 134, 137 f., 305
Antirheumatika, nicht steroidale (NSAR)   32
Arbeitszeiten, lange   44
Arthritis, rheumatoide   14, 24, 42 f., 49
Aspirin   32
Atmen, tiefes   44

Augen, trockene 26
Auswärts essen 11, 288 ff.
Autoimmunerkrankungen
– Symptome von entzündlichen 26
– Symptomerfassung der Myers-Methode 27–30
Avocado 86 f., 101, 103 ff., 121 f., 151, 160 f., 181, 225 f., 236, 241, 248, 263, 267, 269, 283
Avocadoöl 54 ff., 77, 84, 87, 91, 101 ff., 106, 118, 150–153, 155, 158 f., 168, 170–174, 178, 182, 184, 187, 190 f., 194 ff., 199, 200–204, 208, 213 ff., 231, 239, 242

Backpapier 96
Backpulver 53, 109 ff., 116, 175 f., 183, 238, 244, 246, 248, 250 f., 254, 258, 272 ff., 276
Backutensilien 314
bakterielle Fehlbesiedelung 23, 32, 34, 99, 243, 263, 269
Ballaststoffe 65, 70 f., 161, 233, 235, 316
Basisrezepte 77–83
Beilagen 197–210
Beziehungsprobleme 44
Bifidobacterium 34, 302
Binaurale Beats 318
Bio-Labels 48
Bio-Lebensmittel 39, 48, 50 f., 71, 86 f., 167, 285
– mehr Nährstoffe in 50
Blaulichtbelastung 292

»Blaulichtblocker«-Brille 292, 318
Blei 38
Blutzuckerspiegel 76, 99, 112, 120, 294

Cadmium 38, 50
Campylobacter 42 f.
Candida-Hefepilze 23, 33, 75, 263, 300 f., 312
Chemikalien 11, 38 ff., 51, 54, 57, 67 f., 91, 211, 270, 275 f.
Clean Fifteen 51, 71
Cocktails, alkoholfreie 74, 88, 136, 144, 264
Colitis ulcerosa 14, 24
Cortisol 43 f.
Curcumin 63, 137, 304
– fettlöslich 304, 307

Darm 12, 16, 23, 32–35, 40, 53, 71, 73 f., 83, 136, 139 f., 304 f., 307
– durchlässiger 23, 32–36, 38, 43, 57, 74, 117, 301 f., 306, 312
– heilen 32–35, 48, 52, 73 f., 83, 106, 112, 117, 130, 143, 149–157, 168, 175, 177, 179, 181 f., 184–188, 191, 196, 204, 210, 214, 216 ff., 229, 253, 263 f., 294, 297, 306
– Reizdarmsyndrom 22
Darmbakterien, gute 70, 235
Darmbarriere 73
Darmgesundheit 9, 14, 24, 34, 55, 63, 73, 163, 260, 305–308
Darminfektionen 32 ff., 313

Darmmikrobiom 70, 302
Darmprobleme 23, 300, 302, 305, 308, 312
Depressionen 25 f., 28, 36, 291
Desserts 243–262
Diabetes 23
– Typ 1 14
– Typ 2 71
»Dirty Dozen« 51 71
Docosahexaensäure (DHA) 58
Dünndarm 23, 37
Dünndarmfehlbesiedelung (DDFB) 32 ff., 72, 75, 87, 99, 243, 263, 269, 300, 312

Edelstahl-Kochgeschirr 91
Eicosapentaensäure (EPA) 58
Eier 72, 99
Einkauf(en) 15, 44, 47 f., 51 f., 55, 301, 311, 314, 317
– Mengen, große 51 f.
Energie 10, 17, 23, 28, 99, 130, 131, 229, 234, 252 f., 268 f., 283 f., 291 ff.
Entgiftung 39 f., 133, 264, 301, 304
Entsafter 16, 93 f., 130, 315 f.
Entzündungen 27, 30, 33, 36 f., 39, 44, 58, 75, 133, 296, 298 f., 302, 304, 307
– akute 25
– Bauchspeicheldrüsen- 26
– chronische 26
– Lungen- 13
– Nahrungsergänzungsmittel bei 304

– systemische 138
Entzündungshemmer (NSAID)/ Lebensmittel 32, 52, 55, 57, 60 f., 63 ff., 71, 83, 119, 125, 131, 133, 136 f., 140, 143, 153, 189, 291, 302, 304 f.
Entzündungsmarker/-werte 11, 26, 29 f., 40, 75, 297
Entzündungssymptome 15, 38
Epstein-Barr-Virus (EBV) 42, 44
Erdmandelmehl 70, 87 f., 99, 109 ff., 183, 244, 258, 260
Ernährung 9, 24, 38, 40, 43, 63, 70, 97, 130, 281, 296 f., 309, 312 f.
– bei spezifischen Krankheitsbildern 263–269
– gesunde 37, 58, 314
– glutenfreie 14
– schlechte/falsche 9, 34, 44, 57, 72 f., 286, 300, 302
– vegetarische 281
Ernährungsmedizin 313
Ernährungsumstellung 10, 12, 15 f., 35, 38, 52, 281–284
Essenseinladungen, private 290
Essig 53, 74, 83, 88, 114, 158 ff., 162, 164 ff., 179, 182, 185 f., 195, 213–217, 220–224, 228, 250 f., 254, 269, 277

Farbstoffe, künstliche 67
Fasano, Alessio 32
Fette 53–57, 65, 84, 87, 89, 126
– Avocadoöl 54 ff., 77, 84, 87, 101 ff., 106, 150–153, 155, 158 f.,

168, 170–174, 178, 182, 184,
187, 190 f., 194 ff., 199–204, 208,
213 ff., 231, 239, 242
– gehärtete   56, 89, 296
– gesunde   87, 118, 121 f., 234
– Kokosöl   51, 55, 65, 84, 87,
109 ff., 114, 119, 137, 172, 175 f.,
227, 232, 234 f., 246–251, 256,
258, 273 f.
– Olivenöl   54 ff., 87, 91, 152,
158 ff., 162, 164 ff., 183, 195, 208,
212, 214, 221, 223–226, 228, 233,
238, 275 f., 289
– Palmin soft   56 116, 213, 244 f.,
248–251, 254, 260
– in Plastikflaschen   54
– Rauchpunkt   54–57, 65
– Sesamöl, geröstetes   56 f., 157,
178, 189, 194, 219
Fibroblasten   73
Fibromyalgie   14, 42
Fieber   25
– rheumatisches   42
Fisch   48, 56, 66–69, 95 f., 114,
153, 164, 167, 184, 198, 206, 210,
212 f., 218, 226, 228, 236, 289, 189
– aus Wildfang   86
– Wildfisch   67 f.
– Zuchtfisch   67
Fischkonserven   89
Fischöl   300, 302, 306
Fischsauce   57, 157, 178, 194, 210,
219, 242, 269
Fischsuppe   149
Flavonoide   50, 132 138

Fleisch   16, 23, 48–51, 57–60, 63,
67 f., 72, 89, 94 ff., 167, 218 ff., 267
– Bison-   181
– Geflügel   43, 50 f., 57, 59 f., 86,
96, 167, 175, 191, 203, 216, 218,
242, 289
– Hühner-/Hähnchen-   52, 101 f.,
150 f., 163, 170, 172 ff., 194, 196,
217, 228, 242, 265 f., 268, 284, 288
– Lamm-   60, 86, 190, 195, 216, 266
– Putenhack-   102, 106, 157, 167,
175 f., 264, 266
– Rind-   50, 58 ff., 86, 173,
177–181, 203, 240, 289
– Schweine-   50, 60, 86, 173,
185–188, 194, 196, 203
– Trocken-   240, 268, 286
– Weide-   58 f., 72, 86, 177–181,
283
Fleischthermometer   59, 96, 169,
171, 195, 315
Früchte, gefriergetrocknete   71, 252
Frühstück   11, 17, 69, 99–116, 126,
128 f., 263
Fruktose   75
Functional Medicine   10, 12, 23,
25, 312 f., 335

Geflügel   43, 50 f., 57, 59 f., 86, 96,
167, 175, 191, 203, 216, 218, 242,
289
Gehirn,   vernebeltes 26 f., 36
Gelatine   72, 74, 83, 110 f., 175 f.,
202, 237, 243 f., 246, 248, 250 f.,
254, 258

Gelenkschmerzen 17, 25 f., 28, 299
Gemüse 16, 34, 47 f., 51 f., 54, 56
 61, 69 ff., 83, 86 ff., 93–96, 103,
 106, 114, 117 f., 130, 134, 145,
 147, 149 f., 152–160, 164 ff., 170 f.,
 173 f., 176 f., 179, 183, 186 f.,
 189, 191, 194 f., 197, 199–203,
 205–214, 218 ff., 222, 230–233,
 236, 238, 242, 265–268, 283, 289,
 315 f.
Gemüsehobel 95
genetisch veränderte Organismen
 (GVO) 38 f., 48, 60, 72 ff., 89,
 167, 300, 303
Gesichtsausschlag 25
Getränke 64, 74, 88, 93, 117, 123,
 130, 135 ff., 138, 144, 147 f., 264,
 287, 297 f., 303, 315
Getreide 16, 23, 35–38, 47, 59, 67,
 68 f., 72, 89, 109, 281, 283, 289,
 296, 298
Gewichtsabnahme 21, 28, 282
Gewichtszunahme 22, 25, 299
Gewürze 16, 37, 47 f., 60 f., 74, 77,
 88, 103, 106, 125, 139 f., 177, 182,
 201, 204, 214, 231 f., 246, 289
– Ingwer 61 f., 80, 88, 125, 128 f.,
 131, 133 f., 137, 139 f., 143 f., 150,
 153, 157, 166, 178, 189, 191 f.,
 217, 219, 221, 241, 246, 253, 256,
 266
– Kurkuma 61, 63, 88, 125, 137,
 150, 153, 191 f., 249, 304
– Meersalz 62 ff., 77, 83, 88,
 101–104, 106–110, 114, 116,

152–156, 159 f., 162–166, 168
170, 172, 174–177, 179–183,
190 f., 193 f., 196, 198 f., 201 f.,
205 ff., 212–216, 220–224, 226,
229, 231 ff., 236, 238 f., 244, 246 f.,
252, 256, 258, 260 f., 272, 274, 286
– Pfeffer (weiß/schwarz) 61, 78, 88,
 101–104, 105, 137, 140, 152–155,
 159, 162–165, 168, 170, 172,
 174–177, 179, 182, 190–194, 196,
 198 f., 201 ff., 205 ff., 216, 218,
 220 ff., 224, 226, 231 f., 234
Giftstoffe 23, 39, 91, 135, 294
Glasbehälter 91
Glukose 62, 75
Glukose-Fruktose-Maissirup
 (GFS) 296
Glutathion 40, 155, 304 f.
Gluten 10, 16, 23, 32 f., 35–38, 41,
 72, 89, 211, 282 f., 295 f., 307
glutenfrei 11, 14, 16, 35 ff., 47, 65,
 68 f., 89, 96, 284, 289, 295, 298
Glutensensitivität 35 f.
Golfen 44
Goitrogene 70
Grundnahrungsmittel für Auto-
 immunpatienten 48
Guarani-Indianer 76
Guillain-Barré-Syndrom 42 f.
Gusseisen-Kochgeschirr 91

Haarausfall 22, 26, 28
Hashimoto-Thyreoiditis 14, 24,
 33, 42, 70, 301
Hauptspeisen 167–196

Hautausschläge 17, 299
Hautprobleme 35 f.
Hefepilze 23, 32, 34, 72, 75, 87, 99, 243
HEPA-Luftfilter 39, 317
Herbizide 39, 48, 50
Herzerkrankungen 55, 71
Herzklopfen 21 f.
Herz-Kreislauf-Erkrankungen 26, 71
Histaminintoleranz 269
Honig 75, 90, 109, 111, 159, 164, 178, 182, 188 f., 210, 215, 217 ff., 221, 223, 242, 258, 266
Hormone 36, 57 f., 64, 67, 91, 120, 291 ff.
– als Medikament 32
– Schilddrüsen- 21 f., 58, 91, 166, 240, 302
– Schilddrüsenhormonpräparat 287
– Schlaf- 292 f.
– Stress- 43 f.
– als Tierfutter-Zusatz 60, 72 ff., 167, 303, 306
– Wachstums- 49, 57
Hülsenfrüchte 11, 16, 23, 35, 37 f., 72, 89, 281, 296, 298
Hyperaktivität 26, 28

Ibuprofen 32
Immune-Booster 305, 307
Immunsystem 12, 14, 24 f., 32 f., 36–41, 43 f., 56 ff., 69, 72, 76, 83, 93, 99, 113, 120, 122, 132 f., 154, 162, 212, 270 f., 283, 297, 302, 305

Infektionen 9, 12, 16, 23, 25, 27, 29, 34, 40, 43 f., 49, 100, 133, 243, 297
– bakterielle, und Autoimmunität 42 f.
– Darm- 32 ff., 313
– heilen 40 f.
– Klebsiella- 43
– Virus- 41
Infektionsraten, erhöhte 25
Infrarotsauna 40, 293, 318
Ingwer 61 ff., 80, 88, 125, 128 f., 131, 133 f., 137, 139 f., 143 f., 150, 153, 157, 166, 178, 189, 191 f., 217, 219, 221, 241, 246, 253, 256, 266
Instant Pot 94

Jahreszeiten, anpassen an 293

Kakao 64, 254, 269
Kakaonibs 64, 127
Kakaopulver 80, 88, 90, 250
– geröstetes 64
– rohes 64
– ungesüßtes 138 f., 142, 248, 252, 254, 261 f.
Kälteempfindlichkeit (Hände, Füße) 25
Keramikbeschichtung 92
Klebsiella-Infektion 42 f.
Knoblauch 48, 77, 83, 85 f., 88, 95, 102 ff., 106, 150 ff., 154 ff., 159, 164, 168, 170–179, 181 f., 184, 187, 189–196, 201, 203–209, 211,

212–215, 218–222, 225, 228, 231 ff., 236, 239, 242, 263, 266
- rösten   85, 263

Kochen auf Vorrat   52

Koffein   33, 38, 88 f., 140, 291, 296, 298

Kokosnuss   64 ff., 229, 234, 248, 266, 284
- Kokos Aminos/Coconut Aminos   64 f., 157, 166, 173, 178, 188 f., 193 f., 210, 217 ff., 242, 269
- Kokos(blüten)zucker   15, 66, 75, 90, 139, 144 f., 243 f., 249 ff., 254, 256, 260
- Kokosbutter   48, 65, 80 f., 87, 113, 126, 234 f., 246 f., 253, 262 f.
- Kokoschips   65
- Kokoscreme   66, 82, 87 f., 153, 156, 205, 239, 249, 268
- Kokosfett   54, 56, 65 f., 110, 118, 234 f., 244, 252 f., 262
- Kokosflocken   65, 108, 261
- Kokosjoghurt   48, 66, 82, 87 f., 108, 115, 220, 263, 284
- Kokosmehl   65, 69, 87 f., 110, 114, 116, 175 f., 193, 243, 246, 248–251, 254, 256, 258
- Kokosmilch   48, 63, 65 f., 77, 79, 82, 87 f., 110, 112 f., 116, 118 ff., 124–129, 137–142, 153–156, 172 f., 191 ff., 196, 206, 222, 246, 250 f., 254 ff., 258, 261, 263
- Kokosöl (Kokosfett)   51, 55 f., 65, 84, 87, 91, 109 ff., 114, 119, 137, 172, 175 f., 227, 232, 234 f., 246–251, 256, 258, 273 f.
- Kokosprodukte   16, 69
- Kokosraspel   65, 79 ff., 108, 112 f., 193, 230, 252
- Kokossahne   66, 87 f., 112, 261
- Kokoswasser   118, 121, 255

Kokosöl   51, 55 f., 65, 84, 87, 91, 109 ff., 114, 119, 137, 172, 175 f., 227, 232, 234 f., 246–251, 256, 258, 273 f.

Kokos(blüten)zucker   15, 66, 75, 90, 139, 144 f., 243 f., 249 ff., 254, 256, 260

Kollagen   35, 73 f., 83, 113, 130, 137, 140, 234, 294, 306
- Darmheilungs-Kollagentee   73, 143, 264, 294, 306

Kollagenprotein   73, 86, 306

Kollagenpulver   72 ff., 112 f., 117–130, 137, 139 ff., 143, 234, 252, 262, 306

Kompromisse   285

Kopfschmerzen   26 f., 299

Körperpflegemittel/-produkte   17, 37 ff., 270, 272 ff., 287, 300

Kräuter   16, 47 f., 52, 60, 66 f., 77, 86, 88, 94, 101, 123, 144, 150 f., 165, 167 f., 177, 195 f., 199, 212, 220, 224, 265 ff., 286, 290

Kräutertee   110 f.

Kreatin-Phosphokinase-(CPK)-Werte   12

Krebs   24 f., 49 f., 57, 71, 92, 304
- Bauchspeicheldrüsen-   21

– Brust- 49, 57
– Prostata- 49, 57
Kreuzblütler-Gemüse 70, 155 f.
Küchenmaschinen 77, 80 f., 94, 109
   112, 136, 139, 148, 152–156, 180,
   195, 205, 212–217, 223, 225, 228,
   233, 235, 252, 315 f.
Küchenutensilien 16, 45, 90–96,
   315
– Kochgeschirr 90 ff., 193, 316
– Kochgeschirr, gesundes 91
– Kochgeschirr zum Entsorgen 92 f.
– Küchengeräte 93 ff.
– Utensilien, weitere 95 f.
Kuhmilch 89, 282, 296
Kupfer 56, 163
– Kochgeschirr aus 92 f.
Kurkuma 61, 63, 88, 125, 137, 150,
   153, 191 f., 249, 304
Kurkumin (fettlöslich) 304, 307
Kusskrankheit 42

Lactobacillus 34, 302
Laktose 11, 33, 284, 298
Lammfleisch 60, 86, 190, 195, 216,
   266
Laurinsäure 69
Leaky-Gut-Syndrom 23, 32, 312
   (siehe auch Darm, durchlässiger)
Lebensmittel 11, 15, 32, 35 ff., 38 f.,
   44, 47 f., 50 f., 62 f., 71 f., 90 f.,
   94 f., 155, 230, 282 f., 285, 288,
   295, 300, 316
– entzündungsfördernde 9, 32 f.,
   38, 43, 66, 72, 89

– frittierte 172
– glutenfreie 289
– glutenhaltige 10, 36, 89
– Histamingehalt in 269
– Metalle in 91 ff., 314
– »Niemals«-Lebensmittel 38, 285,
   288, 295 f.
– Online-Bezugsquellen 17
– schädliche 38
– toxische 89, 91 f.
– verarbeitete 50, 89
– vollwertige 9, 282 f.
– zum Aussortieren 15 f., 89
– zum Genießen (Liste) 15 f., 86 ff.
– zum gelegentlichen Naschen 90
Lebensstil 10, 15, 24, 32, 47, 279,
   283, 286
Leber 22, 40, 63, 143
– zum Essen 86
Lektine 37
L-Glutamin 35, 306 f.
Lichtempfindlichkeit 25
Licht(quellen) 292
Linolsäure (CLA) 58
Lupus 14, 25, 42, 49

Maniokmehl 69, 87 f., 111, 114,
   116, 172, 175, 183 f., 202, 238,
   246, 250 f., 254
Maranta-Mehl 69
Medikamente 12 ff., 21–25, 32 ff.,
   50, 287, 297
Meditation 44, 293, 317
Meeresfrüchte 16, 48, 50 f., 67
Meersalz 62 ff., 77, 83, 88,

101–104, 106–110, 114, 116, 152–156, 159 f., 162–166, 168 170, 172, 174–177, 179–183, 190 f., 193 f., 196, 198 f., 201 f., 205 ff., 212–216, 220–224, 226, 229, 231 ff., 236, 238 f., 244, 246 f., 252, 256, 258, 260 f., 272, 274, 286
Mehle, glutenfrei und getreidefrei   68 ff.
– Erdmandelmehl   70, 87 f., 99, 109 ff., 183, 244, 258, 260
– Kokosmehl   65, 69 ff., 87 f., 110, 114, 116, 175 f., 193, 243, 246, 248–251, 254, 256, 258
– Maniokmehl   69, 87 f., 111, 114, 116, 172, 175, 183 f., 202, 238, 246, 250 f., 254
– Pfeilwurzelmehl (Maranta-Mehl)   69, 88, 109 f., 114, 116, 183 ff., 191 f., 243 f., 246, 248–251, 254, 256
Melasse   61, 76, 90, 128, 216
Melatonin   292 f.
– Kapseln   293
Messer   95
Methotrexat   12 f.
Methylierungsunterstützung   303, 307
Migräne   27
Mikroben   32 f.
Mikrovilli   37
Milch (Kuh-/Tier-)   49, 57, 89, 126, 283 f., 296 ff.
Milchprodukte   10, 23, 33, 38, 50, 72, 89, 281, 295

– Alternativen zu   88, 284 f
Mineralien   57, 62, 70, 75 f., 130, 161, 233
Mixer   16, 77, 79 ff., 93 f., 109, 111 ff., 118, 137 f., 148, 153, 176 180, 195, 212–217, 223, 225, 235, 244, 246–249, 251, 254 ff., 314 ff.
molekulare Mimikry   33, 36, 41, 43
Molke   72
Molkenprotein   89
Mononukleose   42 f.
Morbus Basedow   14, 21, 33, 42, 70, 72, 301
Morbus Crohn   14, 24
MTHFR-Genmutation   303, 307
Müdigkeit   21, 25 f., 28 36, 93, 299
Müdigkeitssyndrom, chronisches   42
multiple Sklerose (MS)   14, 24, 42 f.
Multivitamin   300 f., 306
Muttermilch   305
Myers-Methode   10–13, 15 ff., 24 f., 27, 30 f., 37 f., 40, 43 f., 47, 50, 52 f., 68, 72, 75, 90, 136, 177, 229 f., 239, 244, 270 ff., 279, 281 ff., 288, 295–298, 303, 312, 314, 335
– Symptomerfassung   16, 26–30, 299
Myers-Multivitamin   301
Mycophenolatmofetil   12

Nachtschattengewächse 38, 61, 89, 103, 191, 214, 289
Nahrung, entzündungsfördernde 9, 32 f., 38, 43, 50, 54, 66, 72, 89, 99, 126, 214, 290
Nahrung, schadstoffbelastete 9, 43
Nahrungsergänzungsmittel 40, 63, 287, 293, 300–308, 313
Naturkosmetik 39, 271, 287
Nicht-Zöliakie-Glutensensitivität 35

Obst 16, 34, 47 ff., 51, 70 f., 93–96, 115, 117, 130, 134, 160, 227, 283, 316
Olivenöl 54 ff., 87, 91, 152, 158 ff., 162, 164 ff., 183, 195, 208, 212, 214, 221, 223–226, 228, 233, 238, 275 f., 289
Omega-3-Fettsäuren 52, 58, 189, 302
Omega-3-Fischöle 300, 302, 306

Palmin soft 56, 116, 213, 244 f., 248–251, 254, 260
Palmöl 56 f., 87
Parasiten 32 ff., 312
Pestizide 38 f., 48–51, 57, 60, 67, 71, 300
Pfeffer (schwarz/weiß) 61, 78, 88, 101–104, 105, 137, 140, 152–155, 159, 162–165, 168, 170, 172, 174–177, 179, 182, 190–194, 196, 198 f., 201 ff., 205 ff., 216, 218, 220 ff., 224, 226, 231 f., 234

Pfeiffer'sches Drüsenfieber 42
Pfeilwurzelmehl 69, 88, 109 f., 116, 183 ff., 191 f., 244, 246, 248–251, 254, 256
Pfeilwurzelstärke 114, 273
Phytonährstoffe 70
Plastikflaschen 54, 285
polychloriertes Biphenylen (PCB) 67
Polymerrauchfieber 92
Polymyositis 12
Prävention 15, 39, 50
Prednison 12 f.
Probiotika 34, 82, 300, 302, 306 ff.
Prolamin 37
Propylthiouracil (PTU) 22
Proteine 28, 32, 35, 37 f., 47, 57, 72 ff., 86, 88 f., 99, 112 f., 117–130, 136 f., 139 f., 140–143, 181, 252 f., 262, 234, 284, 287, 296, 303, 305 ff.
Proteinpulver 72 ff., 112, 118–129, 142, 253, 287, 303

Quecksilber 38

Rauchpunkt von Fetten und Ölen 54–57, 65
Reaktionstest auf Nahrungsmittel 297 f.
Reinigungsmittel 17, 39, 270 f., 275 ff., 300, 317
– ökologische 40
Reisetipps 286 f.

Restaurant, essen im 52, 95, 285
    288 f., 307
Resveratrol 132, 304 f., 307
rheumatoide Arthritis 14, 24, 42 f.,
    49
Rindfleisch 50, 58 ff., 86, 173,
    177–181, 203, 240, 289

Säfte 88 f., 93, 117, 119, 122,
    130–136, 264
Salatdressings 55 f., 74, 89, 211,
    221–225, 267
Salate 149, 158–166
Salatsauce 74, 159, 221, 289
Saucen 36 f., 57, 64, 69, 74, 170,
    182 ff., 187 f., 192, 206, 211, 267,
    284, 289, 315
– Chimichurri-Sauce 195
– »Erdnuss«-Sauce 173, 217, 242,
    267 f.
– Fischsauce 57, 157, 178, 194,
    210, 219, 242, 269
– Kirsch-Grillsauce 188, 216, 267
– Senfsauce 185, 266
– Tomatensauce 214, 267, 284
– Zitronen-Rosmarin-Sauce 265
Säurerückfluss 34
Schadstoff-/-belastung 9, 12, 15, 24,
    38, 43, 48, 50, 68, 90, 270, 274,
    287, 300, 316 f.
Schalentiere 67 f., 269
Schilddrüse 11, 21–24, 33, 43, 52,
    57 f., 67, 69 f., 83, 86, 91, 93, 110,
    120, 152 f., 155, 158, 166, 212, 241,
    263, 287, 297, 301 f., 312 f., 335

Schimmel 11 f.
Schimmelpilze 12, 38, 71, 295, 301
Schlaganfall 55, 71
Senf 36, 74, 86, 106, 158 f., 163 f.,
    179, 185, 203, 209, 221, 266
Sesamöl, geröstetes 56 f., 157, 178,
    189, 194, 219
SIBO 32, 34, 263, 269, 301, 312
Schlaf 17, 83, 284, 291–294, 306,
    318
Schlafdefizit 43
Schlafgewohnheiten 293
Schlaflosigkeit 21 f.
Schlafmangel 44
Schlafstörungen/-probleme 22,
    26 f., 291, 299
Schlaf-wach-Rhythmus 291
Schnellkochtopf 94, 316
Schongarer 83, 94, 177, 186, 188,
    316
Schuppenflechte 14, 24, 55
Schweinefleisch 50, 60, 86, 173,
    185–188, 194, 196, 203
Schwermetalle 38 f., 50, 133, 301
Schwindel 21
Smoothies 35, 64 ff., 70, 72 ff.
    88, 93, 108, 113, 117–129, 136,
    263 ff., 284, 286 f., 303, 306, 315
Snacks 36, 74, 229–242, 268, 284
– auf Reisen 286
Sodbrennen 26, 28, 34
Soja 23, 54, 57 f., 64 f., 72, 89
Sojaöl 53, 290
Sojasauce 36, 64, 240, 289
Spaziergänge 44, 292 f.

Speisen, frittierte   172, 193, 289
Spiralschneider   96, 149 f., 173, 200, 315
Spielen (mit Haustier, Kind)   44
Steroide   25, 32
Stevia   76, 82, 88, 141, 146, 234, 237, 250 ff., 261 f.
Stress   9, 12, 16, 21, 23 f., 32, 34, 37, 39 f., 43 f., 52, 59, 94, 136, 272, 291, 293 ff., 297, 300, 317
Suppen   35, 52, 66, 69, 74, 83, 94, 149–157, 168, 265, 315 f.
Süßstoffe, künstliche   296
Süßungsmittel   75 f., 89 f., 235
– Ahornsirup   15, 75 f., 80, 90, 108 ff., 112, 139, 158, 162, 170, 187, 203, 216, 227, 235, 244, 246–251, 256, 258, 263, 265
– Honig   75, 87, 90, 109, 111, 159, 164, 178, 182, 188 f., 210, 215, 217 ff., 221, 223, 242, 258, 266
– Kokos(blüten)zucker   15, 66, 75, 90, 139, 144 f., 243 f., 249 ff., 254, 256, 260
– Melasse   61, 76, 90, 128, 216
– Stevia   76, 82, 88, 141, 146, 234, 237, 250 ff., 261 f.

Tapiokmehl   69
The Myers Way Collagen Protein   35, 73 f., 86, 112 f., 117–130, 136 f., 139 ff., 143, 234, 252 f., 262, 287, 306 f.
The Myers Way Gelatine   74, 86, 110 f., 175, 202, 237, 244, 246, 248, 250, 254, 258
The Myers Way Paleo Protein   72, 117 f., 284, 287, 303, 307
The Myers Way Protein   86
Toxine   9, 16, 32 f., 38 ff., 50, 54, 57, 90, 133, 270 f., 297, 303 f., 317
Transfette   53, 89, 296
trinken, genug   287
Trockenfrüchte   71 f., 75, 230, 269

Umweltbelastung (Luft, Wasser)   39
Ungleichgewicht, hormonelles   36
Unruhe   28

Verdauungsenzyme   34, 307
Verdauungsstörungen   23, 26, 28
Vier-Säulen-Programm   12, 16, 25, 31, 40, 43, 295
Viren   33, 41, 44, 317
Vitamine   53, 57, 70, 130, 149, 161 f., 300 f., 306
– fettlösliche   53
– Vitamin A   53, 132, 152 ff., 301
– Vitamin B   122, 127, 131, 152
– Vitamin B_6 76, 303
– Vitamin B_{12} 303
– Vitamin C   73, 132, 233, 301
– Vitamin D   53, 292, 300–303, 306
– Vitamin E   53, 55 f., 132
– Vitamin K   53, 300, 302 f., 306
Vitamin-B_{12}-Mangel   26

Wachstumshormone 49, 57
Wasser filtern 39, 285, 317
Wiedereinführung von Nahrungsmitteln 295–299
Würzmittel 74, 88, 211, 267

Yersinia-Antikörper 42 f.
Yoga 44, 293

Zitronengras 62, 86, 92, 123, 242, 264, 273, 287
Zöliakie 14, 24, 35 ff.
Zonulin 32, 36
Zucker 38, 64, 66, 72, 76, 79, 89, 99, 120, 126, 129, 139, 141 f., 188, 230, 240, 243, 256, 260, 289, 291, 296, 298, 305
– Fruchtzucker 130
– Kokos(blüten)zucker 15, 66, 75, 90, 139, 144 f., 243 f., 249 ff., 254, 256, 260
– versteckte 211
Zuckeralkohol 76, 89
Zuschauer-Aktivierung 41
Zutaten 17, 40, 45, 47 f., 50, 52, 64, 68, 79 f., 85, 90, 94
– heilkräftige 15 f.
Zwiebeln 48, 77, 83 f., 86, 95, 103, 105, 153 f., 170, 179, 195, 199, 214 f., 223, 263

Rezepte Haushaltsreiniger
Allzweckreiniger 275
Badreiniger 276
Glasreiniger 277

Rezepte Körperpflegemittel
Deo, natürliches, mit Zitronengrasduft 273
Lavendel-Spa-Badesalz, stressabbauendes 272
Zahnpasta 274

Rezepte Speisen
Acai-Smoothie 113
Agua Fresca 148
Aioli 213
Apfelauflauf (Apple Crisp) 260
Aprikosen-Hühnerfleisch-Salat 163

Bananensüßspeise 258 f.
Beerensmoothie 120
Bison-Chili 181
Blattgemüse, grünes, mit Speck 309
Blumenkohlreis 77 f.
Blumenkohlsuppe, sämige 156
Brokkoli mit Knoblauch und Zitrone 208
Brombeervinaigrette 223
Brownies, cremige 248
Brühe, heilende für den Darm 83
Burger, Daddys 179
Butternusskürbis-Salbei-Suppe 154

Carolina Pulled Pork (Zupfbraten) 186
Chai-Smoothie 125
Chai Tea Latte (verbessert) 140
Chicken Nuggets 172
Cupkakes (Geburtstags-) 250f.
Curry-Karotten-Suppe 153

Darmheilungs-Kollagentee 143
Dressing der grünen Göttin 225
Entgiftungssaft, klassischer grüner 133

Erdbeer-Cheesecake-Smoothie 126
Erdbeer-Mojito 145
Erdmandelbutter 235
Erdmandelflocken 112
Erdmandelwaffeln 109
»Erdnussbutter«-Cups 262
»Erdnuss«-Sauce 217

Flankensteak, das beste asiatische der Welt 178
Fleischbällchen 180
Fleischklößchensuppe, thailändische 157
Fleischmarinade 218
Freie-Radikale-Fänger (Saft) 134
Fruchteis am Stiel 255
Fruchtkompotte 227
– Apfel-Zimt-Kompott 227
– Bananenkompott, karamellisiertes 227
– Heidelbeer-Zitronen-Kompott 227

Fruchtsnacks 237
– Apfel-Snacks 237
– Beeren-Snacks, gemischte 237
– Himbeer-Zitronen-Snacks 237
Frühstücksfrikadellen, schmackhafte 106f.
Fünf-Gemüse-Guacamole 236

Gemüse »Alfredo«, cremiges 206
Gemüsesuppe 155
Gewürzkuchen 246f.
Gurken-Meeresalgen-Salat 166

Hähnchen, gebratenes mit Kräutern 168f.
Hähnchen-Burritos 174
Hähnchenbrust, gebackene mit Süßkartoffeln und Zitronen-Rosmarin-Sauce 170
Hähnchenbrust-Rollatini mit Speck und Pesto 171
Hähnchenfleisch-Satay mit »Erdnuss«-Sauce 242
Haschee aus Putenhackfleisch und Butternusskürbis 102
Heilbutt-Piccata 184
Himbeer-Cheesecake-Energiekugeln 253
Hühner-»Nudel«-Suppe 150
Hühner-Tortilla-Suppe 151

Italian Dressing, Bettys 221

»Kartoffel«-Salat mit Kräutern 165
Ketchup 215

Kirsch-Grillsauce 216
Kirschsmoothie Sunrise 119
Knoblauch 85
Knuspermüsli mit Ahornsirup 108
Kochbananenchps 232
Kokosbutter 81 f.
Kokoscreme-Schoko-Mousse 261
Kokos-Curry-Kreation, eigene 191 f.
Kokosgarnelen 193
Kokosjoghurt 82
Kokosjoghurtparfaits 115
Kokosmilch 79
Kokosnuss-Kollagen-Energie-happen 234
Kräutervinaigrette 224
Krautsalat, würziger 164
Kürbiskuchen 256 f.
Kürbis-Milchkaffee (Pumpkin Spice Latte) 139
Kürbispfannkuchen 110

Lachs, mit Honig und Ingwer glasierter 189
Lammfleischbällchen in Salatwickeln 190
Lammfleischspieße mit Chimichurri 195
Lammkoteletts, glasierte 182
Lebkuchensmoothie 128

Mango-Avocado-Salsa 226
Manioktortillas 114
Mardi-Gras-Salat 159
Margarita-Saft, grüner 135

Marinade für asiatisches Flankensteak 219
Milch, goldene 137
Minz-Schokoladensplitter-Smoothie 127
Mississippi Roast (Rinderbraten) 177
Moscow Mule, alkoholfreier 144

Nicaragua-Salat, tropischer 160

Ofengemüse 199
Ofensüßkartoffeln, gefüllte 207

Pak Choi, gegrillter (chinesischer Senfkohl) 210
Pesto-Pizza 183
Pfannkuchen mit Wurzelgemüse 202
Pfefferminzschokolade, heiße 138
Phat Thai mit Hühnerfleisch 173
Pilze-Spargel-Blumenkohlreis-Risotto 196
Pommes frites aus Süßkartoffeln 201
Pumpkin-Spice-Smoothie 129
Püree aus Blumenkohl und Rüben 205

Ranch-Dressing 222
»Reis«, gebratener mit Gemüse 194
Rosenkohl, gerösteter mit Speck 203
Rosenkohl-Rotkohl-Salat 158

Rosmarin-Salz-Cracker 238
Rosmarin-Zitrone-Schorle 146

Safran-Blumenkohlreis 204
Sangria 147
Schokolade, cremige heiße 142
Schokoladen-Kirschen-Smoothie 124
Schokoladenrinde, dunkle 252
Schüsselpastete mit Putenhackfleisch 175
Schweinefilet mit Senfsauce 185
Schweinekoteletts mit Apfelfüllung und Ahornsirupglasur 187
Schweinerippchen, geschmorte 188
SHS-Tacos 101
Smoothie, kühner grüner 122
Smoothie mit Grünkohl, Minze und Zitronengras 123
Sonnenschein, ein Spritzer (Saft) 131
Spaghettikürbispuffer 104
Spargel, speckumhüllter 198
Spinat-Artischocken-Dip 239
Spinat-Grünkohl-Pesto 212
Sprossen 86, 281
Steckrübenhummus 233
Studentenfutter, süß-salziges 230
Sushi mit Garnelen aus Wildfang 241
Süßkartoffel-Bagels mit Räucherlachs 105

Süßkartoffelbrötchen 116
Süßkartoffel-Speck-Haschee mit Avocadocreme 103

Tapenade 228
Tomatensauce ohne Tomaten 214
Trockenfleisch 240
Tropensmoothie, grüner 121

Vanille-Kaffeeweißer, französischer 141
violette Perfektion (Saft) 132

Whoopie Pies (cremegefüllte Küchlein) 254
Wintersalat mit Ahornsirup-Vinaigrette 162
Wurzelgemüsechips 231

Zaziki 220
Zimt-Rosinen-Cookies, Annes wunderbare 244 f.
Zitronenschnitten 249
Zucchini-Basilikum-Suppe, cremige 152
Zucchini-Muffins 111
Zucchininudeln mit Spinat-Grünkohl-Pesto 200
Zwiebeln 84

Über die Autorin

Amy Myers, MD, hat die Bücher *Die Autoimmun-Lösung* und *Die Schilddrüsen-Revolution* geschrieben, die in den USA beide auf der *New York Times* Bestsellerliste landeten. Außerdem hat sie die Austin UltraHealth, gegründet, eine weltweit renommierte Klinik für Functional Medicine. Sie ist dort immer noch als leitende Ärztin tätig.

Während ihres Medizinstudiums entwickelte Dr. Myers eine autoimmune Schilddrüsenerkrankung. Damals wurde sie von der Schulmedizin im Stich gelassen und hat es sich nun zur Aufgabe gemacht, dass anderen Betroffenen dies nicht auch passiert. Sie möchte ihre Patienten in die Lage versetzen, ihre Autoimmunerkrankung einzudämmen, indem sie die Ursachen mit bewährten, natürlichen Lösungen angehen.

Dr. Myers konnte schon Tausenden von Patienten in ihrer eigenen Klinik und Zehntausenden von Menschen auf der ganzen Welt mit ihren Büchern, Online-Programmen und ihrer Website helfen.

Die Autorin lebt in Austin, Texas, mit ihrem Mann und ihrer Tochter Elle und ihrem Hund Mocha. Ihre ganze Familie lebt nach der Myers-Methode, und sie lieben es, Freunde einzuladen und ihnen köstliche Mahlzeiten zu servieren, die eine optimale Gesundheit unterstützen.

Auf der Website AmyMyersMD.com finden Sie weitere Tipps und Empfehlungen von Dr. Myers.

Autoimmunerkrankungen erfolgreich behandeln

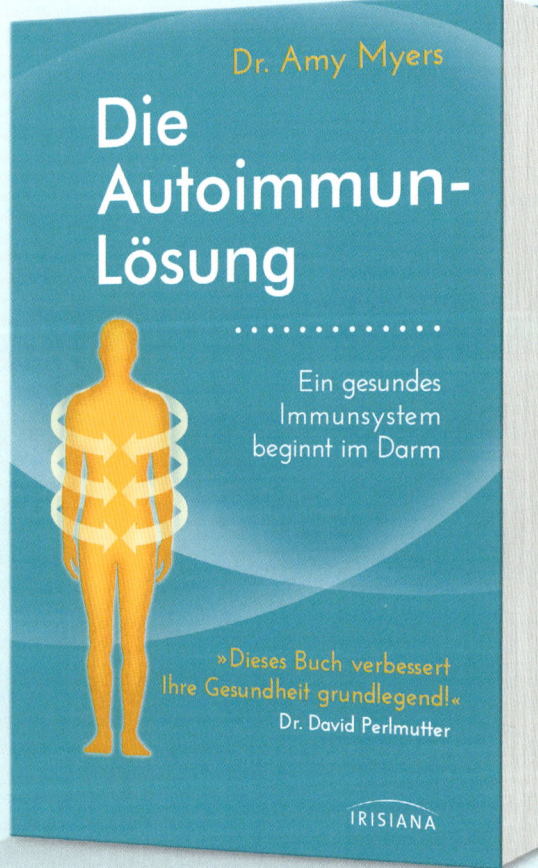

**DR. AMY MYERS
DIE AUTOIMMUN-LÖSUNG**
Ein gesundes Immunsystem
beginnt im Darm

448 Seiten
Mit Tabellen und Grafiken
22,99 € [D]
ISBN 978-3-424-15310-1

Die Schulmedizin behandelt meist nur die Symptome von Autoimmunerkrankung und verabreicht Medikamente mit zum Teil starken Nebenwirkungen. Dr. Amy Myers kümmert sich dagegen um die Ursachen und hat damit bereits Tausenden Patienten geholfen. Der Schlüssel für eine erfolgreiche Behandlung liegt im Darm. Zuerst muss der „Leaky Gut" (durchlässige Darm) geheilt werden. Dr. Myers stellt ein 30-Tage-Programm mit Rezepten vor, die alle wichtigen Nährstoffe liefern. Außerdem gibt sie Tipps zur Vermeidung von Umweltgiften, zur Heilung von Infekten sowie zur Stressreduktion.

Leseprobe unter WWW.IRISIANA.DE

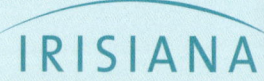